《黄帝内经》
中医养生智慧大全

张俊莉◎著

Huangdi Neijing
Zhongyi Yangsheng
Zhihui Daquan

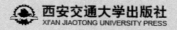

西安交通大学出版社
XI'AN JIAOTONG UNIVERSITY PRESS

图书在版编目（CIP）数据

《黄帝内经》中医养生智慧大全 / 张俊莉著. —西安 ：西安交通大学出版社，2016.8
ISBN 978-7-5605-8933-6

Ⅰ.①黄… Ⅱ.①张… Ⅲ.①《内经》—养生（中医） Ⅳ.①R221

中国版本图书馆CIP数据核字（2016）第195900号

书　　名	《黄帝内经》中医养生智慧大全
著　　者	张俊莉
责任编辑	李　晶　张雪冲

出版发行	西安交通大学出版社
	（西安市兴庆南路10号　邮政编码710049）
网　　址	http://www.xjtupress.com
电　　话	（029）82668805　82668502（医学分社）
	（029）82668315　（总编办）
传　　真	（029）82668280
印　　刷	北京欣睿虹彩印刷有限公司

开　　本	880mm×1280mm　1/32	印张	15.625	字数	363千字
版次印次	2016年12月第1版　　2016年12月第1次印刷				
书　　号	ISBN 978-7-5605-8933-6/R•1387				
定　　价	45.80元				

读者购书、书店添货、如发现印装质量问题，请通过以下方式联系、调换。
订购热线：（029）82665248　82665249
投稿热线：（029）82668805
读者信箱：medpress@126.com

前言 | PREFACES...

　　《黄帝内经》是中国传统医学四大经典著作（《黄帝内经》《难经》《伤寒杂病论》《神农本草经》）之一，是我国医学宝库中现存成书最早的一部医学典籍，是早期中国医学的理论典籍。与《山海经》、《周易》并称为我国上古"三大奇书"。它是研究人的生理学、病理学、诊断学、治疗原则和药物学的医学巨著，其中涉及了中医学上的"阴阳五行学说"、"脉象学说"、"藏象学说"、"经络学说"、"病因学说"、"病机学说"、"诊法"、"论治法"、"养生学"、"运气学"等学说。其医学理论是建立在我国古代道家理论的基础之上，反映了我国古代天人合一的思想。

　　延年益寿、安度百年之法在于养生。《黄帝内经》取类比象，以天地运行为参照，系统揭示了人体变化之规律，从不同角度提出了养生保健关键之所在。中医理论核心架构在于整体观及辨证论治思维。整体观在于脏腑经络是一个统一的整体，治病需求源，同时更表现在人与外在环境是不可分割的统一体。四季变换、日月更替、所处方位与人的生产、生活息息相关，影响着人的生、老、病、死等各个方面。辨证论治包括辨病证、辨体质、辨节候及所用食、药之性等，这样才能用对药、补对时间，达到最佳养生效果。

"一阴一阳谓之道"，"阴阳者，天地之道也，万物之纲纪，变化之父母，生杀之本始。"人生于天地间，其生杀变化以天地为宗，故欲得享百年，既要了解本体脏腑经络变化，又要明了天地变化规律，这样才能真正掌握生命的奥秘，顺势而为，事半功倍；逆天而动，则徒劳无功，甚或雪上加霜，贻害自身。

本书全面解读《黄帝内经》养生诊疾思想，从时空养生、体质养生等方面对其养生理论进行挖掘，梳理并整理了食药疗养生、经络养生、情志养生等养生手段和途径，对不同年龄、不同性别的独特养生方式进行提炼总结，旨在为大众提供最实用、最有效的养生方法，并将这些方法与现实生活相结合，使其具有较强的参考性和可操作性，做到让大众知其然，更知其所以然，为大众健康护航，使人人安享天年。

张俊莉

2016.9.20

目录 | CONTENTS...

第四章　十二时辰养生秘籍　/ 131

第五章　生活环境养生秘籍　/ 201

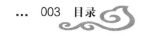

第一章

《黄帝内经》里的生命观

　　生命是美妙的东西，它是五彩斑斓生活的依托，是人类一切幸福的载体。健康是人类最重要的财富，拥有它，你才能真正拥有快乐的生命和完美的人生。阴阳是生命的基础，人的一呼一吸，一仰一俯都和阴阳运行密切相关。人处于不同的生命阶段，体内阴阳规律不同，换言之，不同年龄的人，养生重点不同。懂得阴阳，才能了解生命的含义，抓住阴阳，才能感知生命的节律。

一阴一阳，为万物的根本

　　阴阳者，天地之道也，万物之纲纪，变化之父母，生杀之本始，神明之府也。治病必求于本。

——《素问·阴阳应象大论》

　　阴阳是天地运行的基本规律，是世上万事万物生存的总规则，是各种变化产生的根本，是出现生死的基本条件，是蕴藏精神思想的府库。治病要从阴阳入手。

养生阐释

　　人生活在自然界中，生存状态受自然界影响很大，尤其在靠天吃饭的古代，人们的生活和自然环境息息相关。古人经过千年的观察和摸索发现，地球和太阳等天体的相互作用造就了天地间春、夏、秋、冬四季的往来和昼夜明暗的更替，造成了阴、晴、明、暗、风、云、雨、雪、雷、电等自然现象，造成了风、热、暑、湿、燥、寒的气候变化，而正是在这种作用下，大自然孕育了山川草木和芸芸众生，形成了万紫千红的精彩世界。生与死、天与地、日与月、寒与暑、昼与夜、阴与晴、水与火、男与女等，这些存在于同一层面，却又性质完全相反的事物，正如山坡的阳面和阴面，于是古人用阴阳来界定这两种性质。人们把运动着的、外向的、上升的、温热的、明亮的事物和现象都定义为阳，把相对静止的、内向的、下降的、寒冷的、晦暗的都定义为阴，阴阳相对。

大千世界中各种生物的生息变化，无时无刻不与天地自然阴阳变化的规律相适应。春去秋来，寒来暑往，阴阳相招，世间万物也随之朝朝暮暮，春荣冬枯。春夏秋冬，天气从温煦、炎热、凉爽到寒冷，经年岁月，草木从萌芽到枯萎，生命从鲜活到衰竭，经过了生、长、壮、老、已的生命历程。季节的阴阳更替，变化的是太阳照射到地面的能量，生命的阴阳轮替，改变的是万物的生命力。《黄帝内经》认为，天人合一，人体的阴阳改变和大自然阴阳改变相合，认识人体的内在活动必须以阴阳为根本进行考量。

如自然界中天是由清轻之阳气积聚而成，地之有形万物为阴气凝聚下降而成。人体之中亦如此。居上为阳，居下为阴，体外为阳，体内为阴，背部为阳，腹部为阴，六腑为阳，五脏为阴，气为阳，血为阴。而人们因所处环境不同，四时所感及饮食偏嗜各异，所以体质阴阳偏性有别，大体来讲，"一方水土养育一方人"，相同地域人群体质有趋同性。我国的地理条件，南方多湿热，北方多寒燥，东部沿海为海洋性气候，西部内地为大陆性气候。因此西北方人，形体多壮实，腠理偏致密；东南方人，形体多瘦弱，腠理偏疏松。就个体而言，偏阳质者多动少静，有耗阴之热，偏阴质者畏寒、多静，邪气易感也不同。年龄不同、性别不同，阴阳盛衰偏颇各异，体质表现也不同。小儿属"稚阴稚阳"之体，饮食应忌寒凉温热，因苦寒之品易伐小儿生长之气，辛热之属则易损真阴。老年人大多肾气已衰，脾胃功能虚弱，易受邪致病，故应加强平时防护，未病先防。妇女在生理特点上有别于男子，以肝的功能为主导，所以女子易抑郁，而血常不足，因此在日常生活中应注意多从这些方面进行调理。

人体经脉系统，也以阴阳而分。一般来讲，其分布于肢体内侧面的经脉为阴经，分布于肢体外侧面的经脉为阳经，以其所含阴阳程度的不同，又可分为三阴三阳经，即太阳、少阳、阳明、太阴、厥阴、少阴。十二经脉首尾相连，如环无端，联系人体内外、四肢百骸，是人体气血运行的通道，抵御外邪、保护机体的重要屏障。

"饮食为生人之本"。人体所生在于父母，所养在于饮食。饮食是身体健康的基础。正如人体有阴阳五行一样，饮食五味因所生季节不同，所产地域不同，则所属阴阳也各异。如西瓜生于夏季，性凉，属阴。夏月阳气偏亢，人多燥热，食之则消暑生津，开胃养阴，如若冬月阳弱时节食之，则会伤害脾阳，引起腹中冷痛，体弱之人甚而泄泻不止。所以人们要正确认识饮食，了解其所包含的不同信息，根据不同目的，择其有益而食，增益阴阳不足一方的能量或削弱太过强盛一方的势力，调节人体阴阳，从而使人体阴阳平衡，促进健康。

～养生秘籍～

人生活在大自然中，太阳的运行和变化影响着人们的生活起居，而这种变化，皆因四时阴阳之气状态不同，人体阴阳状态也随之不同。"阴阳四时者，万物之终始也，死生之本也，逆之则灾害生，从之则苛疾不起"。四季春温夏热，秋凉冬寒，一日则晨起如春，日间如夏，日暮如秋，入夜如冬，阳气也随之升、长、收、藏，完成一个周期演变。阳之多寡不同，人之生活方式及饮食也应不尽相同，这样才能保证不戕害阳气，使阳气旺盛、阴气充足，从而百病不侵，延年益寿。

阴阳为人体的根本，人体健康的标志是阴阳平衡。阴阳平衡的物质基础是营养均衡，阴阳平衡的精神状态是心理平衡。所以凡事不能太执著，不能透支健康而刻意追求成功，必须控制过激情绪，遵循养生规律，一切"顺其自然"，这样才能做到真正平衡，正气存内，安度百年。

明代张景岳所著《类经》就认为，"人之疾病，或在表，或在里，或为寒，或为热，或感到五运六气，或伤于脏腑经络，皆不外阴阳二气"。平调阴阳，应以大自然为师。天为阳，地为阴，东、南方为阳，西、北方为阴，一方之地，势高、干燥之地为阳，势低、低洼之处为阴，春夏为阳，秋冬为阴，一日之中，上午为阳，下午为阴。

阳虚之人，可于早上日出之时，面东而立，使阳气从鼻孔、肌肤腠理、毛孔进入人体，灌溉全身，正午之时，打开面南之窗，使居处阳光充足，同时日照头顶百会穴，采阳之精髓。此外，饮食以养阳之物为主，如多食牛肉、羊肉、黄鳝、韭菜等，药补则以红参、鹿茸等温阳之品为佳。

地为阴，尤以被阳之处为甚，如山脚、河畔、林中等。阴虚之人，在注意卫生和安全的情况下，可以赤足而行，多采地气。同时也可选择向北的卧室和办公室，月夜之时，披月光华，或坐或卧，体验中医静而养阴的精髓所在。除了采吸阴气之外，我们还可常吃一些养阴的饮食。如长在地下、水中、生在向北背阴的食物：水稻、地瓜、藕、竹笋、荸荠、木耳、蘑菇等。药补以滋阴生津者为佳，如枸杞子、桑椹等。

春夏阳长阴消，秋冬阳消阴长，顺势而为，故春夏养阳，秋冬养阴。春季万物生发，阳气初生，要晚睡晚起，着衣宽松，在庭院中缓步而行，以促进阳气的升发。同时注意保护肝脏，食物选择以辛甘发散之品为主。

夏季阳气充盛，适应其升腾需要，人体宜晚睡早起，在适当时段多接触阳光，进行户外运动，适度出汗，保护心脏，饮食宜清淡，清热消暑生津之品最佳。

秋季阳气回敛，阴气渐生，是阴长阳消的时候，宜早睡早起，收敛精气，减少户外运动，使神志安宁，不过度消耗，注意肺脏的保护，饮食少辛多酸，滋润防燥。

冬季阴盛阳弱，万物蛰伏，人体相应阳气潜藏，宜早睡晚起，养精蓄锐，多晒阳光，注意阳气的闭敛收藏，养生以肾脏的补养为主，饮食宜温补暖下者为佳。

冬天，大地收藏，万物皆伏，肾气内应而主藏，养生应以养肾为主，逆之则伤肾，春天会生痿病，奉生者少（降低了适应春天的能力）。

一日之中，阴阳盛衰不同，"阳气尽则卧，阴气尽则寐"。子时是晚11时至凌晨1时，此时阴气最盛，阳气衰弱；午时是中午11时至下午1时，此时阳气最盛，阴气衰弱。因此子时和午时都是阴阳交替之时，也是人体经气"合阴"及"合阳"的时候，有利于养阴及养阳，在这两个时间段熟睡可以调节阴阳，对人身体健康大有裨益。

☙ 养生知识问答 ☙

广东李先生：我是一个喜欢运动的人，尤其喜欢在秋天进行户外运动，如爬山、攀岩等。因为秋天天气凉爽，运动过后不会汗流浃背，但是我发现自己的体质却越来越差，容易感冒，请问这是否和我的运动量过大有关呢？

专家答：秋季阳收阴长，气温不断下降，秋天运动量过大，不宜阳气敛降，易耗伤元气，从而导致人体卫外功能失调，抵抗力下降。从现代医学角度来讲，气温下降会反射性地引起人体血管收缩，肌肉伸展度明显降低，关节生理活动度减小，神经系统对运动器官调控能力下降，这样运动出汗后，容易引起感冒。所以秋天应参加一些轻松平缓、活动量小的运动，同时注意水分的补充，这样才能真正做到有益身体，提高身体素质。

顺阴阳，享天年

上古之人，其知道者，法于阴阳，和于术数，食饮有节，起居有常，不妄作劳，故能形与神俱，而尽终其天年，度百岁乃去。

——《素问·上古天真论》

上古时候，那些懂得养生之道的人，能够遵循于天地阴阳自然变化及数理常规，选择合乎生命规律的生活方式。饮食有所节制，作息有一定规律，既不妄事操劳，又避免过度的房事，所以古人能够形神俱旺，阴阳平衡，活到天赋的自然年龄，超过百岁才离开人世。

养生阐释

古人生活在大自然中，一切生产资料及生活智慧都来自大自然，"居禽兽之间，动作以避寒，阴居以避暑，内无眷慕之累，外无伸宦之形"。

古人与自然的亲近程度远远超越现代人。古人认识到，人和大自然一样，有着自然中所有的一切生理系统，顺从其规律而行，大自然会给你丰厚的回报，比如生活所需物质资料及生命的智慧等。日出而作，日落而息，不疏于耕作，也不过度劳累，饮食有节制，定时定量，不因好奇或寻求刺激而食用对身体无用的东西，节制房事，注意先天精元的顾护。心情要清净安闲，排除杂念妄想，不盲目攀比，满足于自己目前所有的物质条件，不涉猎淫乱邪僻的事物，不因事情的变化而过度焦虑，只有这样才能不过度损耗气血和精神，达到天赋的自然年岁。

现在社会发达，物质条件极度丰富，人们寻求各种刺激，尽情地玩乐享受，不遵循正常的生理规律，使反常的生活成为习惯，作息无常，饮食无度，把酒当水一样饮用，醉酒后行房，恣情纵欲。物质生活奢求无度，名利地位更是人们蝇营以求之物，人们为了这些殚精竭虑、喜怒无常，从而使阴精竭绝、真气耗散，违逆人体的自然规律，所以随着科技的发展，现代社会的人们反而五十多岁就衰老了。

养生秘籍

人来自大自然，只有充分亲近自然，才能获得充足的生命力和生存能量。春夏阳光充足，应多进行"日光浴"，与万物之母亲密接触。科学研究证明，阳光中的红外线可促进血液循环和全身新陈代谢，紫外线能使皮肤里的麦角固醇转变为维生素D预防骨质疏松。另外，紫外线亦有很强的杀菌能力，适当接触阳光，可以提高人体免疫力。时间选择上，选择阳光不强烈的时段。春秋季节的时候是上午9至10点，下午3至4点；夏季的时候是上午8至9点，下午5至6点；冬季的时候有太阳就可以晒，一天晒两到三个小时。

作息规律，以调养五脏六腑。长时间的规律作息可以为人体调整好一个生物钟，在这个生物钟的影响下，睡眠质量和白天的工作状态都是非常高的；规律作息还能让人不会处于亚健康状态，不至于容易疲劳。

7:30起床。科学家研究发现，那些在早上5:22—7:21起床的人，其血液中有一种能引起心脏病的物质含量较高，因此，在7:21之后起床对身体健康更加有益。起床后喝一杯清水。水是身体内成千上万化学反应得以进行的必需物质。早上喝一杯水，可以补充晚上的缺水状态。

7:30—8:00在早饭之前刷牙。牙齿专家认为，早饭前刷牙，可以在牙上留下一层含氟的保护层，阻隔食物对牙齿的腐蚀。另一个较好的刷牙时间是饭后半小时，因为刚吃完就刷牙，食物中的酸质软化了牙齿上的珐琅质，此时刷牙会毁坏牙齿保护层。

8:00—8:30吃早饭。营养师指出，早饭提供的热量占人一天所需热量的70%。养成吃早饭的习惯，还可以保持血糖的稳定。

8:30—9:00避免运动。研究人员发现，在早晨进行锻炼的运动员更容易感染疾病，因为免疫系统在这个时间的功能最弱。而温和的运动，如步行上班，比那些久坐不运动的人患感冒病的概率低25%。

9:30开始一天中最困难的工作。睡眠研究人员发现，大部分人在每天醒来的一两个小时内头脑最清醒。

　　10:30让眼睛离开屏幕休息一下。如果你使用电脑工作，那么每工作一小时，就让眼睛休息3分钟。长期注视电脑屏幕，容易使眼睛干涩，从而导致各种眼疾产生。

　　11:00吃点水果。这是一种解决因工作导致血糖下降的好方法。吃一个橙子或一些红色水果，这样做能同时补充体内的铁含量和维生素C含量。

　　13:00蛋白质含量丰富的午餐。你需要一些营养丰富，富含蛋白质和维生素、纤维素的食品，以保证下午的工作和活动的热量消耗。

　　14:30—15:30午休一小会儿。某大学研究员发现，那些每天中午午休30分钟或更长时间，每周至少午休3次的人，因心脏病死亡的概率会下降37%。

　　16:00喝杯酸奶或果汁。这样做可以稳定血糖水平，防止血糖波动对血管的损害，同时也有益于保护心脏。

　　17:00—19:00锻炼身体。很多专家和学者认为，此时身体各个器官准备充分，适合进行体育锻炼。

　　19:30晚餐少吃点。晚饭吃太多，会增加消化系统的负担，影响睡眠。同时晚餐营养丰富，容易导致高血糖的发生，所以晚饭应该多吃蔬菜，少吃富含卡路里和蛋白质的食物。

　　21:45放松休闲。这个时间可以洗个热水澡，看会儿电视或阅读一些休闲杂志，放松一下疲累的身心，这样有助于睡眠。但要同时注意，尽量不要躺在床上看电视，这样反而会影响睡眠质量。

　　22:30上床睡觉。研究人员发现，22点左右是最佳入睡时间，可以使第二天拥有良好的精神状态。

另外，创造良好的自然和社会环境，调和心境，不计较利益得失，使情志波动对健康的影响降到最低，也是长寿的必要条件。

养生知识问答

山东苏小姐： 我身体素质一直很差，于是我辞职在家做全职主妇，每天保证12小时睡眠，但是还是总感觉全身无力，这是怎么回事呢？

专家答： 睡眠对健康固然很重要，但并非睡得越多越好。中医认为，白天阳出于阴，支配各种生理活动，夜晚阳入于阴，所以人感到疲倦，有睡觉的欲望。如果睡眠时间过长，该醒不醒，阳气不得出，生发不及时，久而久之，也会导致阳气的损伤。

人的睡眠分为两种，一种为浅睡眠，另一种为深睡眠。浅睡眠是人最易做梦的时候，而且叫醒后能回忆起梦境，此时人的大脑没有得到充分休息。深睡眠也做梦，但此时做梦不易被叫醒，所做的梦醒后基本回忆不起，这种睡眠下人的大脑得以充分休息。正常的睡眠，人的大脑得到休息，机能恢复了，就会自然转醒，如果浅睡眠较多，大脑很疲惫，虽然看似睡的时间很长，但质量并没有改善。所以睡眠关键要讲究质量，不是睡的时间越长越好。

不同年龄段的保健要点

人们在生、长、壮、老、已的生命阶段中，扮演着不同的社会角色，身体功能也发生着不同的变化，面对这种变化，如果用统一不变的保健标准来衡量人们的保健需求，其结果是削足适履，不仅不利于增进健康，可能反而会对健康造成一定的负面影响。

（一）女七男八的生命节律

　　女子七岁，肾气盛，齿更发长。二七，而天癸至，任脉通，太冲脉盛，月事以时下，故有子。三七，肾气平均，故真牙生而长极。四七，筋骨坚，发长极，身体盛壮。五七，阳明脉衰，面始焦，发始堕。六七，三阳脉衰于上，面皆焦，发始白。七七，任脉虚，太冲脉衰少，天癸竭，地道不通，故形坏而无子也。丈夫八岁，肾气实，发长齿更。二八，肾气盛，天癸至，精气溢泻，阴阳和，故能有子。三八，肾气平均，筋骨劲强，故真牙生而长极。四八，筋骨隆盛，肌肉满壮。五八，肾气衰，发堕齿槁。六八，阳气衰竭于上，面焦，发鬓斑白。七八，肝气衰，筋不能动，天癸竭，精少，肾脏衰，形体皆极。八八，则齿发去。肾者主水，受五脏六腑之精而藏之，故五脏盛，乃能泻。今五脏皆衰，筋骨解堕，天癸尽矣，故发鬓白，身体重，行步不正，而无子耳。

——《素问·上古天真论》

　　女子到了7岁，肾气盛旺了起来，乳齿更换，头发开始茂盛。14岁时，天癸产生，任脉通畅，太冲脉旺盛，月经按时来潮，具备了生育子女的能力。21岁时，肾气充满，真牙生出，牙齿就长全了。28岁时，筋骨强健有力，头发的生长达到最茂盛的阶段，此时身体最为强壮。35岁时，阳明经脉气血渐衰弱，面部开始憔悴，头发也开始脱落。42岁时，三阳经脉气血衰弱，面部憔悴无华，头发开始变白。49岁时，任脉气血虚弱，太冲脉的气血也衰少了，天癸枯竭，月经断绝，所以形体衰老，失去了生育能力。男子到了8岁，肾气充实起来，头发开始茂盛，乳齿也更换了。16岁时，肾气旺盛，天癸产生，精气满溢而能外泻，两性交合，就能生子女。24岁时，肾气充满，筋骨强健有力，真牙生长，牙齿长全。32岁时，筋骨丰隆盛实，肌肉亦丰满健壮。40岁时，肾气衰退，头发开始脱落，牙齿开始枯槁。48岁时，上部阳气逐渐衰竭，面部憔悴无华，头发和两鬓花白。56岁时，肝气衰弱，筋的活动不能灵活自如。64岁时，天癸枯竭，精气少，肾脏衰，牙齿头发脱落，形体衰疲。肾主水，接受其他各脏腑的精气而加以贮藏，所以五脏功能旺盛，肾脏才能外泻精气。现在年老，五脏功能都已衰退，筋骨懈惰无力，天癸衰竭。所以发鬓都变白，身体沉重，步伐不稳，也不能生育子女了。

养生阐释

《中医大辞典》"天癸"：所谓天癸是"促进人体生长、发育和生殖机能，维持妇女月经和胎孕所必需的物质。它来源于男女之肾精，受后天水谷精微的滋养而逐渐充实"。所以"天癸"是男女达到青春发育期体内自然形成的一种与性和生殖功能相关的物质。这种物质在女子则促进任脉通、太冲脉盛，月经按期来潮；在男子则促使产生精虫，从而产生排精。"天癸"至后的男女都开始有了生殖能力，这时如有阴阳（男女）的交合就可以繁衍后代。"天癸"这种物质源于先天，受于后天，藏之于肾。它的盛衰和人体的盛衰有很大的关系。

人体的盛衰因性别不同而各异。女子以七年为节律，女子生理七年发生一次很明显的改变；男子以八年为节律，男子每隔八年会出现一次生理上的变化。从这个生命周期可以看出，与女性相比，男性要"晚熟"。女性在28岁时生理上达到最佳状态，身体最健康，28岁之后，开始走下坡路，尤其是到了35岁，衰老就在面部明显表现出来。男性32岁是生理的巅峰期，40岁走下坡路。

从天癸与身体健康的关系来看，古人重视天癸，认为其对后代的繁衍有很大的影响，所以选择生育年龄至关重要。女子21岁时生命开始出现一个小的高潮，此时身体条件为生育做的准备基本充足，所以古代传统，女子们"20而嫁"，至28岁，精力最好、气血最充足的时段，完成生育的重大使命。而男子身体走下坡路的年龄比女子晚，32～40岁为男子生育的最佳年龄，故男女婚配，以男大女小为佳。

养生秘籍

第一，生育年龄的最佳选择

生育时间影响新生儿的健康。研究表明，随着身体素质的下降，30岁出头的孕妇大约有15%的人会遭遇流产；对于40岁的孕妇来说，就有25%的人会遇到这种情况；而45岁以后，有一半的孕妇存在流产的危险。高龄产妇（35～40岁以上的产妇）生育的子女畸形率明显上升，如先天性痴呆，由30岁前的0.07%上升到0.4%～2%；婴儿的死亡率也比30岁前增加30%～50%；由于高龄产妇的宫颈一般比较坚韧，开宫口慢，自然生产困难，所以剖宫产在高龄产妇中更加普遍。

因此从兼顾国家政策和优生两方面考虑，提倡妇女在24～30岁之间生育孩子比较合适，再晚也不要超过35岁。但同时也要考虑男子的年龄，据统计丈夫年满55岁，即使妻子的年龄在35岁以下，因精子畸变率增加也容易生先天性痴呆的小孩。

第二，天癸的保养

天癸藏于肾中，与人的形体强盛、精神盛衰、生殖能力、容貌的美丑都有莫大的关系。所以从中医角度来说，天癸的养护至关重要，而呵护天癸，又在于对肾的保养。

肾的日常保养，可以从以下几个方面来进行。

肾开窍于耳。双手缓缓搓动双耳，或以两手掌紧贴两耳，然后以中指和食指交替弹击后脑，耳中听见如打鼓之声。每日2次，每次30下以上。久行此法能健肾益耳。

按摩涌泉穴。足心涌泉穴是肾经的井穴，为水之源头，临睡前选用温水泡脚，再用手互相擦热后，用左手心按摩右脚心，右手心按摩左脚心，每次100下以上，以搓热双脚为宜。此法强健肾经，保证肾精的充足。

按摩腰眼。腰为肾之府，经常按摩腰眼，可以强健肾脏，促进肾中水火的潜藏。方法：手臂往后用两拇指的掌关节突出部位，按住腰眼（在第四腰椎旁约2寸的凹陷处），向内做环形旋转按摩，逐渐用力，以至酸胀感为好，持续按摩10分钟左右，早、中、晚各一次。

爬山壮腿即锻炼下肢法。肾主下肢，中老年人多活动下肢，可延缓肾气之衰老，使"筋骨懈堕"速度减缓，下肢锻炼方法有慢跑、步行等，爬山效果尤甚。

养生知识问答

广西廖女士：我今年35岁，怀孕6个月，我是否是高龄产妇，这样是否很危险？

专家答：女子35岁之后，阳气开始逐渐衰弱，身体开始走下坡路，用于养胞胎的太冲脉气血渐少，所以，35岁之后不是最佳怀孕年龄。现代社会，生活水平提高，人们的衰老速度也在减缓，加之医疗技术的日益完善，只要怀孕期间积极配合孕检，主动学习各种孕产知识，科学调理生活起居，35岁之后的产妇也能顺利诞下健康宝宝。

（二）婴幼儿保健要点

婴儿者，其肉脆、血少、气弱。

——《灵枢·逆顺肥瘦》

婴幼儿脏腑娇嫩，气血不足，机体各系统和器官的形态发育和生理功能都处在不成熟和不完善的阶段，五脏六腑的形和气与成人相比都相对不足，尤其是肺、脾、肾三脏的不足更为明显。

ᴥ 养生阐释 ᴥ

有关小儿脏腑娇嫩、形气未充的生理特点，历代医家有较多的论述，《育婴家秘》讲小儿"血气未充……肠胃脆弱……神气怯弱"，清代医家吴鞠通把小儿时期的机体柔嫩、气血未足、脾胃薄弱、肾气未充、腠理疏松、神气怯弱、筋骨未坚等生理现象归纳为"稚阳未充，稚阴未长"。这些古代医家思想都说明了小儿，尤其是新生儿和婴儿具有脏腑娇嫩、肌肤柔弱、血少气弱的等特点。

但同时"凡孩子3岁以下，呼为纯阳，元气未散"。3岁以下的小孩，先天所禀之元阴元阳未曾耗散，具有旺盛的生命活力，如旭日之初升，草木之方萌，蒸蒸日上，欣欣向荣。所以婴幼儿体质和功能均较脆弱，对外界的细菌、病毒没有抵抗力，且神经系统不完善，寒热不能自调，饮食也不能自控，加之父母常常希望孩子多食多饮，所以常易出现外感及脾胃不适等情况，此时父母应改正错误的喂养观念，及时就医，如照护良好，婴幼儿的恢复也很迅速。

养生秘籍

第一，孕前准备

（1）怀孕是一个长期的战争，从一开始就要做好万全的准备。要想拥有一个健康的孩子，至少要在半年前进行准备，男女双方应向有经验的老中医进行咨询，根据个人体质，设置一个调理方案，通过饮食、运动等方法，将夫妻的体质都调节到一个阴阳之气比较平和的状态。同时改掉不良生活习惯，戒除烟酒，保证居室清洁安静、阳光充足，保持心情的愉悦。

（2）古人认为，怀孕时的天气选择也十分重要，风、雨、雷、电、雾、霾及一些灾害天气要避免，因为古人相信，在这种天气下受孕，会对受精卵产生一定的影响，可使人血脉紊乱，孩子容易得癫狂、痈肿等疾病。

受孕时期的选择也很重要，一般认为，初春之时，万物生发，天地自然孕育着一种蓬勃的生机，其萌发之力对受精卵产生影响，使其顺利着床，健康成长。再者春天风和日丽、景色宜人，使人心情舒畅。夏季孕妇最需要营养之时万物生长繁茂，五谷充盛，满足各种营养所需。而且据统计，近代很多伟人大多是在冬季出生的，按照十月怀胎的规律，他们的受孕时间刚好是初春。另外一些特殊的节气最好避免受孕，以免胎元不足，如：冬至时阳气微弱，夏至则阴气最虚。此时怀孕，易造成婴幼儿先天不足的情况。

第二，产后的常见问题

（1）十月怀胎，一朝分娩，婴幼儿初到人世，母乳是其最佳营养品。《育婴家秘》指出："既生之后，饮食之乳，亦血之所化。"乳汁为母体气血所化，其所含营养与胎儿最为相合，母乳喂养，易于婴幼儿阴阳的平衡，对身体健康最为有益。现代研究也证明，母乳营养最适合婴幼儿所需，对其脾胃不造成负担，此外母乳中含有各种天然抗体，对婴幼儿形成自然免疫保护，这是配方奶粉所不能相比的重要方面。

（2）《古今医统》："四时欲得小儿安，常要三分饥与寒，但愿人皆依此法，自然诸病不相干。"中医的理论认为，婴幼儿三脏不足、两脏有余，也就是脾、肾、肺三脏常虚不足。所以婴幼儿常见脾胃消化不良及因卫阳不足所致的外感。婴幼儿喂养到七分饱即可。母乳喂养的孩子，一般单侧乳房喂10～20分钟比较合理，如果不再用力吸吮，只是在吮玩乳头，或者婴儿自己吐掉奶头，表明孩子已经吃够，不再需要，就不用再强迫孩子继续吸吮。吃配方奶粉的婴儿，不同月龄，要严格按照该品牌奶粉提示的量来喂养。添加辅食或已能正常吃饭的小儿，大人更是要注意孩子的需求量，不能让孩子吃得太饱。因为过度喂养，会造成孩子脾胃功能失调，出现肚子胀、肚子痛、大便次数过多等症状。小儿元阳充足，同气相感，常常会感到燥热，如果衣服过暖，孩子会出现各种上火症状，如眼垢较多、咳嗽、哮喘等，穿衣过多，也容易出汗，不及时清洗，小儿常出现皮疹疾患，出汗过多也易受凉，导致伤风感冒。所以让孩子处于七分暖的环境中，就不容易患病。

第三，婴幼儿保健

婴幼儿护理，除了要"忍三分饥和寒"，古人还认为，背暖、肚暖、足暖，是婴幼儿保健的关键。

1.背部保暖

中医理论，背为阳位，卫外之膀胱经及诸阳之汇的督脉都循行于背部，因膀胱经为太阳寒水所主，易受外邪而感冒。且"背者胸中之腑"，背部还有各脏腑的背俞穴，五脏的所有问题几乎都在后背上有所反映。其中，肺俞最为关键。足月的胎儿几乎所有的器官都已发育完备，只有肺功能需要在出生后才能完善。所以新生儿，尤其是剖宫产的小孩，肺气最弱，需要好好地养护。因此我们可以让婴幼儿穿个小背心，夏天不穿裸背兜肚或裙装，这样既不过暖，又有暖背的效果。

2.肚暖

脾胃为后天之本，而食物所化，全赖脾阳腐熟，婴幼儿脾胃功能不完善，如若进一步受到损伤，就不能有效地把营养物质输布全身，不利于婴幼儿的健康成长，所以需要后天积极保养。保暖肚腹部关键在于孩子睡觉时要保暖，注意孩子不要蹬被，平时可以围上兜肚或护脐带，这样可以有效防止因肚子受凉而引起的腹痛、腹泻等症状。

3.足暖

中医理论认为"寒从足下生，温足保太平"。人的脚上分布的经脉分别为脾经、肝经、肾经、胃经、胆经和膀胱经，且循行在脚底和脚面的都是较重要的经脉，如脾肾经的原穴等，如脚心之处的涌泉穴就是肾经的井穴，为整条经脉的源头，此处受寒，对肾脏就有很大影响。同时脚也是阴阳经穴交汇之处，对外界的寒邪最为敏感，如若受寒，会导致人体阴阳的不平衡。

婴幼儿脏腑脆弱，抵抗力差，尤其需要注意脚的保暖。婴幼儿处于生长发育期，喜动好动，脚易出汗，所以更容易受凉。尤其是女孩子，脚底受寒，容易影响生殖系统，长大后常会出现痛经等病证，甚者会有生育疾患。因此家长一定要给婴幼儿穿上合适的小布袜和小鞋子，以吸汗防湿，保护经脉和内脏。

养生知识问答

河南黄女士：我的儿子出生后一直坚持母乳喂养，但反而消化不好，经常腹泻，这是怎么回事呢？

专家答：母乳的腹泻是生理性的，一般来讲只要小孩精神状态很好，活泼嬉闹，没有其他生病的迹象，属于生理性腹泻，家长不用恐慌。喂母乳的孩子四个月以后这个问题会自行缓解，当然有时也会因个体差异而不同。一般来讲，母乳喂养的孩子每天排便一到四次，有时甚至达到十来次，只要他各方面状态好，也没有问题。

（三）青少年保健要点

人卧血归于肝，肝受血而能视。

——《素问·五脏生成》

肝又称"血海"，主藏血，能贮藏一定血液于肝内及冲脉之中，以供机体各部分活动所需。肝同时具有根据身体活动量的增减、情绪的变化、外界气候的变化、生理等因素需要来调节人体各部分血量的分配作用。肝也主凝血，肝气充足，阴阳协调，能固摄血液使之不溢出脉外，防止出血。

∽∽ 养生阐释 ∽∽

青少年时期，天癸已至，人体和脏腑都处于极速成长期，需要大量的气血供给。气为血之产生和流动的动力，血液充盈于四肢百骸，为人体活动提供养分，同时带走代谢产物。"肝受血而能视，足受血而能步，掌受血而能握，指受血而能摄。"婴幼儿脏腑脆弱，四肢娇嫩，不能负荷大量气血的运行。而青少年时期，天癸刚至，脏腑功能基本完善，体格日渐强壮，日常生理活动增强，对血液的需求量大增。肝作为血液储存和调配的中心，在这种大需求的情况下，尽己所能，自发地优先满足重要脏腑的需求，因此预存血液减少，肝经所循行的次要部位的用血量就相对减少。肝主筋，系木，所以青少年时期，常见远视模糊、脚腿疼痛情况出现，此时多为成长较快，气血相对不继所致，等到年龄稍长，发育速度减慢，这种情况也会得到相对改善。尤其是远视模糊，即青少年假性近视，常会得到很多人的忽视，直接给孩子佩戴眼睛，久而久之，眼部经络肌肉定性，成了真性近视。

中医古籍中对近视这种眼部病证也早有记载。最早见于隋朝的《诸病源候论》"目不能远视候"，明代的《证治准绳·杂病·七窍门》称本病为"近觑"。中医认为此病病机为目失所养致使玄府受损而神光不能发越，能视近，不能及远。中医中讲求"望而知之谓之神"，眼能得神，则目光炯炯，明视万物，其神即人之精彩，它是由眼睛所传达的，其基础是先天之精，并需后天饮食所化生的精气充养。因此，近视眼是先天遗传和后天环境因素共同作用的结果。

现代医学认为近视眼是由遗传或后天发育不良使眼轴延长；或者由于睫状肌痉挛，使晶状体曲率改变等因素导致物像成焦于视网膜之前而形成。《黄帝内经》云："目者，五脏六腑之精也。"

眼睛为五脏六腑之精气所养，五脏六腑的精气常藏于肾，补养肾之元阴元阳。所以肾是促进人体生长发育和眼内晶珠（晶状体）发光之根。阴阳平衡、气血和谐之体，则眼之前后直径（轴径）不长不短，饱满丰圆，黄晶珠发光，所视远近。若阴阳偏失，则眼之前后直径不长即短，其长者，晶珠较正常而后移（晶状体曲率改变），光华则远射困难，所以产生近视。

历代中医眼科专家多认为"远视不明是无火"，认为近视是阳气虚衰、经脉不畅、血脉不通的结果。《黄帝内经》也认为："气脱者，目不明。"阳气在人体起气化推动作用，阳气不足，鼓动发散不力，阴气因而侵占阳气之位，拘紧凝敛血脉，所以导致血滞经脉，不能濡养目之经络，故目之"光华不能及远矣"。而阳气虚衰常以心、脾、肾三脏为主。

目赖五脏六腑精气充养，心主神明，为五脏六腑之大主，且心主血脉，精微物质在心中赤化成血，再通过经脉输于脏腑。"诸脉者皆属于目"，心之血脉充盛，养目之血充盛；心气充足，是血脉上行养目的有力推动，所以导致近视的阳虚，首先责之于心。《眼科百问》曰："目能近而不能及远者，因谋虑不遂，以致真血耗散，心神大虚，故光华不能及远也，故近视也。"

《兰室秘藏》曰："脾虚则五脏六腑精气皆失所司，不能归明于目矣。"脾主运化，为气血生化之源。目能视物之神光，源于先天父母精气化生，亦赖于后天气血充养，而气血来源于脾胃运化的精微物质。只有脾胃功能正常，摄取之物才能化为身体所需的精微物质，补给血脉。如果平素嗜食生冷，饮食不规律，损伤脾胃阳气，脾胃虚弱则运化失职，血化无源，不得上充于目，则也限制目之神光远射。

　　肝肾阴阳互根，近视日久，阳损及阴。中医理论认为，在轻度、中度近视眼中，以阳虚阴盛为主。随着视力的进一步损害和近视度数的加深，发展为高度近视，其病机即为肝肾阴精的虚损。现代医学病理解剖也发现，高度近视者眼轴进一步延长，眼底变性逐渐加重，常出现出血、渗出等病理改变，严重损伤视功能。

　　《黄帝内经》云："目者，宗脉之所聚也。"人体眼睛周围经络密布，十二经络皆直接或间接通于此，为眼睛输送气血，调节着眼睛的运动，所以，近视的发生和眼周经络的异常也有关系。经络瘀阻，血流不通，日久经络失用，眼睛运动失调，故而神光不能远射。

∽⌒∽ 养生秘籍 ∽⌒∽

第一，起居适宜

　　阳气是人体的根本，阳气的损伤、虚衰会导致各种疾病产生。青少年气血方刚，易恃强而恣意发泄消耗，而且现代青少年学业压力较大，用眼过度，且作息不规律，时有熬夜。明代医家张景岳说："天之大宝，只此一丸红日，人之大宝，只此一息真阳。"青少年为早晨的太阳，生命力处于上升期，所以一时的阳气消耗，没有明显的不适表现，而这也是青少年吸烟喝酒、通宵工作、学习，恣意挥霍阳气的主要原因所在。中医认为，熬夜血不归肝、阳不入阴，阳气不得修养，相火逆上，煎灼阴液，会导致阳气亏虚，血脉失养。所以青少年在阳气最充盈的时期，不加以陪护，到中年生活压力增大，阳气调动增多之时，相对其他青少年期阳气很少受损的人，其阳气虚衰比较明显。

　　阴阳要上下相交，才能和谐与共。现代社会，穿衣较少、过紧是一种时尚潮流。穿衣过少，不能有效抵御风寒，则外邪易入，客于关节、筋骨、血脉之间，阻塞气机，损伤阳气，年老之时，苦不堪言。穿过紧的衣物，同样可以造成血脉不行，加之衣料不透气，代谢产物不能有效排泄，对皮肤、外阴等都可造成一定损伤。

因此青少年在生活和工作学习中，要按时休息，不通宵玩乐或工作学习，少沾或不近烟酒，少食寒凉之物，如夏天的冰冻饮料和雪糕等。注意穿衣的宽松舒适。女孩子更是要注意，尤其在生理期，注意保暖，保证睡眠质量。

第二，合理饮食

《黄帝内经》云："膏粱之变，足生大丁。"事实也是如此，摄入过多的营养，超过脾胃的负荷，机体就不能有效地进行利用，这样反而滞留人体，造成各种病变。现代生活水平提高，物质极大丰富，合理日常饮食即能供给身体所需，如若盲目进补，对青少年的身体健康同样不利。

饮食中应适当补充富含维生素A的食物，如胡萝卜、海藻、绿色蔬菜、鱼肝油、动物肝脏等，因维生素A缺乏时易引起视觉障碍、眼睛疲劳、眼垢多、角膜红肿等症。中药方面，可服用六味地黄丸加枸杞子、菊花，或柴胡加龙骨牡蛎汤，均可有效改善视力衰退、眼睛疲劳等症。

第三，健目小妙招

熨目法：晋名医葛洪说明目之法，"洗之以明石，熨之以阳光。"可以通过闭眼享受夕阳等温和阳光的抚熨，或于黎明起床，先将双手互相摩擦，待手搓热后以手掌熨帖双眼，反复三次以后，再以食、中指轻轻按压眼球，或按压眼球四周。

运目法：两脚分开与肩宽，挺胸站立于窗前2～3米外，头稍仰。瞪大双眼，双眼依次注视窗外四周风景，可以使眼球自左到右不停转动，也可顺时针、逆时针交替转动，反复7次，能起到醒脑明目之功效。

浴目法：以热水、热毛巾或蒸气熏浴双眼，每天1～2次，每次15～20分钟。还可用菊花、大清叶、枸杞子等明目中药煎煮，趁热先以蒸气熏眼，待水温后，再以药水洗浴双眼。久之，可清热、消炎、明目。

摩目法：闭目，以双手的中、拇二指适当地有节奏地按压眼周，可略带旋转动作，不可用力过猛，这样可以疏通眼周经络，使气血通畅，故可养目明目。

极目法：选择位置较高处进行，身体自然直立，两目先平视远处一个目标，如远处楼群、数目等，尽量放松眼睛，坚持1～2分钟后，逐渐将视线移近，直到眼前1尺左右，注视约1分钟，然后重复远观，如此反复10次左右，有利于眼周肌肉和神经的调节。

～～ 养生知识问答 ～～

湖南辛女士：我的儿子刚上高三喜欢听音乐，经常戴着耳机，有时甚至睡觉也不摘掉，请问，这样对他的健康有没有损害？

专家答：经常戴耳机听音乐、长时间打电话、K歌、熬夜工作学习等，这是现代社会一些年轻人的惯有生活方式。

近年来，中青年突发性耳聋呈上升趋势，患者耳内常有阻塞感或胀满感，有70%的患者伴有耳鸣，多与耳聋同时发生，还有大约25%的患者伴有眩晕、恶心呕吐。不少患者发病是在睡眠当中，一觉醒来突然自感耳鸣、耳聋。

这与作息不规律、工作压力大以及饮食、睡眠、情绪等生活因素的影响有关，肾开窍于耳，胆经相火过耳而下，休息不好，相火不降，热灼经络，可以造成耳聋；不良生活习惯时间较长，且饮食不当，营养搭配不合理，多摄取垃圾食品，会造成肾阳虚弱，也会出现耳聋情况。一旦出现上述症状，需要及时就医，治疗愈早，效果愈好。发现突发性耳聋1～7天内及时治疗，80%以上的患者可获听力提高或恢复，否则可造成听力的永久性损伤。

（四）中年男女保健要点

年四十而阴气自半也，起居衰矣；年五十，体重，耳目不聪明矣。

——《素问·阴阳应象大论》

人20岁时阳气刚刚充盛；30岁时阳气达到顶峰；40岁之时，阳气见衰，阴气自盛，阴阳各半，这是衰老的前兆；到50岁以上，升清之气较浊降之气为少，阳气虚衰，阳主通达，阴主闭塞，所以人们自觉身体沉重，眼睛干涩模糊，耳朵听不清声音。

养生阐释

《黄帝内经》云："三十岁，五脏大定，肌肉坚固，血脉盛满，故好步。四十岁，五脏六腑，十二经脉，皆大盛以平定，腠理始疏，荣华颓露，发颇斑白，平盛不摇，故好坐。"人在30岁阳气充足、精力最旺盛的时候，喜欢活动。而到了40岁走下坡路的时候，肌肤腠理开始疏松，颜面的荣华逐渐消退，鬓发开始变白，精气不足，所以常喜欢坐着。

中年是承上启下的一代，现代社会中年人常有乏力、疲劳、失眠、消瘦、食欲不振、肌肉酸痛、胸闷心慌、易激动、易烦躁、没精神或感觉生活没有意义等表现，这是因为人到中年，家庭、社会负担沉重，加上现实生活中的诸多矛盾，易使思想情绪陷入抑郁、焦虑、紧张的状态。加之中年时期，事业处于稳步上升期，在工作中被委以种种重任，所以中年人易于长期"超负荷运转"，过度劳累，耗伤精气，损害心神，积劳成疾。中医认为肾是掌管生命受精到生长发育以及气血、骨髓等一切功能的盛衰，人体的衰老主要表现为肾中元阴元阳的虚少，现代医学机体的神经、内分泌、免疫机能等均包括在中医肾的功能范围内。

研究证明，30岁以后，人体的多种机能便开始减退，大体上每增长一岁，减退1%。如骨骼和肌肉逐渐减弱，骨密度降低，关节软骨再生能力缺乏，脊椎骨骼有压缩，背部和下肢各部的肌肉强度减弱，从30岁到60岁之间约减弱10%。由于骨骼中的矿物成分增多，软骨发生纤维性变化或钙化，骨头的脆性增加，物理强度下降，关节转动幅度缩小，同时易于骨质增生，容易发生骨折和骨关节病，如颈椎病等。

心血管的机能在青春发育期之后就渐渐减退。心输出量从30岁到80岁，约减少30%，血压的高压在中年以后，每增加10岁约升高10毫米汞柱，容易出现高血压病。血液胆固醇含量，从30岁以前的180毫克，每10年平均递增38.3毫克。消化功能和代谢率均明显下降。50岁后消化能力可下降三分之二多，30岁之后，基础代谢率平均每年以0.5%的速度下降。人的排泄功能和生殖功能也随年龄的增加而降低。40岁以上的人，肾小球的滤过率每年平均下降1%左右。

养生秘籍

明代著名医家张景岳认为："人于中年左右，当大为修理一番，则再振根基，尚余强半。"只要调养适当，中年人同样可以拥有青年人一样的活力，推迟和减缓各种老年性疾病的产生。

（1）勿过劳。中医讲究"养性之道，常欲小劳，但莫大疲及强所不能堪耳"。所以人到中年，应根据自身情况，调整生活节律，建立新的生活秩序，避免长期体力和脑力的"超负荷运转"，从而导致积劳成疾。

（2）保持积极乐观的精神情绪。不强求名利、患得患失，不党同伐异，学会欣赏别人的优点，工作、学习之余多听音乐，营造舒适的工作和社会环境。在压力较大和焦虑时应学会一些自我排解的方法来缓解和消除。自我排解的方法有宣泄、转移、诉说等。注意仪容仪表，不同的场合装束得体，保持心态年轻化，与时俱进，以振奋精神，增添生活乐趣，提高文化素质，加强自我修养。加强精神陶冶与人生境界的提高。

（3）注意精血的顾护。唐代药王孙思邈穷其一生研究中医治病养生，他指出"男子贵在清心寡欲以养其精，女子应平心定志以养其血"，这是因为男子以精为主，女子以血为用。肾为先天之本，肾精充足，五脏六腑皆旺，抗病能力强，身体健壮，延年益寿。如若劳倦内伤，五脏虚衰，损伤肾气，肾精匮乏，会造成精血两亏，则易多病早夭。因此要根据自身实际情况节制房事，《泰定养生主论》曰："三十者，八日一施泄；四十者，十六日一施泄，其人弱者，更宜慎之，人年五十者，二十日一施泄。……能保持始终者，祛疾延年，老当益壮。"医圣张仲景则认为"凡寡欲而得之男女，贵而寿，多欲而得之男女，浊而夭"，这说明严格而有规律地节制性生活，是健康长寿、优生优育的必要保证。

（4）合理饮食。中年时期脾胃运化功能降低，饮食应特别注意。现代医学证明，脂肪肝与饮酒关系极大，经常豪饮的人多罹患此病。如不加以重视，日久将酿成难以治愈的肝硬化。高脂肪饮食会导致肥胖症、心脏病和高脂血症。每天脂肪的摄入量不能超过总热量的30％。但是也不要少于15％。不暴饮暴食，否则脾气损伤，有碍营养物质的吸收，加速身体老化；制定科学的营养食谱。每天至少应该食用400克左右的水果和蔬菜，其中所含的维生素A、维生素C和维生素E有保护身体健康的作用，而食物纤维有助于消化吸收，保护胃肠道；要注意给骨头补钙，奶制品当中含有丰富的钙；适量进食动物蛋白，多吃鱼，其中的不饱和脂肪酸可以清除血管壁上的油脂；每天的食谱上必须要有淀粉类食物，淀粉能保护我们不受病菌感染，能预防心脏病和癌症。另外油炸、腌制、熏烤的食物及动物内脏、罐头、香肠等均被营养学家列为致癌和导致血管硬化的危险食品，应尽量少食。

（5）不讳疾忌医。中年人工作事务繁忙，时间安排紧凑，身体的小痛小病常常不注意，常不愿意花时间去看医生，掩耳盗铃地过日子。中年时期，正是疾病的多发时期，小病容易拖成大病，如肝炎、心肌炎、甚至癌症，在初期及时就医施治，注意休息和饮食调节，往往可以痊愈。有时候悲剧发生的原因，正是因为错过了疾病初发的最佳治疗期。近年来在白领和知识分子中间出现的过劳死现象越来越多，这对社会和家庭来说都是极大的损失。因此，中年人的应定期进行身体检查。因此，每年进行一次肝肾功能、血常规、尿常规、腹部B超、心电图等的全面体检，是明智之举。

～⌒ 养生知识问答 ⌒～

河北李先生：我今年48岁，时常有心慌心跳、胸口疼痛的感觉，劳累和熬夜后感觉明显，请问这是不是表明我心脏出现了问题？

专家答：心脏病患者常有胸痛表现，多在劳动或者运动之后，多发于胸骨后，常放射至左肩、左臂。疼痛时有一种胸部紧缩样感觉，持续2～3分钟，一般停止活动或舌下含硝酸甘油可终止。你的这些症状在中医中称为胸痹，即胸阳虚衰，浊阴侵犯阳位所致，劳累和熬夜后阳损明显，所以症状表现更突出。你的这种情况需进一步鉴别，建议去正规医院就医确诊。

中年人压力较大，而劳累是心脏健康的最大杀手，过度的体力劳动和脑力劳动，都会明显加重心脏的负担，从而使心肌需氧量突然增加，短暂的缺血缺氧继发引起动脉痉挛，加重心肌缺氧，心脏重负日久，导致心脏病的发生。防治心脏病应从减轻和释放压力，劳逸结合，坚持中午小憩，合理搭配饮食，进行适当体育锻炼等方面入手，长期坚持，保证心脏的健康活力。

（五）老年男女保健要点

五十岁，肝气始衰，肝叶始薄，胆汁始减，目始不明。六十岁，心气始衰，苦忧悲，血气懈惰，故好卧。七十岁，脾气虚，皮肤枯。八十岁，肺气衰，魄离，故言善误。九十岁，肾气焦，四脏经脉空虚。百岁，五脏皆虚，神气皆去，形骸独居而终矣。

——《灵枢·天年》

人从50岁开始，肝气开始衰弱，肝脏变小，胆汁输出量也减少，眼睛看东西开始模糊。心所主的情志为喜，60岁心气衰，气虚不足，喜不易生，则苦忧悲，气血虚散，所以60岁之后人喜欢躺着。脾主肌肉，人七十岁脾气虚，所以肌肉萎缩，皮肤看起来干枯无泽。肺藏气，气舍魄，凡人之语言、声音、动作，皆与气、魄相关。80岁肺气虚，魄离，所以常常说话不合逻辑。肾为一身阴阳之根，90岁肾气枯竭，则其余心、肝、脾、肺四脏经脉失充，所以虚衰。100岁时，五脏精血俱虚，人的精气神都不再有，生命走到了尽头，空余形骸而终老。

养生阐释

现代人认为，人从60岁开始进入老年阶段，中国人把人到60岁称为"花甲之年"、"耳顺之年"，很多年逾60岁的人都习惯说自己老了，其实人真正的生活，60岁才开始。孔圣人说："六十而耳顺，七十而从心所欲，不逾矩。"

人到60岁以后，完成了人生的大部分责任，父母已上天安息，子女俱成家立业，而自己经过大半辈子的风雨，已看尽世事，人情练达，在某个行业中做事又是得心应手，却没有了工作的压力，此时唯有尽情尽兴，保养身心，体悟人生的真谛。

"天有三宝日月星，人有三宝精气神。"精是体内精华物质的总称，是构成生命体，产生并维持生命活动的物质基础。先天之精，禀受于父母之精元，受胎后即存在；后天之精，源于肺、脾、胃对饮食的化生，是人出生到世上之后所接触的一切可以为己所用的物质，包括饮食和空气。精储藏于肾，供养人之五脏。气是人体的动力来源，运动不息，有质而无形。五脏六腑皆有其气，受饮食精微和血的充养。神是生命的表现，可以通过视听言动、形色舌脉、喜怒忧思悲恐惊等人的外在表现出来。精能化气、生神，是气与神的物质基础；精足则气充，气充则神旺；气能生精、化神，气足则精盈，精盈则神明；神能驭气、统精，神明则气畅，气畅则精固。

人体五脏衰老，其顺序是肝、心、脾、肺、肾，分别对应木、火、土、金、水，春、夏、长夏、秋、冬，是阳气生发到潜藏的顺序。从精气神的衰弱来讲肝藏血，血为精化，人体的衰老从构成人体的基础物质的虚少开始。心、脾、肺其用主要在气，精衰气不充，气不充则神不旺，所以老年人记忆力减退，认知功能变差，逻辑思维不清。精虚气弱，肾无余精，五脏无以为继，久之俱衰，神微息弱，生命终结。从形体的衰弱来看，肝主筋，心主血脉，脾主肌肉，肺主皮毛，肾主骨。随着年龄的增长，人们常感觉腿脚无力，活动不灵便，这就是精血虚弱，筋失养所致；精血虚少，不充脉道，心脏无所主，气无从生，故心虚无喜；年老体弱，加之脾胃化生不力，故大肉渐脱，皮肤褶皱；精气虚衰，内养尚不足用，更无外达之顾，所以皮肤毛发日渐槁枯，最后，骨头——人体大厦之椽也无以充养修复，摇摇欲坠。

养生秘籍

人的寿命长短，主要受遗传基础、生存环境和生活方式三方面的影响。人之胎元受之于父母，父母身体健康信息通过生育传递给了下一代。世界卫生组织指出，在制约健康和长寿的诸多因素中，约有15%取决于遗传基础。人们生存的社会和自然环境对其健康状况影响也很大。调查显示非洲贫困国家人口平均寿命只有40岁左右，经济发达的日本，人均寿命达79.7岁，而这种影响因素占到所有影响因素的25%。如我国广西长寿之乡巴马地区，为典型的喀斯特地貌，日照时间长，夏无酷暑，冬无严冬，高强度的地磁场形成的磁化水对人的血液净化十分有益，空气负离子含量也相对较高。

人们的日常生活方式对健康影响最大，生活方式造成的疾病已经成为威胁人类健康的头号杀手，占到了疾病成因的60%。其中最主要的是饮食无度导致的肥胖对健康的影响，美国科学家调查表明，同正常体重者相比，肥胖人患糖尿病的死亡率要高4倍，肝硬化的死亡率要高3倍，脑卒中的死亡率要高2倍。所以老年人养生保健、颐养天年，要从健康的生活方式开始。

第一，养成良好的动脑习惯

人体的器官都是根据人体的需要，在长期的进化过程中演变而来。大脑同样如此，用则进废则退。为了防止脑萎缩，老年人在身体许可的情况下，参加一些有益的社会活动，发展和培养一些有益兴趣，这样既有利于身体健康，也有利于心理健康。尤其一些子女不在身边的空巢老人，参加群体活动，满足了自身社会性的需求，同时也得到了自我价值实现的满足。这些活动有听音乐、习书画、收藏、交友、垂钓、弹琴、养鱼种花、下棋打牌等，而世界上几乎所有健康长寿者都有自己的兴趣爱好。

第二，养成良好的健身习惯

生命在于运动。运动可以保持肌肉的弹性及关节的柔韧度，运动还可以改善血流情况，增加心输出量，延缓心脑血管疾病的发生，运动还可以改善脑细胞的含氧量，有助于保持脑年轻。老年人身体各项机能下降，因此要选择比较和缓，心肺功能可以耐受的运动。如太极拳、十段锦、交谊舞等。

老年人做户外运动时，要注意天气的选择，风和日丽为最佳，晨起不宜过早，7点以后再起床，正式运动前要有数分钟的伸展运动，充分活动身体关节，运动强度和频率也不宜过大过繁，根据个人情况，以每周3~5次，每次30~45分钟为宜，运动强度可以通过测每分钟心跳的次数来衡量，以170减去你的年龄数，如果你是50岁，运动量应该是心率每分钟120次为宜。另外运动中如有头晕、心悸、胸闷、脸色苍白、大汗情况出现，应立即停止运动，坐下休息，并预备就近送医。

不适宜户外活动的天气里，老人可以在家中做一些小小的运动，对保持身体健康大有好处。

手部穴位很丰富，三焦经和心经的主要穴位都在手上，前者是人体的气血运行通路，后者则为心脏提供丰富的营养，同时把血液输送到其他的脏腑。所以长期坚持拍手，可调畅气机，促进气血循环，强健心脏，从而增强体质，预防多种慢性病。一般来说，正常人每天清晨拍5分钟，就可激发全天活力。可以将两手隆起，成拱形，用空掌心拍，老人体弱，最好一边走路、踏步，一边拍手，否则，气血会过多灌注于两手，双脚会感到无力。拍手一般早晚各一次，强度不宜过大，应循序渐进。此外，刚用完餐或吃得过饱时不拍手，以免肠胃气血供应不足，影响消化吸收。

头为诸阳之会、元神之府，人体经脉有九条上达头部，有42个常用穴位。通过按摩或者刮拭头部，刺激神经末梢，促进头部微循环，疏经活血，增强中枢神经系统的功能，可增强记忆力，延缓衰老，从而有效防止脑动脉硬化、神经衰弱、痴呆等各种疾病。正确的抓头方法是爬搔，手心向内，手指张开如持物，抓时闭眼凝神，身体放松。自前额抓起，由前向后，经头顶至后发际，再从后向前，循环往复。抓头时用两手大拇指和小指头的指腹进行按摩，其他手指随着两指的按摩轻抓头皮。动作要匀缓轻柔，注意不能损伤头皮。最好配合呼吸，呼气时抓，吸气时停，效果更佳。每天晨起、午休及晚睡前各做1次，每次10分钟左右。

第三，养成良好的饮食习惯

肚子要空，不是指要饿肚子，而是科学进餐，每餐不要吃得太饱，这样可以减轻细胞的负担，使维持细胞的活力，细胞迅速得到更新，机体对疾病的免疫力也日渐增强。科学进餐也包括饮食的合理搭配，碳水化合物、脂肪、蛋白质三大主要营养素的比例：碳水化合物占70%、脂肪占20%、蛋白质占10%。食物选择易咀嚼好消化的食物，以保证其消化吸收，充足的维生素和多种微量元素可使各种代谢酶的功能加强。如维生素C、维生素E和胡萝卜素含量较多的食物，有抗氧化作用，能消除有害的自由基，防止和减少细胞受损，推迟衰老的作用。

花生、芝麻、核桃一直以来是延年益寿的重要保健品。以前民间常把这三种东西和冰糖粉一起熬制来食用，被称为"民间三宝"。其中黑芝麻具有补肝肾、润五脏、益气力、长肌肉、填脑髓的作用；花生又名"长生果"，所含的都是不饱和脂肪酸，有"动脉清道夫"的美誉，对心血管疾病有很好的预防作用。花生中钙含量极高，含十多种人体所需的氨基酸，含有的儿茶素具有很强的抗老化的作用；核桃又名"长寿果"、"万岁子"，核桃中的磷脂，对脑神经有良好保健作用。核桃仁可镇咳平喘，与芝麻、花生、冰糖配伍能补心健脑、治疗盗汗、改善心脏功能。

第四，养成良好的卫生习惯

很多老年人认为年纪大了，对卫生状况就不是很讲究，其实这样不仅对皮肤、身体健康没有好处，也容易使老年人失去对生活的热情。如果身体条件不允许经常洗澡，老年人可以经常泡泡脚。人体三阴三阳经的起始穴位都在脚上，常泡脚可刺激足部的穴位、反射区和经络，用热水和中药泡脚，促进血液循环，还可以把经脉中的寒湿逼出体外。

第五，培养积极乐观的人生心态

"知足常乐"、"难得糊涂"——这些人生箴言是老年人保持健康、延年益寿的不二法门。老年人要保持心境的平和，避免情绪的大起大落，因为老年人肝肾阴虚，恼怒则伤肝，肝经不降，胆经虚火上逆，影响耳目和头，轻者导致视物模糊、眼疼眼胀、耳聋、耳鸣等，重者血压上升，出现卒中。因此，情绪不稳的老人在日常生活中要注意培养豁达乐观的生活态度，身体健康状况允许的时候可以多出去旅游或参加社团，在祖国美景中修养身心、陶冶情操，在与人交往、为他人服务中开阔心胸、忘却烦恼。

❀❀ 养生知识问答 ❀❀

云南赵女士：邻居张师傅高血压，中医嘱咐他可以泡决明子、山楂当茶饮来降低血压。我高血压多年，也学张师傅那样泡茶喝，但是我的血压没有下降，反而大便稀烂、次数增多、浑身无力，这是为什么？

专家答：高血压的成因很多，中医治疗高血压要辨证论治，不是所有高血压都可以用某一类药物来治疗。决明子苦寒，功效清肝明目，润肠通便；山楂消食化积，活血通瘀，若胃中无食积，体内无瘀血，会反克伐脾胃生发之气。这两者常用于肝火较旺的高血压患者，其表现常为头晕头痛、面红目赤、烦躁易怒、口干口苦、溲黄便秘、舌红苔黄等，如阴阳两虚所致的高血压，服之，不仅无效，且常有副作用。所以治病、养生，都要辨别体质而为，最好去正规中医院咨询医生后，再对证处理。

第二章　未雨绸缪养生秘籍

　　中华民族是一个以农耕为主的民族，几千年的厚重历史造就了中国人勤劳务实、节俭纳蓄的好习惯，而这种生活方式的背后是中国文化忧患意识的一种群体形态体现。"人无远虑，必有近忧"，在对待疾病的时候，中医也是如此，如果不能动态地来看待问题，只盯着眼前的情况来选择解决方案，则常常会出现饮鸩止渴的现象。一般来讲，好的医生在你发病之前就会根据你的体质或生活习惯以及居所环境等等推断出易发病倾向，通过调理，使你保持身体健康，让疾病远离你；中等的医生在你患病去求医时，不仅可以解决你目前的问题，而且会封死疾病发展的道路，把其消灭在萌芽状态中；差一些的医生就是头痛医头、脚痛医脚，不会全面地思考问题。对于我们大众来讲，第一种医生是我们最需要的医生，他可以使我们在疾病来临之前就远远避开，而这也是我们养生的最高境界。

人体有很好的自愈能力

　　正气存内，邪不可干，邪之所凑，其气必虚。

——《素问·刺法论》

　　正气与病邪是疾病发生过程中的一对矛盾体，正气充足的情况下，气血旺盛，卫外固密，邪气侵犯人体，人也不会得病。反过来讲，人体之所以因为邪气的侵袭而发病，其主要原因是正气虚弱，无以驱邪外出所致。

养生阐释

人体是由气血阴阳、脏腑经络构成的，正气是构成人体各部分和推动人体生命活动的细微物质，其在体内各部分运行分布，有促进和调节人体生长发育和脏腑机能的作用，是维护人体健康的重要物质。人体正气旺盛，即表明人体阴阳协调、气血充盛、脏腑经络功能正常、卫外固密，其抗邪、祛邪、调节、修复等能力强大，外邪不易入侵人体而患疾病。

气分阴阳，阴质和阳质的正气，在抵御外邪、保护健康方面的作用不尽相同。阴气有凉润、宁静、抑制、沉降等作用，阳气有温煦、推动、兴奋、生发等功能。阴气作用于阳邪，可以抵抗如暑邪、火邪、温邪等阳邪的侵袭，且有抑制阳热病证的发展和祛除阳邪以使病情向愈的功能；阳气作用于阴邪，抵御寒邪与湿邪等阴邪的入侵，并能制约阻止阴寒病证的传变及祛除阴邪使机体得以康复。正气与邪气的斗争实质上就是人体的正气挥舞着阴阳双刃，兵来将挡水来土掩的斗争。

《黄帝内经》多处提到正气的概念，如《素问·离合真邪论》说："夺人正气。"但也常常用"精气"、"真气"代替"正气"来言，如《素问·玉机真藏论》说："故邪气胜者，精气衰也。"《素问·上古天真论》说："虚邪贼风，避之有时，恬惔虚无，真气从之，精神内守，病安从来。"后世医家根据自己的理解，也将"谷气"作为正气。精气、真气、谷气都是正气的重要组成部分，在维护人体健康中发挥着重要的作用。用它们来言明正气，主要是中医历来重视先、后天之本对健康的影响思想的反映。

人体正气对脏腑功能及气血阴阳的调和有促进维护作用，同样人体脏腑功能正常，气血充盈流畅，也有益于正气的旺盛强大，从而严密固守人体表气，使外邪难以入侵，内邪不易产生，这样人体健康无恙。当人体脏腑功能低下或亢进，气血经络阴阳不调，正气也就受到影响，相对削弱其强大气势。所谓"祸起萧墙"，人体内部机制紊乱不和谐，自然卫外不得坚固，此时外邪乘虚而入，或邪患内生，两者相遇，同气相求，则人体脏腑组织经络官窍正常功能紊乱，出现疾病。所以说，正气不足是疾病发生的主要因素，而正气是否强大，一方面在于自身，另一方面也在于人体内部的调和与充分给养。

正气与疾病的关系主要可以从以下几方面来分析。

（1）正虚邪侵而病。正气不足，保卫体表能力不足，在人体主要是指肺与皮毛抵御外邪功能低下，等邪气乘虚而入成病。

（2）正虚现邪而病。正气不足，邪气自现。人体虚弱，整体机能紊乱，脏腑功能失调，气血津液的生成、运行、输布障碍，导致内部的风、寒、暑、湿、燥、火五邪产生，出现了痰饮、水湿、瘀血、结石等病理产物，严重影响人体的正常运行。

（3）疾病向愈与正气的关系。正邪斗争之后，邪占上风而发病，虽正不胜邪而发病，但相对而言，正气较足者病情程度轻，正气恢复之后，身体恢复较好；而正气衰弱者，病情会较重，即使疾病得以治疗，身体恢复仍不尽如人意。还有一种情况，正气虚衰的厉害，疾病经过治疗，正气仍然不能恢复，战胜邪气，日久正气衰亡，则回天乏力。

还有一些疾病和亚健康状况，是由正气虚损造成的，没有明显的邪气作乱的表现，小儿"五迟"（立迟、行迟、齿迟、语迟、发迟）、贫血、脏器的下垂、男性精子活力低下等等，此时想要恢复健康，还是首先要恢复正气，正气充足了，这些问题自然迎刃而解。

所以说人体有大药，就是自己的正气，就是脏腑、气血、经络的正常运行。正如国家一样，政治清明，各行各业规范行事，五谷丰登，人民安居乐业，自然国家强盛，外敌不得瓦解，内乱不能产生，一派祥和。

养生秘籍

"天有不测风云，人有旦夕祸福。"自然大气变幻不拘，对人体健康影响很大，此时人们最有效保护自己和家人的方法，不是囤积药物和口罩，而是保养自身正气。保护正气，就是保养精、气、神这人身三宝。《医宗必读·脾为后天之本论》说："故为医者，必责其本，而本有先天后天之辨。先天之本在肾，肾应北方之水，水为天一之源。后天之本在脾，脾应中宫之土，土为万物之母。"保养人体，首先要从脾肾这先天、后天所在抓起。先天生后天，后天养先天。脾运化水谷精微，离不开肾中先天阳气的温煦；肾精的盈满，有赖于脾所化生的水谷精微的补给。

第一，保护先天

古人云"人之有肾，如树木有根"，肾精和肾阳是健康长寿的取用的源泉，源泉不竭，则益寿延年。所以肾精和肾阳的多寡，和人的衰老程度成反比，肾中越充足，人越显得年轻，肾中之物耗损较多，即使年龄不大，外观看来也会让人觉得垂垂老矣。

而肾中之物的多寡和健康的关系也很大。肾精肾阳充足，人体正气得以及时补养，总是处于强盛的壮体，邪气就无以生，人就精神焕发，英姿勃勃。而肾精肾阳损耗，后天补充不及时，正气就相对虚弱，强大的外邪伺机侵袭，按捺已久的内邪也蠢蠢欲动。所以肾精在正气保护机体健康过程中扮演了很重要的角色。

所以，历代养生家都把保护肾精肾阳作为增强免疫、抗衰老的基本措施。现代医学研究证明，肾与下视丘、垂体、肾上腺皮质、甲状腺、性腺，以及自主神经系统、免疫系统等，都有密切关系。肾气虚衰者都有以上某些方面功能的紊乱，从而影响身体整体机能，导致健康受损。文献记载，房事无节制，肾精亏损过多，阴损及阳，肾阳也会相对受损，从而导致年纪轻轻却体弱多病、弱不禁风，出现早衰或夭亡。

调补肾精肾阳，要多管齐下，主要有节制房事、运动保健、经络保养、食疗、药物调养等。通过保肾，五脏相关，促进了其他脏腑的阴阳平衡，补养了正气，正气充足，健康常在。

第二，保养后天

脾胃是人后天保养的关键，为"气血生化之源"，因为先天不能选择，但后天却掌握在自己手里。古人认识到"土气为万物之源，胃气为养生之主。胃强则强，胃弱则弱，有胃则生，无胃则死，是以养生家必当以脾胃为先。"所以脾胃的好坏直接决定着人们寿命的长短及生存质量的高低。

脾胃是人们消化五谷的场所，吸收后的食物精微化成了人体重要的营养物质——血液。同时，体液、唾液、精液、脊髓等填充于人体的物质，也来自脾胃的化生和输送。脾胃健旺，消化好，吸收就好，人体这些物质就充足，其所滋养的脏腑功能也就强盛。

脾胃处于人体的正中，人体气机的升降运动，也依赖于脾胃上升下降的协调，脾胃这种上升下降之气的功能正常，人体的气的运行就正常，机体新陈代谢也就正常，生命活动也就处于协调平衡之中。如果因为外伤或生气等导致中部脾胃之气不通畅，那么不仅影响消化功能，也影响人整体之气的调达顺畅。

肾中所藏的先天精元，要得到脾胃的不断供养才能总是处于盈满状态。人体生命活动总是不停地需要肾气的付出和支持，如果脾胃不能对其进行补充，人体也很快处于衰弱状态，没有了动力。

现代科学实验证明，调理脾胃能有效促进机体免疫功能的提高。所以历代医家和养生家都重视脾胃这后天之本的护养。调养脾胃的具体方法是多种多样的，总结起来不外乎饮食、药物调养，针灸按摩，气功调养，起居、劳逸的调摄等。脾胃健运，土厚培本，自然延年益寿。

脾喜暖恶寒，喜燥恶湿，胃喜湿恶燥，所以饮食不节、过食生冷，可以损伤脾胃之阳，使其运化功能减弱，消化吸收变差。脾胃功能和情绪关系也很大，忧思恼怒，影响脾胃气机，上升下降功能失调，消化吸收也会变差。因此保护脾胃，日常应注意以下方面。

"食不言，寝不语。"吃饭时最好不要高谈阔论，吃饭时说话，胃中进入大量气体，影响胃的规律运动。吃饭聊天话题如若过激，影响情绪，也可导致食欲下降、腹部胀满、嗳气、消化不良等，良好的情绪则有益于胃肠系统的正常活动。

脾胃纳消五谷杂粮，所以饮食调节是保养脾胃的关键。规律进食，定时、定量摄入三餐，不暴饮暴食，给予脾胃充足的休息。食物以淀粉类食物为主，荤素搭配，常吃蔬菜和水果，根据四季人体所需不同选择食物，如夏季选择消暑生津的食物，但不能过于寒凉，伤害脾胃；冬季选择性温滋补之品，但也不能过于温燥，使内热由生。多吃新鲜、天然食物，少吃腌制、人工食品。

适当进行体育锻炼。脾主四肢，四肢活动对促进脾胃运化很有好处。现代研究也表明适当的体育锻炼能改善胃肠道本身的血液循环，使胃肠道蠕动加强、消化液分泌增加，促进食物的消化和营养成分的吸收。

养生知识问答

吉林梁小姐：为什么不管是什么季节，我总是很容易感冒，鼻子总是堵住，感觉很难受，也影响我的工作。我该怎么办？

专家答：中医认为，正常人体有卫外之气，防止外邪对人体的侵犯，在人身体虚弱的时候，保护人体的正气也就变得虚弱，不能有效地抵御外邪，所以人就容易得病，最常见的就是感冒。鉴于此，我建议你首先要保证睡眠，不超负荷工作，防止熬夜、压力太大对人体阳气的损害；其次要注意合理搭配饮食，规律进食，保证每日人体所需营养的供应；适当进行体育锻炼，增强体质，提供免疫力。长期坚持，则你的身体健康会大有改善。

预防是健康的最佳保护伞

古代名医扁鹊为大家熟知，相传他把脉的本领已经出神入化，以致后人在其传记中记载他虔诚习医的态度感化神仙，神仙赐他天眼，他能看穿人的五脏六腑，一下子就能知道病的症结所在。《扁鹊见蔡桓公》是大家耳熟能详的一个故事：

扁鹊第一次见蔡桓公就从他的皮肤状况看出他将得某种病，并且告知其"不治将恐深"，蔡桓公不以为然，认为医生总爱在没有病的人身上显能，以便把别人健康的身体说成是被医治好的，35天后，蔡桓公痛苦而终。但是扁鹊谈到自己医术时，却说不如两个哥哥：大哥医术最高，能在病情发作之前，患者尚未觉不适除去其病根；二哥稍稍次之，患者在患病初起之时，刚觉不适，他已能知病之所犯，药到病除；扁鹊认为自己最差，常在病情已很严重之时治疗，此时不仅患者痛苦，且下大力才得病除，但因为他治疗的是病证的后期较重的阶段，所以人们常常以为他的医术最高明，作为医生，他自己明白，其实不然。

中医这种在疾病发生前预防治疗的思想，与现代医学的很多观点不谋而合。现代社会人们生活工作压力大，对自身健康关注不够，只有生病了，觉得身体不舒服不能耐受的时候，才会感觉到健康的重要性，才会想到调理身体。所以有人说，现在大部分人关心的不是健康，而是疾病。据统计，现代都市白领中，75%的人处于亚健康状态，这与他们的生活状态息息相关，而这种亚健康状态完全可以通过改变生活习惯及一定理疗手段来恢复正常，如若置之不理，任其发展，等形成疾病了再寻求治疗，就会得不偿失，不仅身体和金钱受到考验，也打乱了家庭的正常生活，家里、医院两头跑，得不到充分的休息。而且是药三分毒，有位医学家做过这样的调查：以一个长期服用化学药物的降压患者为例，一天服药3次，每次3粒，从40岁到70岁总服药的重量是78.8斤，国家某著名医科大学在对高血压患者尸体解剖时发现，患者肝脏呈现乌黑色，心脏比正常人也大上许多。

世界卫生组织做过一个统计，影响人体健康的因素里面，医疗因素只占了8%，60%的影响因素是生活方式。天生遗传因素是不可改变的，生活环境可以选择，生活方式可以调整。通过生活方式的改变可避免某些疾病的发生或减轻发生程度。中医治"未病"预防疾病的诊疗思想，正是提倡健康的生活、行为、工作方式，希望通过如此，提高人们生存质量，预防"亚健康"和疾病的发生，中医认为，这才是治病的最高境界所在。

中医治未病要根据个体体质不同来进行，根据不同的体质有针对性地分析易患疾病倾向，从而制订不同的养生方案，提出相应的健康调养原则，如阳虚体质重在固本培阳，阴虚体质重在调补阴精、静养安神等，从而阴平阳秘，五脏和谐，预防易患疾病、改善亚健康状态。所以辨体质预防疾病具有积极的养生学意义。

（一）未病先防，阴阳和谐

圣人不治已病治未病，不治已乱治未乱。

——《素问·四气调神大论》

圣人治疗疾病，常常是在疾病发生之前，就截断其形成的可能，而不是等病已经发生再去治疗。就如同不等到乱事已经发生再去治理，而是在它发生之前，观察出其倾向和苗头，消灭在萌芽状态中。如果疾病已发生或者乱子已经形成，然后才想到去治疗或治理，那就如同感觉口渴了才开始挖井，战乱发生了再去制造兵器一样，费工费事，又不一定能保证完全解决这个问题而不再生他变。

养生阐释

"山雨欲来风满楼"，疾病的发生，总是有征兆可寻，关键在于是否寻得到。现代医家注重大病重病的治疗，其实，如果大家像扁鹊一样有自知之明的话，就知道，医学研究最重要的领域在疾病的预防，而不是等患者进了重症监护，在呼吸机、心电监护下，才表现出医生的神圣和对生命的尊重。中医在这方面为全球医者做出了表率，英国学者李约瑟说："在世界文化当中，唯独中国人的养生学是其他民族所没有的。"

未病先防主要从以下几个方面来进行考虑。

体质：个人体质不同，阴阳偏颇不同，易出现的脏腑不调也不同。体质差异是疾病防治的主要根据，因为同样的地理环境、气候条件、饮食习惯下，人们所得的病就不相同，或者是同样的病，但其体质不同，则其证候不尽相同，治疗也就不同。

地理环境：中国地势西高东低，湿气重浊，流于下，所以河流都是从西部内陆流向东部沿海，由于西部河流多往东部流，况且离海洋比较远，所以水资源相对缺乏，东部地区离海洋近，况且河流众多，所以水资源充足。东部沿海的湿热气流会进入中西部地区，才出现降水。所以居住在西北部地区的人，易受炎热干燥或干冷天气影响，疾病预防以燥热及寒冷所致疾病为主，如胃肠道疾病、关节疾病等。东南部湿气较重，易阻滞脾气运化，人们容易出现痰湿、湿热等所致疾病，如胃纳差、腹泻等等。

四季气候：四季气候不同，其主气也不同，如春天为风所主，夏天为火所主，长夏为湿所主，秋天为燥所主，冬天为寒所主。春天气温回暖，风携阳气唤醒了天地万物，此时乍暖还寒，最易为风邪所伤，所以春天不要太早换上薄装，养生以升阳祛风为主。其余依次类推。但同时还要注意，四季之气为生命所需之气，只有出现异常时才需要刻意打压，但不能打压太过，否则就会适得其反。如夏季人们喜食寒凉之物，以中和大自然炎热之气，维持体内的阴阳平衡，但若是一味贪图寒凉，过度损伤阳气，秋天就会得腹泻的疾病。这种情况在古医籍中多有记载。

养生秘籍

提早保健，预防疾病，不仅要辨别个人的体质特点、所处地理环境、一年四季的气候特点，还可以具体到根据每年的年运和气候特点了解该年容易出现病证的脏腑，及病证的发展情况，从而有的放矢，确立养生的重点，达到更有效养生的目的。

第一，根据气候特征预防疾病

根据五运六气来预测气候变化特征及疾病发生情况，是《黄帝内经》对世人的又一贡献。一般来讲，把握年运和司天、在泉可以对当年的气候总体特征有一个基本的了解，而根据五脏和五行的关系，又能粗略分析出这种气候条件下，容易受邪的脏腑及其疾病特点。

比如在《黄帝内经》中，2012年是壬辰年，年干为壬，五行木气太过。地支为辰，太阳寒水司天，太阴湿土在泉，即2012年上半年气候受太阳寒水影响较大，下半年气候受太阴湿土影响较大。上半年太阳寒水主令，水生木，木气偏盛而克土，因此上半年容易出现头晕目眩、视物不清、腹痛腹胀、呕吐泄泻等情况。下半年太阴湿土主令，进入秋季，头痛头晕、视物模糊等情况会有缓解，进入冬季之后，如上症状会再次加重。因此2012年素有高血压或卒中等疾患的人群，应注意血压的控制，减少或停止一些危险的活动或作业，防止意外发生。

当然这些都只是根据《黄帝内经》相关内容的一些理论性分析，具体情况以当年气象播报及相关部门的疾病调查报告为准。

第二，根据素有疾病情况不同来预防

具体到个人，每个人年龄不同，所属地域不同，体质不同，阴阳失调情况不同，则出现的症状不同，养生的方法也就不同。以泌尿系统的淋证为例。中医淋证是指因饮食或作息不当，导致湿热侵袭，膀胱气化功能受损。肾与膀胱相表里，膀胱病久，累及肾脏。该病证常表现为小便频急，滴沥不尽，尿道涩痛，小腹拘急，痛引腰腹为主要临床表现的一类病证。

淋证虽都有如上表现，但因其病机不同，故每种淋证所表现出来的虚实寒热都不同。小便热赤，尿时热痛，小便频急症状明显，每日小便可达数十次，每次尿量少者为热淋；小便排出沙石，或尿道中积有沙石，致排尿时尿流突然中断，尿道窘迫疼痛，或沙石阻塞于输尿管或肾盂中，常致腰腹绞痛难忍者为石淋；小腹胀满明显，小便艰涩疼痛，尿后余沥不尽者为气淋；尿中带血或夹有血块，并有尿路疼痛者为血淋；淋证而见小便浑浊如米泔或滑腻如脂膏者为膏淋；久淋，小便淋沥不已，时作时止，劳累即发者为劳淋。

一般而言，初起或在急性发作阶段，因膀胱湿热、沙石结聚、气滞不利所致，尿路疼痛较甚者，多为实证；淋久不愈，尿路疼痛轻微，见有肾气不足，脾气虚弱之证，劳累即发者，多属虚证。

实则清利，虚则补益，有此疾病史的人，根据以上原则，分析自己淋证发作时的特点来判断自己淋证的寒热虚实属性，在养生中，重点从这些方面加以给予对症调养。

常表现为湿热的淋证，调养从清热利湿着手；表现为石淋之人，为泌尿系统有沙石结聚，调养从通淋排石着手；气机不通畅的气淋，调养宜行气利气；劳淋为虚弱所致，常见是脾肾虚弱，所以宜补脾益肾。

湿热淋证病史者日常生活中尽量做到不沾烟酒，不吃辛辣油炸的食物，多饮水，运动不宜太过，防止汗多伤津，小肠热盛。饮食中常见清热化湿之品有薏苡仁、茯苓、红小豆、绿豆、鸭肉、鲫鱼、冬瓜、黄瓜、西瓜、白菜、莲藕、空心菜等。同时富含膳食纤维的果蔬摄入能帮助大小便通畅，防止湿热郁积。

石淋病史者多饮白开水，多饮水使尿液得到稀释，同时多食黑木耳，黑木耳中富含多种矿物质和微量元素，能对各种结石产生强烈的化学反应，使结石剥脱、分化、溶解，排出体外。

气淋病史者饮食上应选用具有理气解郁、调理脾胃功能的食物，五谷类的如大麦、荞麦、高粱等；蔬菜可以多吃刀豆、蘑菇、萝卜、洋葱、苦瓜、丝瓜等，水果适合吃柑橘。

劳淋病史者以脾肾阳虚为主，饮食中如羊肉、鸡肉、带鱼、狗肉、麻雀肉、鹿肉、虾、刀豆、核桃、栗子、韭菜、茴香等都有温补阳气的功效。同时注意少食或不食生冷黏腻之品，水果以火龙果、橘子为佳。

～～养生知识问答～～

天津王女士：我去年生孩子的时候难产导致大出血，从那以后就经常头晕目眩，心悸气短，汗出很多，并且体质变得很差，动不动就感冒发烧，非常影响我的工作，我应该怎样调养呢？

专家答：根据你的描述，初步判断为难产大出血，气随血脱，气血两虚，卫外不固，血虚失养。建议你服用一些补气血的药物，如阿胶、当归、熟地、龙眼肉、生黄芪、党参、白术、山药等。日常生活中多吃补血和活血的食物，如菠菜、猪肝、党参、黄芪、羊肉、龙眼、红枣、粳米、芝麻等。

（二）已病防变，五脏相关

夫邪之客于形也，必先舍于皮毛，留而不去，入舍于孙脉，留而不去，入舍于络脉，留而不去，入舍于经脉，内连五脏，散于肠胃。阴阳俱感，五脏乃伤，此邪之从皮毛而入，极于五脏之次也。

——《素问·缪刺论》

大凡病邪侵袭人体，必须首先侵入皮毛；如果此时没有驱邪外出，就进入孙脉，再没有驱其外出，就进入络脉，如此时还是不能有效阻断，使其留于人体，就会进入经脉，并由经脉向内延及五脏，流散到肠胃；这时人体表里都受到邪气侵袭，五脏受到损伤。这就是邪气从皮毛而入，最终影响到五脏的次序。

养生阐释

病邪侵入人体，不是拘于某处或某个阶段不再变化的。人体是个整体系统，且五脏六腑和经络都相通。病邪在体表时如果没有得到有效的遏制，就会由皮肤表面的络脉进入大经脉，再由经脉侵入脏腑。脏腑有其一定抗病功能，如果脏腑和疾病的正邪斗争中取得胜利，病邪被消灭，脏腑正气受损而虚弱，此时病邪就不再传变，但治疗也根据情况，和其他脏腑一同治疗。如果脏腑不能消灭此邪，则传向受该脏腑克制的脏腑。这也是《黄帝内经》所说的："五脏相通，移皆有次，五脏有病，则各传其所胜。"

因此一个高明的医生，遇到已得病的患者，"卒然逢之，早遏其路"，在既病防变原则的指导下，知道该病的传变规律，会"务必先安未受邪之地"，从而阻断疾病进一步发展，为人体保存更多的正气，为良好的预后打下坚实的基础。

医圣张仲景所著的经典临床医学名著《伤寒杂病论》就是这种思想的充分体现。张仲景作六经辨证，不是说疾病按照六条经脉的顺序来传递，而是以六经名三阴三阳，疾病的发展是按照三阴三阳的顺序来传变的。在治疗上，张仲景力求做到，表邪之时要发表充分，防止疾病的进一步深入，通过枢机进入阴脏之后，阴盛阳衰，张仲景又常使用附子这种有毒之品，大力回阳救逆，以防病情进一步深陷，最后回天乏力。

❧❧❧ 养生秘籍 ❧❧❧

糖尿病是在当今世界上的常见病、多发病，全球范围内的糖尿病大约90％为Ⅱ型糖尿病，对人类健康具有极大的危害，成为人类第5位死亡的原因。其实高血糖本身并不可怕，可怕的是长期高血糖所其导致的心、脑、肾等众多并发症。糖尿病初发时毫无症状，人们因为没有不适感，所以常常麻痹大意，延迟就医，开始治疗时已发生全身小血管病变。

糖尿病即中医认为的消渴病，患者常常表现为口干多饮、小便增多，体重减轻等，根据其病位，渴病分为上、中、下三消，即肺消、脾消、肾消。消渴病的机理是阴虚为本、燥热为标，病久则出现阴阳俱虚。治疗常用滋阴、清热、润燥之法。久病伤肾，消渴日久，发为肾消，最后导致肾阴肾阳虚衰，人体正气严重削弱。在医圣张仲景所作的《金匮要略》中，就是把肾气丸作为消渴病治本之方，根据阴虚、阳虚程度的不同，选用金匮肾气丸、六味地黄丸、七位都气丸或右归饮之类加减化裁。

第一，防止糖尿病并发症的饮食调养

糖尿病患者防止并发症的发生，日常应注意饮食调养。糖尿病患者的饮食要以五谷类为主食，而且加工不宜过细。糖尿病患者不能盲目节食，人食五谷而化精、气，只有足够的精气神，才能使正气与邪进行斗争，防其深入，摄入主食过少，也会出现低血糖的危险。

蔬菜和水果对于糖尿病患者来说也非常有益，常见者如茄子、西红柿、山药、黑木耳、芹菜、洋葱、豆苗、蘑菇、空心菜、荠菜、莲藕、胡萝卜、猕猴桃、苹果、香蕉等，都可食用，但不可过量。时间应选在餐前半小时或两顿饭中间吃，尽量避免早上空腹及晚上就寝前吃。

第二，防止糖尿病并发症的起居调养

美国科学家研究证明，肥胖和糖尿病发生关系密切。中医看来，现代人生活方式和环境与古人比较发生了很大的改变，体力活动减少，肥甘厚腻之品又摄入过多，导致脾胃功能失调。脾主运化，脾的功能失调，则机体消化吸收失常，致水谷在体内停滞，不能化生为人体所需的精微物质，而产生湿、痰、饮等病理产物蓄积于体内。肥胖者脂肪多，肌肉少，体虚多汗，血液运行不畅，常常感觉脘痞胸闷、口渴不欲饮、口中黏腻或有甜味、身体困重、舌苔厚腻等，这也符合中医"久坐伤肉，久卧伤气"的理论。

糖尿病患者每天应该有一定的运动量。糖尿病患者通过运动可减轻胰岛素抵抗，促进血中葡萄糖的利用，降低血糖；运动能增加肌肉脂肪酸的利用，降低血脂；运动能增加能量消耗，降低体重；运动能降低血压，增强心肺功能；运动可促进血液循环，降低血液黏稠度，防止血栓形成，利于防治脑梗死及心肌梗死等并发症；运动可促进新陈代谢，增强机体抗病能力；运动可改善机体平衡能力，改善思维，使人精神焕发、心情愉快。一般来说，糖尿病患者可以进行轻中度有氧运动，如步行、慢跑、太极拳、游泳、骑车、做健身操、做家务和爬楼梯等。

运动时注意，血糖太高（>16mmol/L）、太低（<4.4mmol/L）暂且不要运动。如果运动前血糖<6mmol/L，可进食碳水化合物10~15克，

运动时带上几块糖果或点心，以防低血糖。

第三，防止糖尿病足的发生

糖尿病足是常见的糖尿病慢性合并症之一，也是导致糖尿病患者截肢残废的主要原因。糖尿病足的形成，主要因为下肢动脉硬化、足部供血不足，局部组织缺血和抵抗力下降，当足部微小的创伤，均可引起难以愈合的溃疡、感染和坏疽，以致最终截肢。

因此糖尿病患者在日常生活中应注意：

（1）穿宽松的鞋子，如布鞋、软皮鞋等，让脚趾能舒服地伸展开。

（2）穿棉质袜，因为棉袜吸汗透气，更有利于脚部皮肤的健康。

（3）穿鞋时注意鞋子里有无异物，不要在崎岖不平的道路上长时间行走。

（4）每天晚上用温水泡脚10～15分钟，促进血液循环。并注意检查脚趾、脚缝间和脚底有无破损，洗脚后用护手霜均匀地涂抹在脚背、脚底、脚后跟，但不要抹在趾缝间，保持趾缝干燥。

（5）空闲时在阳光下沐足，在合适的场合用手搓右、左脚脚心，反复各按摩100下左右，直至脚心发热。

（6）积极进行较和缓的体育锻炼，以促进脚部血液循环，延缓神经和血管病变的产生。

（7）积极戒烟，吸烟会加快糖尿病的血管病变的形成。

（8）每年至少一次专科检查，可及时发现糖尿病神经或血管并发症。

～～**养生知识问答**～～

北京姚女士：我是糖尿病患者，但血糖控制得还可以。大家都说得了糖尿病要控制饮食，可我很喜欢吃花生和瓜子，这样是否不好？

专家答：花生、瓜子虽含糖分不多，对血糖影响不大，但是由于其所富含的不饱和脂肪酸是高热量的物质，比同等重量的猪肉还要高几倍。因此，大量食用不利于保持体重和控制血脂，也会间接影响血糖和血压的控制。所以，花生、瓜子不用戒，但是每天最多摄入一两把。

（三）病愈防复发，科学调养

帝曰："病热当何治之？"岐伯曰："病热少愈，食肉则复，多食则遗，此其禁也。"

——《素问·热论》

黄帝问："发热的患者在护理上有什么禁忌呢？"岐伯说："当患者热势稍衰的时候，吃了肉食，病即复发；如果饮食过多，也会出现余热不尽，这都是热病所应当禁忌的。"

养生阐释

疾病刚刚痊愈的时候，此时余邪尚未清除干净，脾胃功能虚弱，此时若家人护理不当，会使尚未完全恢复的脾胃功能受损，这样不利于元气的恢复。元气不能恢复，邪气卷土重来，疾病会再次反复。因此，疾病基本痊愈的时候其护理非常关键，患者或家属应咨询医生，并严格遵照实行，才能顺利康复。引起疾病反复的原因有以下几点。

第一，食复

食复指饮食不当导致的疾病反复。疾病愈后，脾胃尚虚，此时家人若强迫患者多食，或给予肥甘厚腻，伤害脾阳，使之运化不及，有碍元气的进一步恢复。甚至正虚，邪气卷土重来，病情反复。古医家总结多年临床经验得出："热病热退之后，胃气尚虚，余邪未尽。先进清粥汤，次进浓粥汤，次进糜粥，亦须少少与之，切勿过食也。若纳谷太骤，则运化不及，余邪假食滞而复作也。"

第二，劳复

劳复指因过度劳累而致疾病复发者。有因过度体力和脑力劳动而病情反复的，也有因房事过度导致疾病复发的。患者大病初愈，在正常人看来是微不足道的劳动，对他们的身体状况来说，却不堪忍受，因此这也属过度操劳。如有的人大病之后，即使普通的行为如说话、洗澡、更衣等，都能引起疾病复发。所以疾病初愈之际，应当充分休息，以促进正气早日恢复。虽然日常合理活动可以促进气血畅行，但须根据个人情况而定。

病后余邪未尽，正气亏虚，此时进行房事，只会损正虚伤正气，因房劳伤精，精亏则气血更虚，正气不支使邪无所制而疾病复发。所以中医学把节欲惜精，保养精气，作为病后调摄的一个重要原则。

第三，情志复

疾病初愈，因为情绪极度改变而致旧病复发。强烈或持久的情绪波动，可引起气机紊乱和气血津液失常，脏腑功能失调使余邪趁机再度为患，疾病易于复发。精神恬静而愉快，有利于气机的调畅和精气血津液的正常代谢，使正气旺盛，对身体的康复大有裨益。如感冒发烧的患者，病情刚刚好转的时候，受到刺激，情绪激动大怒，可引发相火上逆，体温再次上升。

第四，重感复

重感复指疾病初愈，余邪未尽，又感受新邪，邪重正气不能制之，新病引发旧病。比如风湿性关节炎的患者，通过药物治疗和调养，关节的疼痛变形刚刚改善，这时候如果去淋雨或者蹚水，抑或去冰天雪地的地方再次受寒，那么病情就会反复，关节会再次肿大、疼痛等。

养生秘籍

疾病刚愈，防其复发，根据以上原则，主要从食物、生活起居、情绪等方面进行调整，具体的方法因人而异。

第一，饮食调养

疾病初愈的患者，食物的选择和搭配，大有学问，总的指导原则是进食速度和总量循序渐进，促使胃气及脾运功能恢复。食品的性状应由稀粥、稠粥、肉末粥，最后到较正常的饮食，食物的口味从清淡到甘醇，这样才能使胃气逐渐复苏，胃纳渐进，脾胃的消化吸收功能正常，水谷精微得以运化，充给人体的元气，则人之健康才会得以恢复。

饮食正常时，还要根据患者疾病的性质及病后体质决定所选择食物的性味。疾病有表、里、虚、实、寒、热的不同，人的体质也有寒、热、虚、实的区别，食物也各有其属性。食物精微可以帮助人体元气的恢复，同时也能用自身之性，调和人体阴阳，克制疾病之性。患者只有根据自己个体需求选择相应的食物，才能有助身体的恢复。例如，长期高热的患者，伤津耗液，体质多以虚热为主，饮食宜选择清热生津养阴之品，如西洋参、甘蔗汁、龟、西瓜、荸荠、梨、番茄、甜瓜等。久病后阳气衰弱的患者，喜热恶寒，或出现脸热、四肢冰冷假阳症状，此时应选择温热性食物，以补阳气之需，同时也有固浊阴，使其不得侵占阳位的作用。此类食物常见的有牛肉、狗肉、羊肉、生姜、大蒜、葱白、干姜、荔枝、龙眼、板栗、红枣等。

此外，不同疾病也有不同的饮食禁忌。对于糖尿病患者来说，血糖控制后，禁食含糖高的食物，以免诱发血糖再次升高。痛风患者，病后不宜食用啤酒、海鲜、豆制品等含嘌呤较高的食物，以防食后尿酸增高，旧病复发。还有一些感染性肺疾患、肝炎、胃炎、胆囊疾病、肾炎、肠道传染病等患者，最易因饮食不当导致疾病复发。

第二，起居调养

在生活起居上，也要引起注意，如感冒发烧的患者初愈，不能长时间劳动和工作，要注意休息，运动不宜太过，不行房事，不到传染病多发、高发地区等。因为感冒本身就是免疫力低下导致的疾病，正虚邪侵，卫外不固所致。病情好转将愈之时，正气没有完全恢复，邪气仍在，此时长时间劳动消耗气血津液，损伤正气，邪气反扑。感冒患者身体免疫功能差，适当的运动对强健体质很有好处，但大病刚愈之后，运动以条畅气血为主，应点到为止，若不量力而行，过犹不及，反而削弱正气的力量。肾藏精元，为人体所需提供有力的补给，同房耗精伤阳，对于疾病初愈的人极不适宜。

感冒之人，卫表顾护功能本身就差，此时又处于正邪交争之后，卫外能力更弱于平时，此时若到传染病高发、密集地区，易于再次感染，新邪加旧邪，健康远矣。

情绪对卒中患者影响很大，人暴怒、激动时，可使血压急升30毫米汞柱左右，强烈精神紧张及情绪波动，可使大脑皮质功能紊乱，丧失了对皮质下血管舒缩中枢的正常调节作用，使血管处于收缩状态，引起全身小动脉痉挛，脑血管压力增加而卒中。因此卒中初愈的患者应重视心理或情志的调节，家人努力营造和谐的家庭氛围，不以一些异常变故来干扰患者的情绪。同时患者应保持积极良好的心态，建立健康的世界观和价值观，促进身体早日完全康复。

ᦇᦇ 养生知识问答 ᦇᦇ

东北秦先生： 我是东北人，但最近公司调我去南方总部工作，请问作为一个北方人在南方生活有哪些需要注意的？

专家答： 北方五行属水，南方五行属火，且地理位置偏低，以湿热天气较多。脾胃为后天之本，脾喜燥恶湿，北方气候较凉爽、干燥，有利于脾的运化功能。南方易湿热困脾，出现食欲不佳、舌苔厚腻等症状，所以到南方工作后，可以用淮山、薏苡仁、赤小豆、扁豆、莲子、茯苓等材料煲汤，从而达到健脾利湿的目的。

关怀是身心康泰的一剂良药

人之情，莫不恶死而乐生，告之以其败，语之以其善，导之以其所便，开之以其所苦，虽有无道之人，恶有不听者乎？

——《灵枢·师传》

人的本性都是惧怕死亡，渴望生存的。因此在面对患者的时候，医生应告知其疾病的危害，使患者对自身疾病有一个正确的认识；并且要指出，只要与医生好好配合，在适当治疗措施的采取下，疾病可以缓解、治愈，要树立战胜疾病的信心；劝导患者安心调养，解除患者畏难情绪以及恐惧和消极的心理。这样，即使是非常不讲理的人，他们也不可能不遵从医生的嘱咐。

∽∽ 养生阐释 ∽∽

《黄帝内经》不仅是一部医学经典，同时也是中国最早的心理学经典。美国著名的心理学家莫尔菲认为："世界心理学的第一个故乡是中国。"《黄帝内经》认为心理与行为、心理与情绪、心理与生理等存在密切关系。

《黄帝内经》最早提出了"意"、"神"、"魂"、"魄"等心理学范畴的概念，认为这些心理因素对外在行为活动有调节控制作用，而外在的行为活动对心理因素也有制约和影响。

《黄帝内经》认为："凡治病之道，攻邪在乎针药，行药在乎神气，故施治于外，则神应于中，使之升则升，使之降则降，是其神之可使也。"治疗疾病要运用针刺和药物，但是针刺、药物的疗效与人的精神意志关系很大，精神意志专一，与医生配合良好，则针灸、药物能直达病所，疾病的预后就好。如果患者从内心不愿意接受治疗，或认为治疗根本没有任何效果，那么这种心理就会影响气机升降，使针灸、药物的治疗不能顺利达到病所，则疾病的预后就差。

所以《黄帝内经》认为，疾病治疗中，和患者的沟通非常重要，既要让患者了解目前疾病的客观情况，又要循循善诱，解开患者的心结，给予其战胜疾病、重新康复的信心和希望。

∽∽ 养生秘籍 ∽∽

在医院里，医生对待患者的态度方式对患者心理影响很大。关心和关怀能让患者燃起生的希望，可以促进疾病的治愈。同时，人的心理状态对身体影响很大，关心和关怀他人，与人为善，既能把快乐带给别人，也能把开心留给自己。

另外，家庭温暖对家庭成员的健康也至关重要。良好的家庭氛围，建立在平等基础上的沟通以及在疾病面前家庭成员表现出的支持和关怀，都是一种积极的心理暗示，从而使家庭成员少受不良情绪的干扰，预防心理疾病及身体疾病的产生。科学研究表明，每天生活轻松快乐，人体自然分泌一种抗癌物质，同时有增强免疫力的作用。德国一份调查资料证实，生活在和睦家庭中的人患癌症的危险要比生活在暴力家庭中的人至少少一半，而且即使患癌症，其存活期也比较长。

倾听是发展良好关系的第一步，不论是医患关系，还是家庭成员之间的良好互动关系。医生用心倾听诉说，让患者意识到自己被重视、被尊重，可赢得患者的信任，有利于下一步工作的继续开展，同时患者也要理解医生一些正常情绪反应，不能因此而武断得出结论，延误疾病治疗，从而得不偿失。家庭成员之间的沟通，不论长辈、晚辈，要互相尊重，长辈不凌驾在晚辈之上随意教训和否定，要懂得欣赏和赞美；晚辈更是要尊重长辈，体谅长辈们为家庭付出的辛劳。彼此之间要避免抱怨和指责对方。大家都要明白，理解、谦和、自制和责任感是构造良好医患关系和家庭关系的重要因素。

家庭生活中，未成年人和老年人的心理状况变动最大，因此要对未成年人和老年人的心理健康状况给予最大关注。

为了让子女有健康的心理和健全的人格，父母应通过言传和身教对其进行教育，因此父母首先要有正确的人生观和价值观，如正直的品格，脚踏实地的做事风格，"一分耕耘，一分收获"的人生理念等。再者，父母不能逼迫孩子实现自己未能完成的理想，孩子是独立的个体，有自己的生活经验和人生理想，全心全意支持孩子追求自己的目标，做他最强有力的后盾和最值得信赖的朋友，孩子则会回报给你一个又一个惊喜。

我国现在已经进入老龄化社会，老年人常见自闭、抑郁、情感需求得不到满足等情况，心理不适得不到及时排解，久而久之就会出现身体的不适，甚至产生疾病。所以关注老年人身体健康，就要多关注他们的心理健康，老年人比年轻人更需要亲情的滋润，而不仅仅是金钱。亲情就是老人温暖四肢百骸的阳气，对他们来说至关重要。关怀老人，给予其充足的家庭温暖，使其心理平衡、心情舒畅，这才是老年人健康长寿的最佳良药。

～ 养生知识问答 ～

上海裴小姐： 我的妈妈得了焦虑症，但是碍于面子，又不愿意去看心理医生，请问有没有什么方法可以帮助她？

专家答： 焦虑症与工作或生活的节奏不断加快带来极大的精神压力有关。日常缓解压力的方法：有意识地放慢生活节奏，沉着、冷静地处理各种纷繁复杂的事情，回家后可以唱歌或大吼来将心里的怨气发泄出来，或将自己心中的不满向家人或好朋友倾诉，家人或朋友要耐心倾听，软言宽慰，为其打开心结。勇敢地面对现实，人不是万能的，不要害怕承认自己的能力有限。经常大笑也是消除精神压力的最佳方法，可以多看看小品、相声，忘掉忧虑，笑口常开。要广交朋友，经常找朋友聊天，推心置腹的交流或倾诉不但可增强人们的友谊和信任，更能使精神舒畅。

第三章

四季养生秘籍

　　一年的四季是不同的音符，其跌宕起伏，各有风景，又不可分割，只有互相紧密配合，才能奏出华美的时空乐章。一年四季，气候各异，其对大地产生的影响也各不相同，而最重要的是，四季的风云变幻使人们的生活经历着不同的变化。在读天生存的年代里，古人们对自然规律有深刻的认识，人们的生活方式随着天地气候的变化而变化，从天地之道而生。

　　随着科技的发展，人们可操控空间日益扩大，从海底到太空，无处不见人们伸出的触角和踪影，而伴随这种发展而来的，是人们日益膨胀的骄纵之心和目空一切的自大，认为天地自然如飞禽走兽一般，可以为人所驯养，遵循人的意志而动。自然灾害、顽疾、恶疾及各种传染性极强的疫病等，都是自然界对人类无知的最大惩戒。人作为自然界的产物，究其实质而言，都和自然界的各种信息相应和，承认并尊重这种联系，是人们生存的前提和基础，而懂得自然规律，追随天地节奏而动，才是对生命科学认识的最高真谛。

顺四时，平阴阳

　　人以天地之气生，四时之法成。

——《素问·宝命全形论》

　　人是天地之气阴阳交合的产物，要遵循天地自然四时生长收藏的规律才能很好地生存。

　　我们的大自然，一年分为四个季节，四季的气候特点不同，对万物生长产生的影响不同。人体的气血阴阳也随季节不同而进行着变化。比如中医讲，人有一个主色，就是身体状况所表现出来的颜色。发烧的时候，人的脸色是红的；血虚的时候，人的脸色是黄的等，除了这个主要色，还有一个客色，就是随着季节不同，人的脸上呈现和季节相符的颜色，不是疾病的表现。如春天的时候，人的脸容易泛青色；夏天的时候，人的脸易泛红色；秋天的时候，人的脸易泛白色；冬天的时候，人的脸易泛黑色。这就是随季节变化，人体气血阴阳变化所致的结果。相应的人的脉象也有春浮、夏洪、秋弦、冬沉的变化。

春天：阳气从地底下升起，植物、冬眠的动物感应阳气的运动，舒展舒展筋骨，从地底下钻了出来，人的气血开始活跃，渐渐充盛于四肢百骸，所以此时的脉为浮脉，是一种阳气升腾，但较柔弱，根气不足的感觉。春天对应五脏的肝，所以人的脸上出现肝的本色——青色。

夏天：阳气从潜藏状态得到完全释放，植物生长茂盛，动物活动量增多，人体的气血此时像一匹精神抖擞的野马，奔腾在人体各处，所以表现于外就是气血充盛，脸色较红，脉搏像泛滥的洪水，大而有力，一次次冲击着脉管。

秋天：经过一个夏天的运行，阳气渐渐疲衰，植物长出了果实，但是叶子纷纷掉落，动物活动减少，忙着储存食物，人体的气血运行渐缓，日渐向肾部回归，所以此时人体外部气血较少，脸色发白，所有的阳气将下未下，脉象表现为大军压境般的肃杀、凝重状态。

冬天：天气寒冷，万物生存环境严峻，犹如面对一个强大的敌人。此时，一切从生存出发，天地中所有生物都趋利避害，统统把自己的锋芒——阳气，悄悄掩藏，一方面可以供给这段时间消耗所需，另一方面，也为来年重振士气打下坚实的基础。所以冬天，人的脸色以黑为主，表现为一种不与恶劣大自然对抗的示弱状态，脉搏跳动幅度减小，力度减弱，不易摸到。

顺应天道自然，认识自己的身体，抓住养生大方向，则阳气生生不息，益寿延年，如果一味追求短暂的感官享受，不顾及阳气需求，任意耗散，则天年难求。

（一）春夏养阳，秋冬养阴

夫四时阴阳者，万物之根本也。所以圣人春夏养阳，秋冬养阴，以从其根，故与万物沉浮于生长之门。逆其根，则伐其本，坏其真矣。

——《素问·四气调神大论》

四时阴阳的变化，是万物生长收藏的根本，所以圣人在春夏两季重视保护阳气；秋冬两季重视保养阴气，以顺从根本。所以圣人能够同自然界万物一样，生生不息。如果违反了这个规律，那就破坏了生命的根本，败坏了生命赖以生存的真元。

养生阐释

我们说的春、夏、秋、冬，是指农历的春、夏、秋、冬而言。农历包含二十四节气，这是我国古代劳动人民在劳动中发现，不同的气候情况下，同一时间太阳位置的高低不同，于是他们在地上立了一根竹竿，观察竹竿影子的长短变化，最后他们发现每年竹竿影子长短的日期大致相同，于是他们立中午竹竿影子最短的那一天为夏至，立竹竿影子最长的那一天为冬至。春秋两季各有一天昼夜长短相等的时候，他们定为春分秋分，由于二分二至相隔的时间太长，无法满足生产上的需要，又根据气候特点，陆续制定了其他的节气，秦代时已制定了立春、雨水、立夏、小暑、立秋、处暑、白露、霜降，到了两汉时期，二十四节气已经全部确定并和我们现在的二十四节气完全相同。

二十四节气的阴阳变化，在太极图中，就有很好的体现。阴阳相生相伴，此消彼长。冬天阴盛阳衰，但冬至过后，阳气开始渐渐生长，阴气开始渐渐削弱，春天是阳气由下往上，由弱转强的转折点，是阳长阴消的开始，所以此时养生的关键在于阳气，只有阳气顺利生发了，才能满足夏日人体所需。阳气修养不足，或生发不力，则人体会出现畏寒怕冷、四肢不温、血液循环减慢、记忆力减退等症状。

阴根于阳，阳根于阴。阴为阳之基，无阴则阳无以化；阳为阴之动力，无阳则阴无以生。春夏养阳，那么秋冬的阴才有动力，秋冬养阴，也就是为了春夏的阳有根基。

秋冬阳敛阴长，顺应季节变化，此时补养阴效果最佳。阴不同于阳的有质无形，阴有质有形，包括生理性及病理性两类：病理性的阴是废物，是要排出的；生理性的阴是人体所赖以生存的基本物质，是要敛藏的。其中水在养阴中更为重要。因为水是阴阳气化的基础，没有水，生命就不能继续。水是阴气之源。此外，我们的体液、脊髓等都来源于阴液，没有阴液，阳气对人体的气化作用乏源，是为无米之炊；阳气虚弱潜藏时也无承载之体，阳气就不能得到很好的养护，从而也就难以恢复；阳气升腾，跃行于外时，常常也是阴阳相伴，阳气起主导作用，阴气紧随其后，但阴气对阳气的跃腾有一定的制约作用，如若不然，阳质轻气悍，任意妄行，也会对人体造成伤害。阴虚阳亢，人体会出现灼热、焦躁等症状。

"春夏养阳，秋冬养阴"的另外一层意义在于春夏天气回暖，活动之后，出汗增多，人们易过食寒凉，人为造成阳气损伤；秋冬天气转凉，温补之品摄入过多，易伤津耗液。所以先贤根据人体的阴阳需要及人们起居偏失，立此法则。望人们懂得自身阴阳变化规律，适时而作，有所为而有所不为。

～～养生秘籍～～

第一，春夏养阳

春夏是阳气增长的季节，春夏养阳，首先人们要顺应阳气的生长，不随意消耗阳气。春天阳生，为弱阳，需要呵护和培养。夏季阳气倾巢而出，人体肾阳没有多余储蓄，因此更需要注意对阳气的节省使用。正如一个没有积蓄的人，不能任意挥霍口袋里的钱，而是尽量节省开支，省出一部分作为下次使用。

1.起居调养

春夏不能睡得太多，以至于压抑阳气，不得生发；应多接触大自然，沐浴阳光，使内外阳气交接，外阳促进内阳升腾；刻意调节自身情绪，顺应万物的生长的欣喜之情，减少生气和情绪低落，从而条畅自身气机，身体中道路通畅；不过度使用苦寒清热的药物，尤其是抗生素的使用。抗生素是现代社会的常用药物，身体的各种疾患，医院往往从抗菌入手治疗，尤其在一些不正规的医院和诊所。以至于很多人久病成医，一有不舒服，就想到使用抗生素，这样往往造成了抗生素的滥用，伤害自身阳气。很多小孩子体质很差，就是滥用抗生素的牺牲品。

不滥用苦寒药物，还包括中医苦寒药物的过度使用。如在南方地区，喝凉茶已经成了人们的一种生活习惯。不管什么季节，不管天气热不热，他们习惯性拿一杯凉茶来喝。认为可以祛除身体内的邪气，苦寒伤阳，结果反而体质越来越差。

春夏阳气大量灌注人体脏腑、肢骸、孔窍，此时不应太过贪凉，如经常在空调房久坐，或摄入雪糕、冰镇饮料没有节制等，因为此时的寒凉伤阳和秋冬的寒凉伤阳还有所区别。春夏阳足，寒凉伤阳，是对阳气的损耗和削弱，使人体阳气大量消耗。秋冬阳气潜藏，只供身体基本所需，所以秋冬寒凉伤阳，主要表现在对经脉的阻塞、血液的凝滞、气机的失调上。因此，很多人认为，春夏阳气很多，损耗一点，人也不热，没有什么大不了的。其实，春夏阳气不堪一击，春夏期间伤害阳气，对人体会造成不可挽回的损失。

2. 饮食调养

春夏不仅要呵护阳气，还可以通过食补的方式，对耗损的阳气进行补充。如炒菜适量放一些生姜或辣椒，以发散积聚在人体中的湿寒之气；水果可以选择一些温性水果，如红枣、龙眼、葡萄等；平时可以熬煮生姜羊肉汤、肉桂炖排骨等汤品食用，以助阳气的恢复和振奋。

饮茶是中国人的传统，中国茶的种类也非常多。春选花茶配以绿茶。花茶甘平，其芳香之气，条畅气机，疏肝解郁，既可驱散冬末之寒，又促春之一阳生发。绿茶甘寒，少饮绿茶，可平抑阳气，防其升发太过。夏季人们居空调之室，又多食用寒凉之品，所以体内阴寒气重，内外不达。因此夏季选茶以熟普洱、红茶为主，兼以绿茶。熟普洱、红茶温胃健脾、散寒祛湿，兼用绿茶，又防暑生津。

3. 中医调养

同时一些疾病患者可以借助自然阳气冬病夏治，因为此时，人体腠理疏松，气血畅通，药性易于深达脏腑，往往可获得良好的疗效，现在各大中医院开设的三伏灸等，对慢性支气管炎、老寒腿、哮喘等疾病都有很好的防治作用。阳虚甚者，还可在医生的指导下服用金匮肾气丸或右归丸等调理体质，补充阳气。

第二，秋冬养阴

夏至阳气达到鼎盛期，之后阴气渐生，天气逐渐转冷，人们衣着增多，活动减少，为了增加热量，人们饮食以温燥为主，那些在夏天损伤了阳气的人尤其如此。但是这样做，又伤害了人体之阴。阴不仅包括人体一些液体状态的东西，也指一种对阳气的制约、收敛的作用。所以阴受损，人们不仅感觉皮肤干燥、眼睛干涩，还会出现阳气失制、异常运行的现象。如手足烦热、阴虚出血等。

1. 起居调养

秋冬养阴，首先不能人为损耗阴液、阴气，不穿过厚的衣物，不过食温燥之品，不做剧烈的运动、出汗过多，扰动阳气，损耗阴液。中午11点到下午1点，小憩一下，此时阳衰阴生，停止身体的辛劳，休息一下，有利于阴的生长。秋冬晚上要早点休息，因为晚上阴盛而阳衰，晚上卧眠是阴气对阳气收敛作用的表现，早点休息，配合阴气收敛阳气，是对阴气的有效顾护和加强。

2. 饮食调养

食养方面，秋冬要增加水分的摄入，因为水、水果蔬菜的汁液是对人体阴液的有益补充，阴液充足，阴气即充盛。常见的滋阴补液的水果、青菜有梨、苹果、柿子、柚子、萝卜、白菜、胡萝卜等；常见的药、食两用之品有枸杞子、山药、白芍、熟地、当归、生地、黑芝麻、芡实等。也可以煲一些滋阴清补的汤，如百合莲子瘦肉汤、山药枸杞子汤等。

秋季燥气当令，最宜饮用乌龙茶。因为乌龙茶为半发酵茶，性质介于热性和凉性之间，温热适中，秋天饮用，生津润燥。冬季气候寒冷，阳气内藏，体表、四肢气血不充，人体感觉寒冷。所以冬天养生，注意御寒保暖，但现代人家中装有暖气，温度较高，且喜食温燥，所以冬天居家饮茶，当以生普洱、乌龙、绿茶为主，兼以红茶、熟普洱等，滋阴润燥为主，防寒温中为辅。如居处无暖气，当选饮红茶、熟普洱为主，以养人体阳气。

3. 中医调养

秋冬养阴，也可以利用阴盛的气候特点来治疗一些疾病，如很多中医院开展了"三九灸"等，与"三伏灸"意义相同，就是通过对一些穴位的药物敷贴，来达到养阴的目的，如阴虚体质患者、阴虚阳亢的高血压患者等，都可以利用自然之气对人体的影响达到对人体阴气调补的目的。

养生知识问答

浙江黄女士：我有痛经的毛病，检查了好多次，都没有什么问题，但却一直不见好，后来去看一个老中医，他说我寒气比较重，建议我做针灸，最好去做三伏灸，我适合做三伏灸吗？做这个有没有什么需要注意的地方？

专家答：三伏灸是根据"春夏养阳，冬病夏治"的原理来治病和保健的，主要针对一些体质虚寒，或者疾病以寒邪为主的患者。三伏灸就是在三伏天通过穴位贴药调动人体免疫功能，使肺、脾、肾等诸脏器的生理功能恢复正常，提高人体对气候变化的适应力。

三伏灸注意：成人一般贴药时间以1～3小时为宜，小孩时间30分钟～1小时左右。贴药后皮肤出现红晕属正常现象，如贴药时间过长引起水泡，应保护创面，避免抓破感染，必要时就医处理。贴药后戒吃易发的食物，如羊肉、鱼、花生等。个别出现皮肤过敏瘙痒者，可自搽抗过敏药膏（如氟轻松或皮炎平等）或前往医院处理，并戒吃虾、生鸡蛋等易致敏食物。三伏灸禁忌者为孕妇、发烧、咯血、咯黄稠痰患者。

（二）春捂秋冻，少灾少病

故智者之养生也，必顺四时而适寒暑。

——《灵枢·本神》

所以有智慧的、明白天地运行之道的人，其养生一定会遵循四季的阴阳变化、寒暑不同而调整自己的作息起居。

～～ 养生阐释 ～～

四季的天气温度随阴阳不同而变化，夏天天气炎热，适应这种温度变化，大家纷纷脱下长装，换上轻薄的夏装，卧具也由厚重的棉被、羊毛被及褥子换上了凉席、凉被。冬天温度降低，大家又再次穿上、盖上厚实保暖的衣物和被褥。所以寒热明显时人们能主动根据身体需求来调节适应，但是对于春、秋，温度表现变化不是很明显的季节，人们往往无所适从，因此民间有句谚语："二八乱穿衣。"

农历二月正是初春时节，白天气温回升，于是很多人纷纷脱下冬装，换上春装，更有一些年轻人，为了展示自己的青春，早早穿上短裙、短裤等。其实春天时节，阳气方升，乍暖还寒，气候多变，早晚温差较大，且常有寒潮来袭，加之冬天人体气血运行缓慢，春天时人体代谢功能还处于较弱的状态，不能很好地进行体温调节，对外界适应力、对病毒的抵抗能力较差。所以此时过早着衣单薄，容易感受风寒。特别是基础条件差的老年人和小孩，其抗病力差，受了风寒，寒阻经脉，血流速度减慢，引起脏器缺血，易发生感冒、肺炎、气管炎、哮喘、卒中、冠心病等疾病。所以春天不能早早脱下棉衣，应该等气温上升稳定、人体代谢、抵抗力增强之后，再减衣服。唐代药王孙思邈对此也有深刻的认识，他认为春天阳气升发，渐达于外、于上，人体下焦之阳气就会渐少，春天穿衣服太薄，容易使人感受风寒，寒伤脾阳，不能运化水谷，中阻肠胃，消化不良；此外，寒阻经脉，也会使人们出现头痛的症状，所以他主张，春天穿衣上边可以薄一点，但下边必须要厚，以维护人体正气，抵御时邪。

农历八月是秋季，秋季气温变化的幅度不大，不似春天那样温度变化快、早晚温差大。秋季气温是逐渐转寒，一日之内的温度变化也不大。所以民间就有"十月小阳春"的说法，就是农历十月的时候气候还似春天和暖，所以"秋不忙添衣"。秋天的时候有意识地让人体"冻一冻"，这样可提高人体的抗寒能力，增强防御机能，为冬天酷寒的到来做好准备。再者秋天阳气下降，如穿得过厚，体温太高，阳气反升不降，与秋天干燥相加，燥火上升，容易出现呼吸系统的上火、出血症状，一些高血压的老年人，甚至会有卒中的可能。有的母亲疼爱孩子，秋风一起，就要求孩子穿上厚衣服，没有"冻一冻"的机会，因此孩子们除了免疫力没有得到很好的锻炼之外，阳气不能有效收敛，对阳气的休整恢复不利，所以现代社会的小皇帝们在两代大人们的呵护下，体质越来越差。

一年四季是互相联系、渐缓过度的，不能截然分开，疾病的产生和免疫力的低下是有多方面原因的，"春捂秋冻"只是其中的防范措施之一。如果此时生病了，要及时到正规医院检查治疗，不得延误，同时要加强四季保健，注意饮食起居、适当的体育锻炼和必要的药物调节，增强人体正气，这样才能健康长寿。

∽∽ 养生秘籍 ∽∽

春捂和秋冻，不是机械的整个春天都捂着或一个秋天都冻着，春捂秋冻也要讲求时间性和科学性才能做得恰到好处。

第一，春捂的学问

古人在长期的生活与实践中认识到，寒从脚下生。一到春季，许多爱美女性早早地卸下了厚厚的冬装，穿起了单薄的裙子、短裤等春装，从中医角度来说，人体的肝、肾、脾经都从脚过腿，受寒对脏腑功能有影响，这样穿着使经脉受寒，从而引发关节炎、妇科病、脾胃功能不良等各种疾患。因此，春天即使要减衣物，也要保证下肢的温暖，春天穿衣应该"下厚上薄"，这样既养阳又收阴，与自然气候协调一致。

捂的最佳时机：医疗气象学家发现，许多疾病的发病高峰几乎都和冷空气到来及持续降温天气有关。如临床数据表明，感冒、消化不良等疾病，在冷空气到来之前人体便已有感应，容易发生；而心肌梗死、卒中等疾病，在冷空气到临期间会突然发生，住院患者增多。因此春天在气象预报冷空气到来前一到两天，注意不要减少衣量。

如果没有异常的天气变化，天气持续回暖，什么时候应该增减衣量呢？首先，我们要注意日夜温差，日夜温差大于8℃是需要捂的信号，而气温15℃则是春捂可以结束的标志温度。研究表明，15℃对老年人和小孩来说，已不构成任何威胁，如果气温持续在15℃以上且相对稳定时，春捂就可结束了。再者要注意，冷空气过去之后，天气回暖，需要减少衣物时，不能骤然减少，体弱的孩子和老年人，得再捂7天左右，才能适应增减衣物所造成的温差。否则，虽然温度合适，但减衣过快也有可能会让他们冻出病来。

第二，秋冻的艺术

秋冻和春捂的温度要求差不多，日照温度在15℃～20℃时，人们可适当减少穿衣。体弱之人，在这些温度适宜的天气，不过早、过度加衣，使之对外界气温突然变化逐渐适应，可提高机体的适应能力。但是气温逐渐降低，低于15℃，或早晚温差大于8℃时，应注意做好保暖工作，尤其是气候反常，寒流提前来袭之时，此时若固守"秋冻"理念，坚持不加衣，则会对身体造成伤害，尤其是老年人，可能引起心、脑血管疾病。

秋冻的同时还要注意，有些部位千万不能受冻。即腹部、脚部、颈部。上腹部受凉容易引起脾胃功能失调，造成胃纳不佳、脾失运化。腹受凉对女性影响大，容易诱发痛经和月经不调等，尤其是经期经常受寒，严重甚至可能导致不孕。因此为了健康着想，露脐装低腰裤，秋冬季节最好锁入衣柜。脚是人体重要经脉的总汇，且离心脏最远，脚部受寒，影响经络通畅，血液受阻，所以脚受寒则全身血脉不充，严重影响身体机能，病邪常会乘虚而入。所以入秋后要穿袜子，不用凉水洗脚。手足三阳经都经过颈部，且颈部椎体内有很多重要的神经根。颈部受寒，阳经经脉受影响，会对机体的阳气造成损伤。颈部受寒，颈部血管收缩，不利于脑部供血和对神经根的滋养。

第三，调节体质，以适应气温变化

很多人恶寒怕冷、免疫力低下，尤其是进入秋冬季，常感到手脚冰凉。这种情况下，除了要遵循"春捂秋冻"的养生原则，日常生活中也有一些保养方法，可以保持气血通畅，促进身体健康。

（1）注意保暖：要特别注意腿、脚的保暖，如果下肢保暖好，全身都会觉得暖和。不要穿太紧的衣服，太紧的衣服束缚身体，妨碍血液循环。

（2）运动调节：进行适当而有规律的运动。运动可以加速血液循环和新陈代谢，使人一整天都感觉活力充沛、精神抖擞，这样就不会觉得寒冷。爬楼梯和原地跳跃等都是适合学生和白领的运动，对这些人群因长期坐着不动造成的阳虚，有很好的调节作用。

（3）饮食调节：避免吃生冷的食物、冰品或喝冷饮，适当吃辛辣食物如辣椒、大葱、小茴香等可促进血液循环。多食维生素E、烟酸、B族维生素含量高的食物，如坚果、胡萝卜等可扩张末梢血管。

（4）中药调理：去正规中医院找医生咨询调理。虚寒体质的人常用的调理方药有十全大补汤、八珍汤、四物汤、理中汤等。

（5）按时吃饭：按时按量吃饭，不过度偏食，不可以减肥，这样可以增加身体的脂肪储存量，从而有效维持体温。

（6）热浴：热浴可以促进血液循环，同时可以在浴盆里加入活血的中药如红花、川芎、艾草等，或者加入植物精油，并轻轻按摩，对活血暖经都很有好处。

～ 养生知识问答 ～

西安陆女士："春捂秋冻"对成年人和青少年的身体健康有益，那婴幼儿能不能也遵照这样来穿衣服呢？有没有什么要注意的地方？

专家答： 当然可以，尤其是秋天不能穿得太多。中医认为小儿是阳气偏旺的纯阳之体，如果过暖则会使阳气过亢而耗损阴液。加之小儿的体温调节能力尚不成熟，所以在气候变化时，比成人更容易感染疾病。秋天父母不要过早、过度为宝贝保暖，可以检查一下宝贝的手、后背，以不出汗为宜。如果穿衣过多，孩子活动后出汗反而容易感冒。秋天要经常带孩子参加户外活动，保持一定的活动量，同时父母也可以在秋天温度适宜的情况下用凉水给孩子擦擦脸，增强孩子适宜寒冷的能力。

四季通气调摄

天地之间，六合之内，其气九州、九窍、五脏、十二节，皆通于天气。

——《素问·生气通天论》

天地之间的所有东西，大到国家分布，小到人体的孔窍、脏器和关节，都和阴阳四季相应。

中医五脏学说的基础是阴阳五行学说。中医认为五脏配属五行，分别为火属心、水属肾、木属肝、金属肺、土属脾。而一年中每个季节又分属不同五行支配，同气相求，所以，中医认为，每个季节主气的脏腑也不相同。如肝属春，心属夏，肺属秋，肾属冬，脾属每个季节的最后十八天。五脏和不同的季节相应，因此具有每个季节的特点，调养五脏在其分属的季节进行则事半功倍，同时，如若脏气太过，也会出现人体阴阳的不平衡而致病。

（一）春肝

东方青色，入通于肝，开窍于目，藏精于肝。

——《素问·金匮真言论》

春位于五行中的东方，属木，主青色，与肝相通，肝开窍于目，春所携带的精神信息在肝的功能上有所体现。

养生阐释

春天对应的脏器是肝，肝位于腹腔，膈膜之下，右胁之内。肝在中医认为是魂的居处，对于魂不安其处的梦游等症，中医一般都认为是肝的功能出现了问题。肝储藏血脉，为身体诸筋的主宰，有推动人体气机运行，使其顺畅的作用，因为肝性质刚强，在人体中被称为"将军之官"。

肝以阴血为其基础，以肝阳的推动功能为用，其本质喜欢气机通畅，而害怕郁滞。肝的生理功能与血和人的情志活动关系密切，在水谷精微的摄取和运化中，促进脾胃的升降气机条畅，提升气、血、水的正常运行。

肝对应的情志为怒，所主的阴液为眼泪。肝对人体各处的筋有养护作用，所以肝功能正常，表现为手指的圆润有光泽。

肝在外对应的孔窍是眼睛。肝的经脉和胆经相表里，通过络脉相连。

肝的生理特性概括起来，主要有以下几个方面。

第一，肝刚强而躁急

古人把肝比喻为国家的"将军"，它既具有将军冲锋陷阵，勇猛刚强的一面，也有武将惯常表现出来的急躁、喜动不喜静的性格特点。鉴于肝的这些特性，所以肝出现病变时，就表现为肝气的变动不居和异常上亢。

因为肝的这种特征，所以人们常常认为肝"体阴而用阳"。"体阴"，是指肝的外在形质而言。肝为脏，脏相对于腑来说，是阴的性质，其次肝为藏血之脏，这一点从我们现代解剖中也能看出来，肝几乎是人体中含血量最多的脏器，血属阴，加之肝在中医理论中位居人体三焦通路的下焦，下属阴。所以从这些方面来看，肝体本身为阴。

肝"用阳"，主要指肝的生理功能而言。刚才讲到，肝在人体中的作用，像一个威风凛凛、安邦定国的将军，它蓬勃刚毅的气场，就是一种充满活力的阳气的象征。再者，相火寄存于肝内，随肝气的生发而升腾。其次，肝为风木之脏，风气变幻不定，主升主动，动者为阳。与其他脏腑不同的是，其他脏腑功能衰弱时，一般都表现为其脏腑阳气的虚衰，而肝的功能削弱，却常常表现为肝阴、肝血的虚衰和肝阳的异常亢盛。如我们常见到的眩晕、抽搐等，就是肝阴虚弱，不能引导其于正常轨道，肝阳失制，天马行空，从而人体出现的异常。

肝阴肝阳相须为用，互相扶持。肝为刚脏，性情急躁，只有柔润的肝阴可以平复其暴戾不拘之气。而肝阴也依赖于肝阳的正常工作，才能气血化生正常，得到充养。

第二，肝喜条达而恶抑郁

肝属木，和自然界春天生发之气相呼应，在人体中，肝也维持着人体气机生发的作用，其性刚猛，易过而亢奋，也容易受到打压而表现为一蹶不振。所以肝气要保持着和顺的状态，既不能受到压制，也不能太过不羁。对于人而言，暴怒或抑郁的精神状态，最易影响肝的功能。暴怒可致肝阳亢逆，出现面红目赤，头胀头痛；情绪低沉，则肝气郁结，气郁日久，又可化火生热，导致肝火、肝风等病变。

第三，肝与春气相应

人与自然相参照，肝属木，对应为大自然春天。春季万物生长，欣欣向荣，到处都是生命力的象征。此时天地一派生机，有利于人体肝气生发、调畅。如果春季天气正常，肝有病变的人，在春天得自然界之气的感应滋助，可逐渐好转。如果春季天气异常，主气之"厥阴风木"太过，就成为一种邪气。中医认为"风"是百病之长，"风"是很多种疾病的元凶，春季风气太过，也可对肝产生不利的影响。

肝能保证身体气机的条畅，并对人体的血液量有调节作用。所以对肝的养护主要从这两方面进行，使肝的阴阳保持在一个调和的状态。肝阴充足，肝气不受压制，则两者并驾齐驱，为人体健康保驾护航。

养生秘籍

对于肝的养护，就是关注其疏泄功能，使之既不太过，也不能不及，始终处于一个平和、和顺的状态。

第一，情志调养

肝的疏泄太过，即肝阳的异常亢奋，就是中医中常说的"肝火旺"或者"肝阳上亢"，现代医学中高血压、脑出血、癫痫等疾病，就是肝疏泄太过的产物；肝疏泄不及，就是肝气受到了压制，使它气不得升，不能一展抱负。主要是由于情绪的长时间改变造成的。如长时间的忧郁、情绪低沉，这是人的精神情志对身体的内环境产生了影响而导致的改变。中医常讲的"肝气郁结"，就是这种情况的代表。肝气郁结在女性中多见，有些人表现为食道似有物梗阻，吐咽不下。有的人表现肝经循行部位的郁滞不通，如乳腺增生、月经不调、胸胁部肿块等。

还有一些人表现为情绪低落、悲观厌世，对任何事物都抱着一种消极的态度来看待，其心灵世界中的颜色，多是灰色或暗色，这样的人心情抑郁，对身体健康也影响很大，日久易抑郁成疾，罹患癌症等恶性疾病。抑郁情绪的自我调节方法有很多种，大家可从以下方面进行尝试。

（1）自然美景的熏陶。大自然姹紫嫣红，经常接触大自然，自然而然心胸宽大，郁闷全消。

（2）交流。要多和亲人、朋友进行沟通，不良情绪会随着语言一同倾泻出去。再说，感情是最好的疗伤药物。

（3）转移注意力。让自己变得忙碌起来，把注意力转移到别的事物上去，使自己一段时间不想导致自己抑郁的事情，这样时间一长，自然影响慢慢淡化。

（4）理智战胜情感。多看书，看好书，在思想的海洋里畅游，用人生的智慧来打开自己的心结，理智战胜情感，世界上还有许多更重要的事情等待你去做。

（5）合理释放情绪。可以找一个无人的地方，大声吼叫，或者在拳击馆，疯狂挥拳，让不良情绪随着汗水一同流走。

（6）要注意多进行户外运动，接触大自然，尤其在春天，在优美的山水中排解自己的不良情绪，借着大好的春光疏解心中的抑郁与烦恼。

第二，饮食调养

酸味入肝，在日常生活中多食酸味食物可以养肝补肝，但是在春天，整个天地自然对肝就已有一个补益作用，如再摄入酸味过多，肝气不得生发。所以春天，除了适量吃酸味的食物，还可以多食一些辛甘之物。辛辣味的东西具有行散的作用，甘甜味的东西具有补益的效果，从五行角度来说，是同时要调补其所生和其所克，保持五脏的和谐平衡。

以上是健康人群的春季饮食原则，对于那些肝功能有偏性的人群，如医院诊断为肝阳上亢所造成的高血压、脑卒中等患者，可以有意识适当吃一些酸味的东西，以柔肝逆气得降。而平时肝气郁结的人，如乳腺增生患者，则可以加强"辛甘"味的东西的摄入，但以个人承受程度，量力而行，以行散郁滞之肝气。

常见的辛散疏泄的食物有葱、蒜、生姜、陈皮、玫瑰花茶、谷芽、洋葱等；平肝酸收的食物如乌梅、菊花茶、酸枣、醋制品等。大家可以根据自己的实际情况选用。味甘健脾胃的有红枣、山药、冰糖、扁豆等。可多吃些蔬菜，如荠菜、榆钱、竹笋、菠菜、芹菜、油菜、莴笋、香椿等。

如果肝部已经有疾患的人，除了注意以上方面之外，同时注意进行体育锻炼，一些舒缓的运动，如散步、打太极拳、骑自行车等都对人的脏腑功能的协调性的恢复很有好处。

养生知识问答

甘肃姜先生：我们单位人事调动，我在新岗位工作地很不舒心，心情不好，对性生活没有兴趣，以致后来慢慢阳痿了，我做了很多检查，都没有问题，去中医院看过，医生说是肝经郁滞，我没有肝炎，这怎么会和肝有关系呢？

专家答： 在中医里，阳痿不举，或举而不坚，也和肝有很大的关系。肝主筋，中医认为阳器也属于筋，再者肝经过小腹，绕阴气，肝气不舒，肝的疏泄不及，所以常常会出现阳痿不举的症状。你目前的情况没有器质性病变，所以主要在于调节自己的情绪，使肝气条达，疏泄功能恢复正常即可。可以适当吃一些辛散的食物，促进气机的条畅。

（二）夏心

南方赤色，入通于心，开窍于耳，藏精于心。

——《素问·金匮真言论》

夏属南方，其色为赤，夏天与人体五脏中的心相通，心开窍于耳，夏天所携带的精神信息在心的功能上有所体现。

养生阐释

中医理论中的心脏位于胸腔、膈膜之上，两肺之间，偏于左侧，形似倒垂之莲蕊，外有心包护卫，心包可代心受邪，犹如君主的保镖。中医认为心脏是全身血脉的供应中心，脾胃中吸收而来的水谷精微，经过心脏赤化成血，通过全身血脉及心脏有节律地搏动，把血液源源不断地输送到人体的各个部位，血液周流全身，在脉管中是运行不息的，形成一种圆的运动状体，周而复始。

心在人体中和脉的关系密切，脉的病证，都可以从心来治疗。心脏功能的正常与否，从人的面部是否有光泽可以看出来，因为人体面部的血脉特别丰富，若面色苍白无血色，甚至有瘀黑色，是心脏功能不良的表现。心在体表开窍孔于舌，舌主司味觉和表达语言，心气通于舌，舌质的颜色变化及舌头功能正常与否，也是心情况良好与否的表现。

中医认为"汗为心之液"，汗与血同源，出汗太多，对心有影响，人们常常会感觉心气不足，甚至心慌心跳、头晕眼花等。"心为君主之官"，主宰着人的精神、意识、思维活动，所以古人认为，"心藏神"，"神明出焉"。中医的这种看法，与现代社会脑为人体意识、思维活动的主宰的看法有出入，所以，人们也在积极地进行这方面的研究和探索。如有人就发现，心脏病患者心脏移植之后性情大变等。

在七情中，喜对心影响最大。一般来说，喜对机体是一种良性刺激，有益健康，适度的欢喜可以调和气血，但如若欢喜太过，会引起心气涣散，对身体不利。

心居于人体三焦通路的上焦，上为阳，再者人体主要靠心的阳气的推动来运行。《血证论》说"心为火脏，烛照万物"，指出心的阳气非常旺盛，既能温煦人体，又能推动血液运行，营养全身，维持生命，其他脏腑的生理机能的正常也有赖于心的阳气的推动。如脾胃之腐熟运化、肾阳之温煦蒸腾功能以及全身水液代谢等，所以古人把心脏比喻为人体中的太阳。

人与自然界是一个紧密联系着的统一整体，心与夏天相应，这与心为阳脏而主阳气的特性一致。夏天的主气是"少阴君火"，而心是身体中的主宰。心之气如夏天的阳气一样势头迅猛，心这一国之君，支配着社会各行各业的有序发展，为国家的繁荣昌盛源源不断地提供物质支持，所以心要有霸气，要有燃烧一切的热烈气焰，这样才能有力的掌握国家大权，使各级官吏坚守岗位、各司其职，配合中央的调配，尽其所能，为国家的发展贡献力量。所以对心的养护，主要是保证其强大的控制力及充足的可调配资源。心的阳气在夏季最为旺盛，反应最强，如果心脏有病，尤其是心阳虚衰患者，得夏季自然界阳热之气滋助，则心气健旺，病情缓解。

⫷ 养生秘籍 ⫸

夏天灿烂的阳光是心脏病患者的福音。夏天天地之间阳气旺盛，其气通于心脏，对于心虚之人影响最大。

心虚之人，常见为心血虚和心阳虚者。心阳虚就是心的阳气不足，心的振奋功能低下。常表现为心慌心跳、胸闷气短、活动后加重，并有出汗，严重者畏寒肢冷，甚至昏迷不醒。病因是久病、劳累或大喜之后耗伤心气，心气不足，血脉鼓动无力，久之气虚及阳，心脉虚寒，患者自觉四肢寒冷疲乏。

心血虚主要的表现有心悸，虽然没有活动，安静地躺着，也感觉到心慌，头晕目眩，脸色苍白，没有血色，嘴唇和舌头颜色浅淡，记忆力减退，失眠多梦。出现心血虚的情况多是因为久病身体虚弱，血液化生不足；或长期慢性失血；或因疲劳过度，导致心血耗损等。心血不足，日久常可导致肝和脾两脏的功能失调。心血不足，心阳无以养，心阳不足，心血无以化，所以心阳和心血是一对同体双胞胎，一荣俱荣，一损俱损。而两者的补养同样如此，是互生互利的。

第一，饮食调养

常见的温通心阳的食物有羊肉、黄牛肉、海参、胡桃肉、虾、大葱、韭菜、桂皮、茴香等，煲汤可选用羊肉、当归、黄芪、龙眼、生姜片等食材，具体口味以个人情况而定。有心气虚或心阳虚症状的老人，可用人参（2～3克）、西洋参（3～5克）泡水饮，或服生脉饮（人参或党参、麦冬、五味子）口服液。

心阴虚者日常可用滋阴药物泡茶饮，如西洋参3克、麦冬3～5克、龙眼肉5～10个泡水喝，或煮冰糖红枣小米粥、百合藕粉和银耳莲子羹食用。心阴虚以血虚为主要表现的，如脸色苍白，舌头淡白，指甲、嘴唇没有血色，抽血检查，红细胞、血红蛋白含量减少的人，可以吃点阿胶、龙眼、红枣、黑芝麻、花生、鸡蛋、红糖等补血的食物。平时也可以用一些药物来煲汤养血。比如当归煮鸡蛋、猪心红枣汤等。也可以适量喝一些鲜奶，如鲜牛奶等，因为奶为血所化，可以平补血脉、益心、长肌肉。但阳虚之人注意要喝温奶，不能凉服，更伤阳气。年轻的女性患者，如果每次月经后都能食用当归煮鸡蛋，可以促进血液生新，使阳气充盛，长期坚持，必定面若桃花，肤若凝脂。

夏天最好不食生冷之品，以顾护阳气。但夏天少阴君火当令，很多人会上火，口舌生疮、牙龈肿痛等等，此时，更不可滥用苦寒药物败火，因为君火即人体之真火，消耗一点就少一点。此时首先要注意睡眠，其次可以使用吴茱萸、肉桂、大蒜贴脚心涌泉穴，引火下行。同时要注意，不能过食辛辣，引火上炎，可以煮一些绿豆粥、莲子银耳粥甘润培火，阻其上炎之势。

第二，起居调养

夏天属火，火气通于心，人们易心烦、心神不宁，这样也会加重心脏负担。所有养心首先从起居上进行调节。

中医认为，"过喜伤心"，所以老年人不大喜大悲，在任何事情面前都保持平和的心态。"心主神明"，所以夏天可以多闭目养神，养神就是养心。减慢生活节奏，使心跳减慢、呼吸频率降低，可以于树荫下静坐，或者听一些悠扬的音乐、戏曲，或者观看一些优美的图片。只有这样心脏才能得到休息。"汗为心之液"，出汗较多，也伤心之阴阳，所以夏天老年人尽量避免劳作，出现汗多、口渴时，及时补充水、电解质，可以喝点淡盐水和淡糖水，否则会导致血液黏稠，容易出现心脑缺血症状。有的老人害怕天热出汗，就整天待在空调房里，这样毛孔闭锁，对身体也不利。空调一天使用不超过7个小时，多在通风、阴凉处静坐，心静自然凉，不可太过贪凉，反致健康受损。

对于心血虚、心阳虚的人，还要注意晚上不熬夜，不耗散心血、心气，不过度劳累，以致心神不敛。另外，还要节制房事。

养生知识问答

湖北李先生： 我早上起床经常感到心慌是怎么回事？我刚20岁，没有做过任何检查，也没有得过心脏病。

专家答： 根据你的年龄来看，如无先天性心脏病病史的话，得心脏病的可能性不大，但慎重起见，还是去正规医院检查为好。如无器质性病变，可以考虑是否太过劳累或熬夜太多，耗伤心气所致。要防止这种情况再次发生，首先要改变不良生活习惯，按时作息，每天进行适当的体育锻炼。同时也可以用饮食来调理，可以用西洋参、黄芪、大葱、羊肉等煲汤食用，气血充足了，这种症状自然可以改善。

（三）秋肺

西方白色，入通于肺，开窍于鼻，藏精于肺。

——《素问·金匮真言论》

秋季与五行中的西方相对应，主白色，在人体，与肺脏相通，肺在体表的孔窍为鼻，秋天所包含的自然精神信息在肺脏功能上有所表现。

～～ 养生阐释 ～～

肺居胸中，在人体各个脏腑中，肺所处的位置最高，所以古人称肺为华盖。华盖就是古代帝王出乘，车上覆盖着的华丽织物。因为肺协助一身之主心把血脉运送到身体各处，且离心最近，所以又被称为相傅之官。

肺脏具有如下三个特点。

首先，肺为华盖，处于五脏的最高处，而且还通过喉和鼻与外界直接相通。所以，肺受到外界环境变化影响最大，外部之邪气多是直接从口鼻而入，影响到肺的正常功能。

其次，肺是个比较娇弱的脏器，对气候寒热的改变比其他脏器感觉明显。这还是因为肺是人体内脏的华盖所致，它为人体其他脏器挡住了外邪，几乎所有外部邪气进入人体，都要先经过和肺正气的搏斗，到达别的脏器时候，邪气已弱。另外，身体其他脏腑有病变，也常常会影响到肺。所以《黄帝内经》讲："五脏六腑皆能令人咳，非独肺也。"

再次，肺与秋之气相应。肺在人体中的作用取向和秋季在大自然中的作用取向相似，都有收敛下降的作用，天人合一，肺的功能在秋天得到加强，而肺功能失调的人，在秋天，得到自然界之气的滋助，其病会有所好转，患者感到舒适。如果秋之燥气过于强烈，也会耗伤肺之阴津，出现干咳少痰、鼻咽干燥、皮肤干燥等症状。

《黄帝内经》中说："肺者，相傅之官，治节出焉。"肺就如一个国家中的辅政宰相一样，协助心这个国君，调节治理着身体的健康。所谓肺的"治节"作用，主要是指，肺掌握着人体有节律的呼吸运动；它和肝一起协调着人体的气机升降运动，使脏腑在规律气机的调解下正常运行；辅佐心脏，有节律地推动血脉向全身输送；通过自身的宣发和肃降作用，管理和调节着津液的输送、排泄。所以，在中医中，肺不仅仅是主管呼吸的脏器，它的功能失调，血液、津液的正常运行都会受到影响。

肺是呼吸调节的场所，人体通过肺的呼吸，呼出污浊之气，吸入大自然的清新空气，清新的空气和脾胃吸收的水谷精微之气结合，和血液一起，在肺的推动下，输送到其他脏腑，使其他脏腑不断得到充养。如果肺气不足，则呼吸浅弱、气短，说话声音语音低微。若肺部受了邪气，肺气不通，则会出现胸闷、咳嗽、喘息等。如果肺气严重虚弱，影响到对其他脏腑等充养作用，就会出现全身性的气虚表现，如疲倦、乏力、自汗、气短等。若肺功能完全丧失，清气不能吸入，浊气不能排出，脏腑需要的养护之气不能生成，人的生命也就到了尽头。

肺具有宣发和肃降的作用。宣发，就是向外布散。它的吸清排浊、布散气血和津液、排除代谢的津液废物如汗水的作用，都依赖于肺的这种宣发作用。肺的肃降作用，像秋天的大气作用一样，使天地间一派肃杀景象，生机和阳气都敛降到了下部、内部。肺的肃降，把肺吸入的自然界清气和脾转输来的水谷精微下行布散，同时也促使一些异物、毒素的排出。如大便难解时，除了调节大肠外，中医也常从肺论治。肺的宣发肃降功能失常，可发生水液停聚而生痰、成饮，甚至发展为全身水肿。对此，中医也多采用宣降肺气、疏通水道的方法治疗。

在情志变化中，肺功能和悲伤的情绪关系密切，因为悲伤太过，损耗肺气，而同时，如果人肺气虚弱，说话声音低微，时常气短、气促，则也容易产生悲伤的情绪。肺在体表开窍于鼻，和鼻涕的关系密切，主人体皮肤及汗毛，肺气充足的人，皮肤较好，体表的毫毛也润泽，反之则非。

❦ 养生秘籍 ❦

养肺，应选择秋天，借助大自然之气与肺气的相通作用，结合饮食、起居的调节，使肺功能的调养事半而功倍。

第一，饮食调养

（1）日常饮食中，粥的水分含量最多，而且易于吸收消化，脾好，土生金，则肺就好。秋季宜食的药粥有以下几种。

● 银耳莲子粥：润肺清燥

原料：银耳5克，莲子20克，大米50～100克。

做法：将银耳泡发后，与莲子、大米淘净同煮。也可以加入适量枸杞子。

● 莲藕粳米粥：健脾益肺

原料：莲藕10克，粳米50克。

做法：先将藕刮净，切成薄片，再将粳米淘洗好，两者同下锅用水煮成粥，将熟时调入白糖即可。

●山药芝麻粥：滋阴润燥

原料：山药100克，芝麻10克，大米50克。

做法：山药洗净切块，芝麻、大米淘净一同煮，熟后可加冰糖食用。

●红枣百合粥：补中益肺

原料：百合50克，红枣10枚，粳米60克。

做法：上述材料，分别淘净放入锅中，加入适量水煮熟，然后调入白糖或冰糖食用。

（2）果蔬理肺。秋天是收获的季节，此时有很多应季的果蔬，对秋燥有很好的治疗缓解作用，现举例如下。

●柿子：甘平，有润肺止咳的功效，对肺脏燥热造成的咳嗽、咽干口燥、口舌生疮等症，均有很好的辅助疗效。

●秋梨：甘凉，有润肺、止咳、化痰、清热等功效，生食清热，熟食滋阴，常用来制成中成药，用于肺热咳嗽、阴虚咳嗽等。

●红枣：甘平，能养胃健脾、益气生津，有很好的补充肺气的作用，常作为主药来治疗小儿秋痢、肺虚咳嗽等症，是一味用途广泛的滋补良药。

●柑橘：有调气、镇咳、健胃的功效，其外皮常做药用，全橘榨汁或蜜煎，可治疗肺热咳嗽。

●香蕉：有润肺、通便、解酒毒的作用。但因其性寒，脾胃虚寒者不宜多食，否则易致脾虚腹泻。

●核桃：入肺、肾经，具有补气养血、敛肺纳气等功效，常用于肺肾两虚、久咳痰喘等呼吸系统疾病的治疗。

●萝卜：生食可清热生津，与甘蔗、梨、莲藕等榨汁同饮，效果更佳。对热病口渴、肺热咳嗽、咳痰黄稠等症，有辅助治疗作用。熟食萝卜理气化痰，可用于肺气壅滞、痰多难咳等症的辅助治疗。

第二，起居调理

秋季大气肃降，使肺的宣发肃降功能加强，所以此时要注意打扫肺脏中积存的垃圾。晨起之后，选择空气新鲜的地方，深吸气，使腹部膨胀，然后使胸部膨胀，达到极限后，屏气几秒钟，逐渐呼出气体。呼气时，先收缩胸部，再收缩腹部，尽量排出肺内气体。反复进行吸气、呼气，每次3～5分钟，每日进行2～3次，这样可以排出肺内残气及其他代谢产物，吸入更多的新鲜空气，提高或改善脏器功能。

肺主皮毛，秋季养生也要注意及时洗澡，清洁皮肤，因为皮毛为肺的屏障，秋燥易伤皮肤，进而伤肺。同时洗浴有利于血液循环，使肺脏与皮肤气血流畅，保障其健康状况。

肺主呼吸，宣布津液。秋季人体易津液流失，导致皮肤、呼吸道干燥。调查显示，秋季比其他季节每日多消耗水分500毫升以上。所以养肺最简便、也最主要的一项就是积极补充水分，这样可以保持肺脏与呼吸道的正常湿润度，利于肺呼吸及布散津液的正常进行。

第三，情志调养

肺气伤于悲忧，因此要注意情志的调节，可用心理暗示和注意力转移等方法，防止悲伤过久。"笑一笑，十年少"，研究表明：开怀大笑能促进肺气生发，使肺的通气量增加，同时排出废气，加快血液循环，达到心肺气血调和的目的。

养生知识问答

北京吴女士： 都说秋天最容易增加体重，那么秋天应该怎样进行运动，才能有效控制体重呢？

专家答： 秋天天气凉爽，人们吃饭胃口增加，加之人体经过夏天的消耗之后，代谢逐渐减慢，所以秋天比夏天而言，容易发胖。秋天适宜低强度的有氧运动、不适合进行无氧运动，可以选择登山、快步、舞蹈、爬楼梯等，可以持续1~2个小时的运动。这种运动会加强肌肉锻炼，消耗脂肪，同时还有消耗肝中存储的糖的效果。

（四）冬肾

> 北方黑色，入通于肾，开窍于二阴，藏精于肾。
>
> ——《素问·金匮真言论》

冬季在五行上属北方，主黑色，与人体的肾脏相通应，肾在体表开窍于前后二阴，冬季所包含的自然精神信息在肾脏功能上有所体现。

养生阐释

《黄帝内经》讲肾为"作强之官"，就是认为肾是人体中功能最强大的脏器，孕育有无穷的力量。而肾功能正是这种作用的体现。

肾的位置在五脏的最下方，藏有与人体寿命密切相关的精华物质。肾像一个守财奴一样，把父母给的、自己赚的、路上捡的等等，只要是人体的财富，经过它这里，它会统统收藏起来，并且严密保管，并且对这些财物的使用很吝惜。不到万不得已，绝不轻易动分毫。正是由于肾的这种守财奴的特性，才使体内精微物质最大限度地得以保留，元阴元阳得以闭藏，人的生命力才旺盛，身体才能健康。如果肾的这种封藏、固摄的功能失调，就会引起人体财富的流失，出现带下、滑胎、遗精、尿浊、尿甜等。

肾和四季的冬季相对应。冬天地面上温度较低，夏天的阳气潜藏到了地底下，为来年的万物复苏做好充足的准备。所以在地底下作业的人，如矿业工人都有这样的感受，夏天，矿下寒冷入冬，冬天矿下却热如炎夏。肾也是如此，它收藏人体摄入的精微物质和人体的阳气，持续供应机体活动所需，夏天供应的多，冬天供应的少，白天供应的多，晚上供应的少。在五脏之中，肾无论从位置还是功能来说，都属于阴。冬天阴气最盛，与肾气相通应，所以肾有病变，在冬季之气的滋助下，易于好转，患者亦自觉较为舒服。但是当冬太阳寒水之气过于剧烈，对肾的影响也比其他脏腑较大。

肾所藏之精，对人体影响极大。主管着人体的生长发育、生殖、脑髓、骨骼的形成等。

中医讲："人始生，先成精。"这是指，人是来自精，但这里的精，就是指父母的元阴元阳相合所产生的精，是人能成型的根本。所以，人的身体素质的强弱和父母的身体素质关系很大，主要就是因为父母的精之中不仅有成人的精华物质，还包含有父母双方的各种信息。

人没出世之前，还要靠母亲精气的充养，出生之后，自身的肾精就开始发挥作用，肾"主骨、生髓、通于脑"，所以人体的生长、发育过程中，骨骼的生长、脑容量的增多及脊髓的成熟等，都由我们的肾所决定。我们在前边讲过，人的性发育成熟的标准就是

"天癸"的出现。而"天癸"出现的早晚也是由肾精所决定的。

所以，有些孩子天生发育缓慢，如出现"五迟"（立迟、行迟、齿迟、语迟、发迟）、"五软"（手足软、头软、颈软、肌肉软、口软）等，就是肾精不足的表现，造成这种情况一方面是因为父母之精虚衰，另一方面和孩子出生后，脾胃不佳，后天失养关系密切。成年后如果先天充足，后天养护得当，则人身体强壮、筋骨坚强、精神饱满、牙齿坚固、头发黑亮。如果肾中精气亏损过度，补养又不得当，则发脱齿摇、步履不稳、记忆力减退、性功能衰弱等。所以中医抗衰老，多从补肾精入手。

肾中除了精华物质，还有肾中阳气，两者常称为"元阴"、"元阳"，是全身阴液和阳气的根本。肾精对人体有滋养作用，肾阳对机体各脏腑组织器官起着温煦和推动作用。肾阳的这种作用主要表现在对水液的调节上。水液的调节和肺、脾、肝都有关系，但每个脏器对水液的调节，都离不开肾阳对水液的气化作用。肾阳蒸化水液为气，便于其他脏器对水液的推动、布散；其次肾阳有对水液的二次回收作用。肺把吸收的精微中的清的部分宣发、把浊的肃降于肾。经过肾阳的气化蒸腾，浊中有清气上升，再次为机体所利用，最浊部分注入膀胱排出。

肾除了为肺通调水液的动力支柱之外，还帮助肺的呼吸功能正常进行。也就是指肾具有摄纳肺所吸入之清气，防止呼吸表浅，体内外气体交换不够的作用。如果肾功能减退，纳气减弱，则肺吸入的清气不能真正被人体所利用，就会出现呼吸表浅、呼多吸少、动则气喘或呼吸困难等病证。从中医临床来看，一些长期的、老年性的呼吸系统疾病患者，运用补肾纳气的原则来治疗，比单纯从肺论治，多可获得较好的效果。

另外，由于肾的精气重生与否，表现在头发上，在人体开窍于耳及前后二阴，所以头发、耳，及生殖、泌尿系统疾患都可以从肾考虑论治。

养生秘籍

冬季太阳寒水主令，气候寒冷，阴盛阳藏，人体之肾气通于冬气，所以冬天养肾，得以天道的助养，事半而功倍。养肾，包括对肾精和肾阳的双重调养。

第一，饮食调养

冬季人体气血相对虚弱，所以应多吃富含蛋白质、维生素和易于消化的食物。我们日常的谷物和豆类等营养含量就非常丰富，满足人体每日所虚。肉、菜以温、平性类为主，如韭菜、香菜、白菜、萝卜等蔬菜及羊肉、狗肉、牛肉、鸡肉、鳝鱼、带鱼、虾等。因冬天温热之品摄入较多，易损伤阴液，所以也要适当吃一些水果和清粥来滋阴补液，正如我们前边说到的秋冬养阴一样，冬天可食用苹果、橘子、龙眼等水果，煲粥食材可选用藕、百合、银耳等滋阴之品。

1.温补肾阳

肾阳虚衰者表现为面色苍白、形寒肢冷，尿少，浮肿，或五更泄，男性阳痿精冷，女性宫寒不孕，舌淡胖，脉沉弱等，这些人平时可适当服用一些温补肾阳的药品，如鹿茸、鹿角胶、红参等，这些药物味甘平，无毒，养血益阳、生精补髓、强筋健骨，《神农本草经》将它们列为药物中的上品，久服可强身健体。

鹿茸和红参，可每次适量单独隔水炖蒸服食；也可以与鸡、鸭、鸽、猪瘦肉等食材一起煲煮服食；也可以和当归、人参、黄芪、枸杞子、杜仲、巴戟、白术、甘草等药物一起煎熬，凝成冻状后，每早空腹食用；还可以与枸杞子、五味子等中草药配伍，泡入50度以上的500ml白酒中，每日服用。鹿角胶可以烊化单独服用，也可以化入其他补益药物中服用，具体方法根据个人情况而定，最好咨询当地正规中医院的医生。

这些温阳的药物初食后会有口干、眼红、心跳加速等反应，此时应停止食用，不可强食，无症状者，每隔一日食一次。

2. 滋补肾阴

有些肾虚者，表现为手心脚心烦热，脸颊淡红，腰膝酸软，男的精液稀少，女的阴道干涩等。可服用些枸杞子、桑椹、熟地黄、燕窝、紫河车等滋阴填肾之品，可以单独服食，也可和鸭肉、猪肉等食材煲汤食用，还可适当加入山药、白术等补脾之品，生后天而补先天。如果热象比较明显，可以服用些知柏地黄丸等清肾中虚热的药物。

第二，起居调养

1. 防寒保暖

除了药食补养，生活起居中也要注意保暖防寒，尤其注意脚的保暖，防止"寒"从脚下生。冬天门窗紧闭，空气未免流通不佳，在天气较暖和的日子里，可以把门窗打开适当大小，以保证室内空气清洁。冬天有锻炼习惯的人，注意要选择背风向阳处锻炼，运动前要热身，运动过后及时擦干汗水，换上干爽的衣物。

冬天人体防御力低下，最易发生感冒，此时应注意，身体感觉发冷时，用手掌使劲搓颈后发际处，因为这里有风府、大椎等穴位，对外邪有一定的抵抗作用，如邪气不重，搓到汗出时，可避免感冒发生。如已感觉恶寒身冷，鼻流清涕，可用葱白、红糖煮水，服用后睡觉，微发汗后即可痊愈。有人感冒后追求大汗出，这样不仅无法把邪气赶出体外，反而汗多体虚，邪气易于深入。

2.改变不良生活习惯

冬季人们有很多生活习惯对健康不利，现列举如下。

（1）冬天很多人喜欢用被子蒙头睡觉，被窝中空气流通不佳，蒙头睡觉，人体所需氧气吸入不够，所以人们反而休息不好，感觉头脑不清、疲乏无力。

（2）冬天人们怕冷，所以常选择用热水洗脸，这样对皮肤不好。因为冬天人的脸部汗腺、毛细血管呈收缩状态。当遇上热水时则迅速扩张，温度降低后，又迅速收缩，这样容易使人的面部产生皱纹。

（3）饮酒并不能使人觉得温暖。因为饮酒后虽暂时有浑身发热的感觉，但酒劲过后，身体热量大量散出体外，反而使人感觉寒冷。

（4）冬天手脚长时间受冷之后，血管收缩、血流量减少。此时，如果马上用火烘烤会使毛细血管扩张、渗透性增强，出现局部性瘀血。轻的形成冻疮，重的造成组织坏死。所以，冰冻的手脚只能轻轻揉擦，使其血流恢复正常，再另行回温措施。

（5）冬天皮肤干燥，容易发痒，用手抓挠，皮肤破损后会引起继发感染。所以冬天皮肤瘙痒应该勤洗澡、勤换内衣，注意多饮水、多吃新鲜蔬菜、水果，少吃酸辣等刺激性强的食物、少饮烈性酒。严重者，应前往正规医院治疗。

养生知识问答

江苏石女士：冬天天气寒冷，为什么我总是流鼻血？

专家答：鼻子出血，中医又叫鼻衄，多为一侧出血。主要是由于鼻腔黏膜内的小血管常呈现扩张状态，破裂之后导致出血。冬季气候干燥，鼻黏膜干燥结痂，产生不适感，人们在清理鼻孔时，结痂脱落而出血。此外，冬季还是鼻炎、流感的高发季节，擤鼻涕时太过用力等，也会使黏膜下的小血管破裂而产生鼻衄。所以，冬天每天坚持用冷水洗鼻子数次，可以增强鼻黏膜的湿润度、提高鼻黏膜的抗病能力，从而预防流感、避免鼻出血发生。另外，饮食少吃辛辣刺激之物，宜多食清淡的蔬菜、水果，以免诱发小血管过度扩张而致鼻出血。

（五）四季脾

中央黄色，入通于脾，开窍于口，藏精于脾。

——《素问·金匮真言论》

五行中，土在中央，主黄色，与脾气相通应，在人体外开窍于口，五行中土所包含的精神信息在脾的功能上有所体现。脾没有特定的气性相通的季节，每个季节中最后十八天都为脾所主。一年四季都和脾的关系密切，都要注意脾的顾护。

养生阐释

脾被称为人体的"仓廪之官"，是人体所需水谷精微的来源。胃接纳摄入的饮食，磨碎后经过脾的吸收消化作用，把水谷精微运送到全身各处，为人体提供充足的营养物质，保证机体日常所需。

脾气的正常运动轨迹，是向上的。胃肠道吸收的水谷精微由脾上输于心、肺等脏，通过心、肺的作用化生气血，通过血脉濡润全身。脾气还有升举内脏的作用，可以起到维持内脏位置的相对稳定，防止其下垂的作用。在西医来看，内脏的下垂主要是由韧带松弛所致，中医看来，和脾气虚弱不举有很大关系。

脾是一个喜好干燥的脏器，这是因为，脾有运化水液功能，脾气健旺，水液各奔其位，不会停聚成痰、成水饮。相反，湿气较大的自然环境、潮湿的居住条件等都会对脾的正常运化功能造成影响。从五行角度来说，脾属土，土不喜水，克制水汽，但水旺土衰，就容易被水反克，所以，脾气不旺，湿气困阻时，除了健脾，还应有利湿的考虑。

脾气在人体中作用强大，除了可以托举其他脏器，不使下垂，还有统摄血液在脉内运行，不使其逸出脉外的作用。如一些脾虚的患者，常可见到皮下出血、鼻子出血等症状，这就是脾气虚弱，失其固摄所致。现代社会，一些青年女性，采取不健康方式减肥，损伤了脾气、脾阳，气血化生减少，虽然体重减下来了，但疾病却层出不穷，如腹泻、痰湿内阻、月经不调、胃下垂、鼻出血、牙床出血等，久而久之，甚至发展为其他的疾病。因为脾胃是其他各个脏腑的后勤总务处，脾失调养，运化失司，则其他脏腑也不能持续发展，最终导致人体整体功能下降。

脾在情志上主思虑，正常积极的思虑是对脾气的有益调节，促进其运化。如一个人进行了脑力劳动之后，常常会觉得饥饿，食欲大开。但如果思虑超过了一定的度，比如脑力使用太过，或陷入某种思虑不能自拔，精神恍惚，就会对脾的正常气机造成影响，思则气结。若想对这一点理解比较深刻，可以回想电视剧中那女主角的相思状态，此时就常会出现一句台词："茶不思，饭不想"，尤其在《聊斋》中，相思成灾的秀才最后往往一缕魂魄追寻芳踪而去。

脾在津液上与涎液的关系密切，涎为嘴里的津液，有保护口腔黏膜、润泽口腔的作用，在进食时分泌较多，有助于食品的吞咽和消化。当人的脾气功能减弱时，涎液分泌异常。在人体外对肌肉、四肢的影响最大，脾气健旺的人，肌肉较结实，四肢也很有力、灵活，脾失健运，清轻的阳气不升，精微物质运化不足，四肢营养不足，可见肢体乏力、困重，重则痿软不能正常活动。和脾相通的孔窍是口，口是最先接受食物的地方，最后由脾胃运化，灌溉四旁。脾的功能正常与否也常反馈到口味上，脾胃功能正常，口味正常，摄食正常，如脾胃功能失调，会出现口淡无味、口甜、口腻、口苦等异常的感觉，从而影响食欲。嘴唇的润泽与否也和脾的运化功能有密切关系。脾气旺盛，嘴唇红润；脾胃虚寒，口唇可见隐隐青色；口唇发白则为气血两亏。

养生秘籍

后天之本脾胃对人体健康影响很大，肾中精气有赖于后天的充养，人的全身机能活动都离不开脾胃的正常供养。"有胃气则生，无胃气则死"，这是古人观察患病之人病势轻重进退、生死存亡主要鉴别原则。古人认为，患病之人，只要胃纳正常，消化吸收尚可，则病情会向好的方面发展，医生也有施治的必要性，如患者整体情况变差，纳差、完谷不化，则预后不佳。

第一，四季护脾

春天厥阴风木主气，万物生发，一派勃勃生机。肝的疏泄功能促进脾气对水谷精微的运化，共同完成升清降浊的功能。但风木之气异常之时，人体中肝的功能就会表现为疏泄太过或郁滞不升，木克土，则脾气失调。人们常会出现胸胁部胀满、口苦、烦躁、腹中拘急疼痛，腹痛后即泄泻，泻后痛减。所以春季调养脾胃，重在调达肝木，防其郁滞或疏泄太过对脾胃的克制作用。日常可以饮用玫瑰花茶，调达肝气，药补常用白芍、当归等柔肝，同时加入山药、红枣、扁豆等补脾之中气，防止被风所伤。

夏季气候空气湿度较大，且常有雨水。脾喜燥恶湿，所以夏季调养脾胃的关键在于健脾利湿，防止湿邪困脾，脾使健运，出现恶心呕吐、胃纳不佳、四肢困重、大便稀溏等症状。所以夏季可以选用一些芳香化浊的食材或药品来调养脾胃，如可用荷叶泡茶饮，同时也可用草果、白蔻仁、茯苓等煲汤食用，既芳香醒脾、淡渗利湿，又可以助脾阳上举，为夏季保健脾胃的首选。

秋季气候干燥凉爽，夏季的炎热和暑热逐渐消退，阳明燥金当令，人体毛孔收闭，万物一派萧杀之象。此时阳气下降，脾土温暖干燥，为功能最佳时期。但若秋气失常，敛降不利，热郁土上，人们会出现疲乏嗜卧、四肢无力、身体沉重、不思饮食等脾气不升的现象。此时可以用一些益气祛湿之品，如五指毛桃、黄芪、葛根等煲汤食用，其中还可加入山药、白术、茯苓等健脾之品同煮。秋天燥气当令，若燥气太过，损伤津液，胃喜湿恶燥，则胃失和降，出现口干口渴、咽干舌燥、便秘等症状，此时应以滋阴补液为主，可用银耳、百合、枸杞子等食材煲汤食用，也可摄入一些新鲜水果如梨、甘蔗等滋阴润燥。

冬季气候寒冷，大地一片萧瑟，此时太阳寒水当令，人体气血相对不足，脾失温煦，阳气不振，容易出现腹泻、脘痞腹胀、手足冰冷、困倦嗜睡等症状。此时养脾应以养脾阳为主。所以冬天多吃温热类食物，尽量不以寒凉损伤脾阳，如食用冰淇淋、冰凉的饭菜等。日常煲汤可以选用肉桂、草寇仁、小茴香等温阳散寒之品，搭配的肉类也多选用羊肉、牛肉、鸡肉等。但要注意，不要过食这些温燥之品，可适当搭配玉竹、枸杞子等滋阴药物同煮，养阳不忘敛阴。

第二，脾胃不佳的表现

脾胃功能不佳，可以表现在各个方面，如果以下这些部位出现了问题，你就应该警惕，你脾胃的健康正在受到危害。

（1）体重增加，却总是感觉疲乏。肥胖体质的人，在中医中认为是痰湿中阻，不能及时运化所致，归根结底，是脾胃功能出现问题，以致不能有效运化水湿、痰饮。在西医看来，就是人体垃圾毒素太多，影响新陈代谢所致。

（2）白带量多、色白。脾气虚弱、运化功能失调，水湿、痰饮积聚体内，有的女士还表现在白带量的增多。

（3）面部皮肤瑕疵。胃经多分布在脸颊处，若脸上肤色不润滑、净泽，出现色斑、痘疹等皮肤瑕疵时，应考虑胃的问题，如胃中湿热，或阴虚火旺等。

（4）嘴唇周围皮肤改变。如嘴唇周围长出痘疹或溃疡、口气明显，也应考虑为脾胃不调所致。嘴唇和脾关系密切，口周围多为胃经所过，所以此时应考虑是否湿热内阻脾胃所致。

怎样解决以上出现的问题呢？

症状严重，影响生活、工作、学习者，应及时去正规中医院就诊，症状不明显者可以尝试以下方法来调理。

（1）每种食物中所含营养成分都不尽相同，所以我们提倡饮食多样化，均衡营养，不挑食、不偏食；注意进餐的定时定量，防止暴饮暴食、过饥过饱，这样脾胃节律性进行工作，利于脾胃的健康；选择新鲜食物食用，不吃过期或放置时间过长的食品；戒烟、戒酒，尽量避免对脾胃的不良刺激。

（1）可以用白术30克、茯苓30克、泽泻30克、桂枝30克、吴茱萸30克煮水泡脚，每天一次，长期坚持，可以健脾利湿。

（3）经常按压脾经要穴，如按压隐白穴和公孙穴（图1）。隐白穴位于足大趾甲根部内侧。公孙穴位于足内侧，第一跖骨下缘，两者均为脾经要穴，经常按压可以调动脾脏、脾经的运化功能，对脾功能有增强和促进作用。具体方法是：晚上泡脚后，盘腿坐床上，用左手拇指按压右足隐白穴、公孙穴，左旋按压15次，右旋按压15次，然后用右手拇指按压左足隐白穴、公孙穴，手法同前。

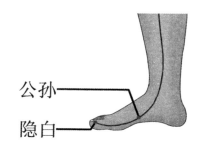

图1　公孙、隐白

（4）吃饭后可以起身收拾一下碗筷，或慢步走走，脾主四肢，四肢的运动对脾胃功能也有促进作用，可以帮助脾胃消化。

养生知识问答

福建王先生：我这段时间睡觉起来总是感觉嘴里发甜，请问是不是得了糖尿病？

专家答：糖尿病常有典型的"三多一少"症状，即吃饭多、喝水多、小便多、体重减轻，除此之外还有实验室检查血液中血糖升高超过正常范围。建议去正规医院做个相关检查。

中医讲： "脾热口甘"，所以你自觉口中发甜，应考虑脾胃有热，具体辨证应四诊合参进行。现代医学研究证明，消化系统功能紊乱可致唾液中淀粉酶含量增加，淀粉酶刺激舌上味蕾，所以人们常有口甜的感觉。糖尿病患者血糖含量高，唾液中糖分也多，所以也经常口舌发甜。

春季知"生发"

春三月，此谓发陈，天地俱生，万物以荣；夜卧早起，广步于庭，被发缓形，以使志生；生而勿杀，予而勿夺，赏而勿罚，此春气之应，养生之道也。逆之则伤肝，夏为寒变，奉长者少。

——《素问·四气调神大论》

春季的三个月，称为发陈，是推陈出新，生命萌发的时令。天地自然，都富有生气，万物显得欣欣向荣。此时，人们应该入夜即睡眠，早早起床，在庭院中慢慢踱步，同时要披散开头发，解开衣带，使形体舒缓，使精神愉快，心情舒畅；春天要保护万物的生机，不要滥行杀伐，多施与，少敛夺，多奖励，少惩罚。这是适应春季的时令生发之气，养生的规律。如果违逆了春生之气，便会损伤肝脏，到夏季就会发生寒性病变，提供给夏天"长"之气的条件就不足，降低了适应夏天的能力。

❀❀ 养生阐释 ❀❀

春天是从立春开始算起的，到立夏为止。春天是一个推陈出新的季节，就是说在这个季节，一些陈旧的东西上出现了新的生命或希望。春天大气回暖，"吹面不寒杨柳风"，天地间所有的事物都给人一种生机勃发的感觉，草木发芽，很多动物都在春天准备繁衍后代。春天也是北方人放风筝的时节，因为此时风筝借助天地之气，飞得很高、很远。人们在风筝上寄予了美好的祝愿，希望梦想随着风筝的高升逐步实现。

人生活在自然之中，大自然是人类的父母和生死规律的掌握者。只有顺应其规律，阳气才能得到最大程度的保存，人体才能健康。所以在春季这个"生"、"升"的季节，围绕这个养生的原则，古人提出了相合的生活作息方式，主要表现在以下方面。

第一，夜卧早起

这是和春天阳气规律相应的一种起居规律。春天一阳方升，与冬天纯阴无阳相比，白天阳气升得早，晚上阳气藏得晚了。人体阳气和大气阳气相应，所以人们适应身体需要，科学的睡眠时间应该晚上比冬天睡得迟，早上比冬天起得早。当然这是指身体健康之人而言，如果年老体弱，患有疾病，还是建议适当早睡晚起，以保证阳气的恢复。

第二，披散头发，宽松着衣，在庭院中缓缓漫步

春天阳气为一阳，是一种比较弱小的阳气，如果此时阳气受到压制，就会出现生发不力的情况，对人体的健康不力。对于人体而言，人们要尽可能去除妨碍阳气运行的阻力物质。比如把紧扎的头发解开，脱掉束缚的衣物，换上宽松的款式，并且可以在空气清新的时刻，于安静的庭院内缓步而行，以使气血活络，和缓有力，为阳气的生发做好一切准备。在人体感觉大解放的同时，我们心灵的压力也会得到相应的释放，心情开阔，自然豪气顿生，重新恢复对人生、事业的激情。无怪乎，古代文人墨客在志愿难酬的时候都要登高而歌、散发而舞，在"阑干拍遍，无人会，登临意"之后，又有了"醉里挑灯看剑"、"直捣黄龙"的勇气和决心。

第三，对其他生物的保护

"杀人八百，自损三千"，更何况上天有好生之德，尤其在春天，新的生命刚刚开始，此时人们如若为了满足自己的口腹之欲，肆意杀害，不仅违背天理，而且破坏生态平衡，也是对自身所处环境的一种践踏。所以古人再三强调："生而勿杀"。生，不仅包括不掠夺其他弱势生物的生命，而且有尽己之力，护养它们，使之很好地生长。

第四，对周围其他人的态度

春天要促进上扬之气。所以体现在对待周围人的态度上，就是要"予而勿夺，赏而勿罚"。以己所能，给予别人所需，帮助别人渡过难关，而不是斤斤计较，处处算计，伤害他人的生机。对待孩子、下属等，要以表扬、奖励为主，不要随意惩戒他们，以防打击他们向上的积极性。"予人玫瑰，手有余香"，帮助保护别人的同时，自己心情舒畅，对于自身健康也很有好处。

如果春天不遵照这些规律养生，而是随意打压自身阳气，常常怄气、穿过紧的衣物束缚自身气机等，阳气没有尽情生发的条件，就不能自由生长壮大，也就不能充分达到人体的五脏六腑、四肢百骸，这样的人，到了夏天，气血不盛，不能适应夏季阳气旺盛的天气，就会容易出现寒凉所致的疾病。

养生秘籍

春天养生保"生发"之气，主要做到以下几点。

第一，调畅情志，畅通升降气机

人的情志对身体气机运动有很大的影响。古书云："神明则形安。"临床调查研究表明不同疾病的人都有不同的性格特征，和常见情绪表现。如冠心病患者常见于责任感强烈、竞争意识强烈及做事雷厉风行的人，这种人常见脾气急躁、不能容忍别人的瑕疵等，这样长久以往，会造成冠状动脉供血不足。所以情绪对健康影响很大，情绪状况也是衡量健康与否的主要标志。

情绪有积极情绪也有消极情绪，前者让人激情高涨，在工作和学习中成绩突出，消极情绪则不能使人全心投入工作和学习，甚至对生活失去了兴趣。其实这两种情绪都不是健康所需要的稳定的正常情绪。调节情绪，首先，笑是最有利的武器。笑的时候，人的大部分肌肉和血管都处于放松状态，大脑含氧量增加，气血运行畅通。其次，要有孩子一般纯净的心境。孩子是纯洁的天使，常常陶醉于自己的世界中。大人不妨向孩子多多学习，培养自己的兴趣爱好，下班或无人的时候在自己的天地里尽情地唱歌、舞蹈，不要在乎有没有跟上旋律和节奏，关键是你的真正投入和自由释放后的轻松自如。不要压抑自己偶尔的不良情绪，通过诉说的方式在家人和朋友面前宣泄出来，不要带着不良情绪入睡，清晨起床在镜子面前多鼓励自己，给予自己愉快的暗示，则心情也会随之开朗起来。

第二，调整生活习惯

春天适合阳气的需要，相对冬天而言，人们应晚睡早起，保持卧室的温暖和空气流通，春天乍暖还寒，契合"春夏养阳"的宗旨，睡觉注意保暖，但卧具不宜太厚，以防阳气不升。

春天衣服宜宽松，合体即可，不可因过求曲线美而穿紧身衣裤，这些衣服勒在身上，不仅不便于人体的日常活动，同时也阻碍气血运行，体位改变时，身体某些部位会出现一过性缺血，导致手脚麻痹、呼吸不畅，甚至头晕眼花等。孩子本身就是稚阳之体，更是不能人为打压其阳气的生发。所以有经验的妈妈给孩子买衣服都选择稍微大一点的号码，这样孩子穿着舒适、活动方便，有利于孩子的发育成长。

从五行来说，春属木，主青色，所以春天选衣服可以适当选一些绿色、蓝色的衣服，迎合春之气，科学及研究表明，绿色系有使人精神振作、心情愉悦的作用。

第三，饮食的讲究

肝主筋，所以春天常有人有腿脚抽筋的现象。对于小孩子来说，这是成长的标志。筋骨生长，当春天肝风不和时，就会出现拘急痉挛。对于大人而言，腿脚抽筋是阳气由内透达于外的标志，此时只要顺势养生，阳气顺利生发，自然症状很快消失。

肝主酸，所以有人春天刻意多吃酸性物质，认为可以养肝。中医认为，酸性收敛，多食敛降阳气，不利于阳气的生发，所以春天其实应多食辛散加甘甜之品，稍稍佐以酸味，柔肝缓肝，以防生发太过，疏泄太过，对身体也不利。《黄帝内经》认为，小米、鸡肉、桃、葱都属于辛味食物，还可以吃粳米、牛肉、葵花子、山药、红枣等甘味食物补脾，防被木刑。当然，本着春不杀生的原则，春天尽量少食肉或不吃肉，也可以多吃点豆芽、春笋等代表生发之气的食物。北方春天有"咬春"的习俗，"咬春"就是家家户户要吃豆芽卷的春卷，以预示春天来临，一年好运的兆头。同时要注意，春天阳气较弱，且摇晃不定，所以此时不能暴饮暴食，尤其是面食，这样最易伤害脾胃，出现各种病证。

第四，适当体力劳作，有助春天阳气的舒展

春季随着阳气的运动，人体各脏腑器官也从冬天的低消耗状态慢慢恢复。此时若适当地进行锻炼，对气血回流脏腑有很大的促进作用。

正如《黄帝内经》中所说要缓步于庭一样，春天的运动要舒缓，不能急躁、剧烈，这样容易引发肝这个"将军之官"的暴躁之性，使其生发不能按部就班。所以春天适合的运动有散步、郊游、放风筝、打太极拳、练八段锦、做亲子小游戏等。选择空气清新、地势开阔之处运动，不仅接触大自然，感受和煦阳光的抚慰，还能舒张筋骨，畅通血脉，增强机体免疫力，使人精神振奋，有益于大人的心理健康和孩子的心智发展。春季运动注意适度，不能导致汗出过多，"夺血者无汗，夺汗者无血"，出汗过多不仅会导致津液的大量丢失，使心气不振，还可降低人体免疫力，反而对健康不利。

第五，把自己从昏昏欲睡中唤醒

俗话说"春困秋乏"，春天很多人总是觉得很困倦，尤其是上班族和学生，整天感觉疲乏欲睡，提不起精神。其实春困不是一种病，也不是睡眠时间不够，而是春天阳气生发不稳定所导致对人体生理机能的影响。

要防止春困，首先要作息规律，学生不熬通宵学习，上班族不通宵玩乐，深夜不眠，否则睡眠不规律，打破了人体的生物钟，人体阳气得不到很好的佑护，自然不能随自然阳气顺利生发，因此就会表现为旋升旋降，人体生理机能也就不稳定，气血供应不足，脑含氧量不够，所以常有疲乏欲睡的感觉，即使捏掐或用刺鼻的风油精提升阳气也罔效。

其次，学生和上班族不能保证一定体力运动量，而且学习、工作压力大，心理负担重，情绪不舒畅，气血得不到很好的运行，循环不佳，所以，注意情志的调节，每天有一定的运动量对于解决春困问题也很有帮助。

饮食上应增加蛋白质、蔬菜、水果的摄入。蛋白质能保证脑力工作者热量的需要。蔬菜和水果含碱量大，可以中和体内的酸性产物，消除酸性代谢产物过多造成的疲劳。另外，水果和蔬菜中含有大量的维生素，其中维生素C可以修复人体受伤细胞，促进细胞分裂，B族维生素有调节神经分泌，防止神经系统功能紊乱，消除精神紧张的作用。同时还要注意三餐不要吃得太饱，否则血液都集中到胃部，大脑缺血，人也容易犯困。早餐一定要按时吃，并且要各种营养素搭配丰富，早餐为人体一天热量所需提供70%的能量，不吃早餐，会造成上午大脑供糖不足，这样导致注意力不集中，疲乏欲睡。现代研究表明，缺锌会影响人的认知，造成注意力不集中，所以适当进食一些含锌量高的物质，如苹果、绿茶、海带等，也对控制春困很有好处。

～养生知识问答～

辽宁王女士：我有胃溃疡病史，春天来了，请问有什么需要忌口的东西吗？

专家答：春天是胃溃疡的高复发季节，有胃溃疡病史的人饮食上要非常注意，遵循春天"省酸增甘"和"养阳"的饮食原则选择食物，少食或不食辛辣、酸性刺激之品，不暴饮暴食，不在街头无卫生许可证的摊点摄食，可以经常食用山药煮粥，补胃健脾。胃部不适时及时就医，以防旧病复发，引起胃穿孔等胃溃疡并发症。

夏季看"生长"

夏三月，此为蕃秀。天地气交，万物华实，夜卧早起，无厌于日，使志勿怒，使华英成秀，使气得泄，若所爱在外，此夏气之应，养长之道也；逆之则伤心，秋为痎疟，奉收者少，冬至重病。

——《素问·四气调神大论》

夏季的三个月，称为蕃秀，是自然界万物繁茂秀美的时节。夏季之时，天地之气相交合，世上万物长势旺盛，其生机达到了顶点。此时人们适应夏季阳气的运行规律，晚睡早起，不应白天变长而易嗔怒，人们阳气充分发散，精神勃发，气机通畅，自如宣泄于外。如果人们此时有一种积极向外的精神势头，这是和夏季相通应的表现，也是养阳气，使之充足生长的方法。人们如果违背夏天阳气的运行规律，就会损伤心脏，秋天之时敛降的阳气较少，容易得疟疾这种疾病。到了冬天会再次发生疾病。

∞∞ 养生阐释 ∞∞

夏季草木葱茏茂盛，万物的生长势头达到鼎盛阶段，阳气升腾到极点，天地之气交合，孕育成雨，所以夏天雨水很多，此时人的阳气已经全部生发开来，身体脏腑器官气血充盛，人的精神、力气等都达到了一年中的顶峰时期。在夏天这个万物生命力旺盛的季节养生保健的关键在于养"长"。具体到人体，就是对锋芒毕露的阳气的顾护，使其不受伤害，自由自在地生长。

第一，夜卧早起

夏天大自然阳盛阴衰，白天长，晚上短，人体阳气充足，所以人的作息也以夜卧早起为主。此时的夜卧早起和春天相比，可以更甚一点。当然，正在长身体的小孩，和年老体弱的老人以及健康受损，阳气不足者，不一定要遵循这样的作息规则，按身体的需要和习惯来选择休息时间，以自己无不适感为宜。

第二，不过食寒凉伤害身体

夏天所有的阳气，都透达于外，前赴后继为人体的机能活动提供源源不断的动力支持。但正是因为此时所有阳气全力以赴，人体几乎没有多余的后备储存，所以此时如若贪凉、熬夜过度，对阳气的伤害远远大于其他季节。

夏天人们都在空调屋里生活、工作，很多人讨厌烈日，没有万不得已的要紧事，不想踏出空调的势力范围一步。而且人是一种欲望永远无法满足的群体，总是在不断地追求着更多的物质享受和感官刺激，所以，人们常常不是把空调调在适宜的温度即可，而是常常设置温度为人体刚好能耐受的程度。屋外艳阳高照，人们毛孔舒张，经络、血脉和外界的通道充分打开，阳气在经络里欢快地奔走。回到空调屋中，冷空气由张开的毛孔、经络侵袭人体，与阳气骤然相逢，冷热相搏，阳迫邪外出，但自身亦损伤过半。

还有一些人喜食冷饮，夏季冰冻饮料、冰淇淋不离手，这样虽然能得到暂时的舒爽，长久却是对人脾胃阳气的极大损伤，阴寒积蓄体内。再者，经过一个冬天的代谢减慢状态，夏天来临，人体积蓄的各种代谢产物，都要随阳气的运行，从人体的体表孔窍排泄出去，所以《黄帝内经》也讲要"使气得泄"，人们怕热、怕汗，生存于人工低温世界中，在夏天这自然之气最盛的季节，气血没有达到相应的充盛程度，体温也没有达到一定的高度，代谢垃圾和饮食所致的阴寒排不出去，就在人体中形成一个个阴性团块，慢慢蚕食人体阳气，最终使人阳尽而终。

第三，要积极参加户外运动，积极对待工作和学习，积极参与具有挑战性的工作和任务

夏天人的精力最旺盛，此时不妨参加一些较激烈的户外活动，如跑步、攀岩、竞走等，反过来促进阳气的进一步生长。但是要注意运动的时间选择，不能在太阳暴晒的情况下运动，以免晒伤皮肤，或者汗出过多，造成体液大量流失，这样都对身体不利。阳气旺盛的人，其心态一般较积极乐观，喜欢竞争和挑战，对待工作和学习很有激情，反过来，其接受挑战、战胜自己之后的满足感也使自身气机通畅、对下次的工作更有激情和信心，这种对待周围事物态度和行动力与夏季相符。所以夏天的人，行动力较强，更容易完成比较难的工作和任务，在竞争性的户外活动中也常常能取得一定成绩。因此，夏天不能窝在家里或办公室里，不愿意出外活动和人们交往，这样不利于阳气的生长，久之，也会损伤自身阳气。

∽∽ 养生秘籍 ∽∽

夏季阳气开泄明显，所以夏季养生，主要在于对阳气的养护，针对夏季的作息特点，顾护阳气主要从以下几个方面多加注意。

第一，规律的作息

规律的作息是一个人保证身体健康的前提。一年四季，夜卧晨起，但春夏两季，阳气在自然界和人体内都占据主要地位，为了迎合其性，所以春夏古人主张晚上睡觉时间比秋冬两季晚一点，而早上起床时间比秋冬两季早一些。夏天阳盛阴衰，睡眠时间比春天又有缩短。睡得晚不代表可以通宵熬夜，一般来讲，晚上11点应该就寝，因为晚上11点到次日凌晨1点，古人称为子时，是胆经当值之时，足少阳胆贯穿全身，内寄相火，子时又是一天中阴气将尽，阳气生发的时刻。 所以此时休息，对于阳气的养护有非常积极的意义。

第二，注意情绪的调节

夏季雨水多，空气湿度大，温度又比较高，人们常常感觉不适。身体的不适常常会造成人们心理的不适。科学家研究证明，夏季气温超过35度，日照时间超过12小时，湿度高于80％时，人体下丘脑的情绪调节中枢就会出现紊乱，大约有16％的人会出现情绪和行为的失控，医学上称之为"夏季情感障碍症"。所以夏季气温较高时，要做好防暑降温的准备，否则对人的身体和心理都会造成不良的影响。

第三，适度使用空调

夏天人们总是求助于风扇或者空调来消夏解暑。但是电扇吹得过久，尤其是直接对着人吹，人体正常出汗的节律被打破，会使人感到头痛、头昏，严重者还可能诱发疾病。开空调也是一样，时间过久，空气中会积聚过多的细菌和二氧化碳，呼吸系统不好的人，喉咙、咽部会感觉不舒服，甚至出现咽痛、咳嗽等症状。空调温度调节得过低，腹部、腰部、腿部着凉，会出现腹泻、腰腿痛等情况。因此，夏天风扇和空调打开时间不宜过长，老人、孕妇和小孩不能对着风扇直接吹；空调温度设置不宜过低，和外边的温度相差最好在5℃～8℃之间，最大不超过10℃。

另外，一些长发飘飘的女士，晚上洗完头后，没有吹干头发，就开着电扇或空调上床睡觉。中医认为，刚洗头之后，毛孔张开，此时对着电扇或空调吹，风邪进入毛孔，易引起感冒、头痛等疾病，甚至会发生卒中等疾病。

第四，少用冷水洗澡

夏日人们喜欢用凉水洗澡，但其实这样对人体伤害很大。如有的男孩子打完球之后，满头大汗，对着水龙头就冲头，这样做可能出现头晕、呕吐等情况。因为运动后头部出汗较多，这时脑血管处于扩张状态，如果此时直接用冷水冲洗，可能引起颅内血管收缩、痉挛等，严重者可能引起颅内大出血。所以在夏天要使用热水清洗身体。

洗冷水澡同样会使皮肤毛细血管收缩，毛孔闭锁，汗出不畅，虽然当时会有暂时的凉爽感，但收缩的血管舒展开时，毛细血管中的血流量会突然增多，人们会感到更加燥热。出汗时，人们喜欢用凉毛巾擦身也是一样的道理，只有用温热的毛巾擦汗，才能使人既感觉舒爽，又不伤害身体。

夏天人们最容易犯的错误就是用凉水洗脚，夏天经脉畅通，络脉直接和外界相连，用凉水洗脚，损伤脚部重要经脉的阳气，会引起相关脏腑的不适，尤其是孩子、月经期的女孩和体弱的老人。更有人洗脚后对着风扇和空调吹，这样追求来的凉爽是竭泽而渔，对自身的健康非常不利。

第五，饮食的选择

夏季人们户外活动增多，运动量增加，体液流失较多，人们常易出现口渴引饮、疲乏无力、心烦不安等水电解质紊乱的情况。而且出汗过多，血液循环加快，心脏的负担就增加，心气损耗相对较多。所以夏季运动之后，可以喝点温的淡盐水，吃些水果，补充丢失的盐分和电解质。不喝冰冻饮料，保护脾胃不受寒凉伤害。疲乏无力者，还可使用一些益气滋阴的药物如黄芪、西洋参、枸杞子等煲汤服食。

夏天人们喜欢喝冷饮，这样损伤脾胃阳气，引起体内血管收缩，不利于散热。其实夏日最好饮热的绿茶，绿茶解暑，热饮又可保护脾胃阳气，再者，热茶刺激毛细血管普遍舒张，散热面增加，人的体温可以明显降低。

夏天饮食以清淡生津之品为佳，如冬瓜、莴笋、紫甘蓝、西瓜、苦瓜、绿豆等，但要注意的是，冰冻的西瓜、苦瓜、绿豆，性凉，应适量食用，不宜过度，否则易损伤脾阳。痰热者，少吃龙眼、荔枝等；过敏体质，慎吃芒果、菠萝等；李子多吃易生痰、助湿；尿路结石者少吃草莓；湿气重、易腹泻者少吃香蕉；桃、葡萄、哈密瓜、西瓜等水果含糖量较高，糖尿病患者谨慎食用。

～～ 养生知识问答 ～～

四川林女士： 夏天我喜欢开着空调睡觉，但是早上起来我常常感觉腹痛，大便稀烂，关了空调，天气太热，我又睡不着，请问我该怎么办？

专家答： 首先，你可以适当调高空调的温度，一般睡觉空调温度以25℃～26℃为宜。其次，你可以喝一些姜枣汤，姜能驱散脾胃中的寒气，可以暖胃止呕；红枣补益脾胃，二者搭配，对于脾胃虚寒的人，可以长期饮用。如果还是腹泻不止，则要考虑就医。

秋季忙"收敛"

秋三月，此谓容平。天气以急，地气以明，早卧早起，与鸡俱兴，使志安宁，以缓秋刑，收敛神气，使秋气平，无外其志，使肺气清，此秋气之应，养收之道也；逆之则伤肺，冬为飧泄，奉藏者少。

——《素问·四气调神大论》

秋季的三个月，称为容平，自然界万物到达成熟期而显得从容平和。此时，天气渐冷，秋风萧杀，地气一片清明。秋天人们应早睡早起，和鸡的卧起时辰相仿，以保持神志的安宁，减缓秋天萧瑟之气对人体的伤害。秋天要收敛精神，和该季节从容平和的气候特征相应，不再使自己的心志强盛于外，以保护人体肺气的敛降功能。这就是适应秋天节令特点，养护人体收敛之气的规律。如果违逆了秋的敛降规律而行事，伤及肺脏，冬天潜藏的阳气就会损少，则冬天就会出现泄泻的症状。

养生阐释

经过一个夏天的生长，秋天万物趋于成熟，太阳的炎热已经是强弩之末，秋风渐起，一派萧瑟，吹到人脸上，似乎已有了丝丝凉意，笼罩在地面上的潮湿之气不见，取而代之的是清净明爽，到白露和霜降时节，夜晚月亮清辉下，地上反射出银白色的光芒。

人们经过夏天的阳气充盛阶段，此时，阳气已不复强悍，显出疲乏倦怠之势，这是阳气需要休息的信号。配合大自然的气候改变，人体的阳气也要在肺气的肃降作用下，潜藏到肾宅中去。在天地运行规律及人体生理规律作用下，秋天人们的生活状态可以总结为以下两点。

第一，作息的改变，早睡早起

秋天之后白天渐渐变短，黑夜逐渐变长，立秋之后阳气潜藏时间比夏天变早，因此晚上睡觉时间也应该相应地提早。夏天晚上11点钟上床睡觉，秋天应该提前到10点半。古人说，秋天的睡眠时间应该像鸡一样，晚上早早进窝，清晨天麻麻亮就起来打鸣。这样人才能适应秋季的容平特点，通过自身作息时间的改变，使阳气逐渐下降，直至达到完全潜藏。阳气潜藏得好，冬天人不容易得病，否则冬天会出现经常腹泻等症状。

第二，精神调摄的改变

夏天时候，阳气旺盛，人们精神意志以及精力都达到一年中的鼎盛时期，到了秋天，阳气虚弱，下降潜藏，此时人的精神意志应该像秋天的大地一样从容平定。收敛自己外露的心神，不再使自己的心神处以外泄状态。"心安而不惧，神劳而不倦"，夏天的意气风发是因为有阳气源源不断地支持，此时自然就有一种想挑战自我的欲望和忘我的工作热情。秋天随着阳气的虚衰，这种激情也在不断下降中，人们渴望一种安定平和，而也只有这种安定平和，才能保护人的阳气不过度损耗，并且使之有序下降。

神在中医中指人体生命状态的表现，是中医了解患者身体健康状况的主要观察对象，可以通过人的精神状态、思维意识、面目表情、形体动作和反应能力等各方面表现出来。"眼睛是心灵的窗户"，神气的充足与否在眼睛中表现得尤其明显。如果一个人精神饱满，则双目炯炯有神；如果一个人精神萎靡，则双目暗淡无光。但是神不能总是处于外露的消耗状态，这样的人一定不能长寿。就好像钱财的使用一样，一掷千金总没有细水长流来得长久。中国古代文化也向来崇尚神气的收摄。如武侠小说中描写练外功的人，双目总是锋芒四射，让人一看就知道是练武之人，但这种人常常不是武功最高而且也不可能练到上乘武功的人。真正的高手是练习内功的武者，他们内功深厚，武功超群，但是他们常常普通得让你看不到一点异于常人之处，全身上下没有一点精芒，正如《天龙八部》中的扫地老僧一样，全身神气全无，其实已全部收摄于内。

所以，该收的时候收，该放的时候放，人体才能处于平衡状态中，不缺不溢，精气充足，自然度百年而去。

养生秘籍

秋季褪去了夏日的燥热，冬天的酷寒也没有来临，是四季中最美的日子。在这个万物沉淀的季节中，该是好好歇歇，由内而外为自己进行一番保养的时候了。

第一，情志精神的调节养生

秋季来临，秋风萧瑟，夏季的繁花似锦很快过去，很多人常常因此有些莫名的伤感，总是思考一些悲观负面的事情，有时甚至无端哭泣，严重影响了自己的身心健康。古往今来，悲秋伤秋者常是些文弱的文人墨客，体魄"野蛮"、身体健硕的人很少如此，因此，情志和人的健康的影响常常是相互的。

掌握自己的情绪，就犹如掌握了自身的健康脉搏。"笑一笑，十年少"，在这样一个像酒一样醇香的季节里，尽情欢笑，让欢乐和健康共存。

第二，饮食调养

秋季温度降低，寒胜湿，气候干燥，人体津液消耗过快。因此秋季的饮食特点主要在"滋润"二字。润不仅滋阴养液，同时润也有向下的意思，与秋天的大气特点也十分相符。懂得顺天道而行，将受益终生。

"人体有大药"，人的唾液是最好的养阴润燥之品。唐代药王孙思邈在他的《千金要方》中记载，人的唾液是金津玉液，吞咽唾液对阴虚之人有补益作用。可以于睡前舌抵上颚，待津液满口之后，缓缓吞下。秋季人们可以尝试这种养生方法。而外源性的津液补充，也非常重要。

首先要多喝水。人体细胞喝足了水，才能有效地改善机体的血液循环，促进体内代谢产物的排泄，充足的水分还可以调节皮肤的ＰＨ值，维持皮脂膜的稳定。喝水要喝煮沸后自然冷却至20℃～25℃的水，因为研究表明，这样的水所含气体少，水分子间隙紧密，表面张力大，对人体细胞有很高的生物亲和力，有利于补充皮肤中水分的不足。

其次要保护体内的水分。人体若没有很好的护水屏障，水分很容易流失。正如植被荒芜造成水土流失一样，人体缺乏无机盐和蛋白质，水分就不容易保住，因此我们常常看到很多骨干的女人给人感觉很干、不够柔润。所以，为了做个柔润美女，除了补充水分，我们还要注意骨胶原、糖分、卵磷脂、维生素、矿物质的充足摄取，不能为了减肥而搭上自己皮肤的美丽。其中，煲汤就是很好的滋养方式，是水分和营养物质的完美结合，秋天美女们多吃点炖汤，也是保养美丽的不二法门。

秋季可多食银耳、百合、蜂蜜、牛奶、芝麻、胡桃、核桃、杏仁等滋阴润燥之品。韭、椒、葱、姜、蒜等物辛燥，辛散干燥一方面不利于气机的收敛，另一方面助秋天不正之气，加重人体津液的损伤。有咽炎病史的人，更是要注意饮食，防秋气对呼吸系统门户的伤害，在天气特别冷燥时出门最好戴上口罩，以避免干冷空气直接刺激，不宜大声叫喊或长时间讲话，注意水分的及时补充。脾胃虚弱的人，可选择不同的粥式补养，如秋季宜常喝的百合莲子粥、银耳冰糖糯米粥、杏仁川贝糯米粥等。

第三，外在补水保养

我们常说，适当的"秋冻"有益，可以增强体质，提高人体对气候变化的适应性与对寒冷的耐受力，尤其对呼吸道抵抗力较弱而易患气管炎的人，对预防疾病的冬天复发很有好处。但更有俗话说："一场秋雨一场凉"，"白露不下露"。秋天凉意一起，温度下降很快，尤其在我国的北方，昼夜温差较大，所以也不能一味地"冻"，应随时根据需要增减衣服，注意保暖，以防止着凉引发呼吸系统疾病及消化系统疾病。而且中医来讲，寒胜湿，人体受寒，会加快体表水分的蒸发速度，而且人体如果感觉到寒冷，就会启动体内"节水"机制，以保证人体的正常温度，加快小便的形成和排出，这样人体细胞内水分减少，促进肌肤角化形成，降低皮肤的新陈代谢，各种垃圾堆积皮肤表面，加速肌肤的衰老。

秋天阳光虽然没有夏天强烈，但秋老虎也是非常具有杀伤力，因此秋季勿忘防晒。现代科学研究表明，在秋天这个风轻云淡的季节，紫外线到达皮肤的量比夏天增多了25％，日晒使皮肤水分散失、角质层变干、黑色素增多。所以爱美的女士秋天外出时仍要注意使用防晒霜、遮阳伞等保护皮肤。

第四，运动健身

秋天的清晨，是最宜人的时候，此时空气清新，空气中水分、负离子含量较大，人体感觉最为舒适。因此秋天早睡早起，在清凉的晨风中散步、跑步、锻炼，多呼吸新鲜空气，不但交换了人体中的脏空气，而且达到了耐寒训练的效果，利于神气的收敛，对肺功能进行了很好的调节，使人精神充足，为渡过寒冬做好充分准备。

秋季人们喜好登高远眺，王维的《九月九日忆山东兄弟》勾起了很多游子的思乡之情。但登高远眺对人体机能的调节却有积极的意义。山中的清新空气对人的呼吸系统有好处，同时还能很好地调节人的神经系统平衡。登高远眺，使人开阔心胸，抑郁、沮丧等不良情绪都可一扫而光。特别是久居闹市的人，眼前所及皆是车水马龙和逼仄的空间，登高之后，视野开阔，人们的心情也会随之得到前所未有的舒展。这种对人身心的双重调节作用，在海边也可以实现，但是要注意温度的适宜，最好去气候比较温暖的地区的海边，否则易造成寒水伤人。

秋天运动还要注意，不要追求过大的运动量，因为运动量过大，会造成人体中乳酸积聚量过多，人体会感觉非常疲劳，从而使抵抗力下降而易感疾病。同时秋天气温不稳，旋升旋降，运动后的大汗淋漓会引发外感，而且运动量过大与秋气不符，对人体神志的安宁和阳气的潜藏不利。

养生知识问答

山西吴女士：我爸爸有过卒中，住院治疗了很长一段时间。请问像我爸爸这种情况，在秋天有什么需要注意的？

专家答：流行病研究调查显示：秋末冬初时节，心、脑血管疾病的发病率远高于其他季节。这是因为，人体从夏天机体各方面功能旺盛的状态一下子进入气温较低的秋天，周围小血管收缩明显，周围血管阻力增大，很多血管情况不佳的人，一时无法适应，会导致血压的升高及心脏的负荷加大，因此一些老人就容易出现血管病变。

因此，秋冻要因人而异，一些机体功能调节较差的老人和小孩就不要坚持挨冻，这样防止血管骤然收缩对身体的伤害，但是同时还要坚持进行力所能及的体育锻炼，积极防治感冒等疾病，以避免诱发、加重心脑血管疾病。

冬季贵"藏养"

冬三月，此为闭藏。水冰地坼，勿扰乎阳，早卧晚起，必待日光，使志若伏若匿，若有私意，若已有得，去寒就温，无泄皮肤，使气极夺。此冬气之应，养藏之道也；逆之则伤肾，春为痿厥，奉生者少。

　　　　　　　　　　　　　　——《素问·四气调神大论》

冬天的三个月，谓之闭藏，是阳气潜藏、万物蛰伏的时节。冬天之时，水凝结成冰，大地因寒冷而坼裂。此时的人们应该早睡晚起，等到太阳升空时起床才好。冬天人的意志要深深伏藏，就和自己不可告人的隐私及得到的私密物件一样，不能轻易外泄。冬天要躲避寒冷对人体的伤害，时时保障机体的温暖，不要使皮肤开泄而令阳气不断地损耗。这就是冬天的养生之道，即闭藏之道也。如果违逆了冬天的这种规律，就会损伤人体的肾脏，春天就会发生肢体痿软、四肢厥逆这样的病证，这是因为冬天闭藏不好，给春天生发所需提供不足所致。

养生阐释

冬天白昼短，黑夜长，主气者为太阳寒水，所以寒冷是人们的最大感受，尤其在我国的东北地区，甚至到了哈气成冰的地步，那种冷，是一种从内而外的冷，让人感觉到了五脏六腑的收缩。在这个只有寒冷的季节中，古人却把太阳和寒水这一阳一阴的含义都给了冬天。这是因为古人认为，冬天的冰天雪地下潜藏着阳气这条巨龙，这条龙看似一动不动，却积蓄着前所未有的能量，待时机一到，啸傲九天，势不可挡。所以冬天是阳气的休整期，秋天如若不敛降，犹如不能按时上床，冬天如若不静藏，犹如不能完全进入深睡眠，可以想见，这样的人体，到了来年春暖花开、恢复到活动消耗状态之时，其表现如何。

所以，秋天的"降"重要，冬天的"藏"也同样重要。

第一，早睡晚起

冬天是休整的季节，不适宜太过耗散、劳累。人体阳气应节气变化，也逐渐潜藏，此时若强迫调动阳气，供自己无休止的消耗，则衰亡的日子不远矣。冬天不仅要早睡晚起，而且要等待太阳出来再活动。太阳是世界万物之母，所有生命活动都是围绕太阳的运动进行的，太阳提供给人必要的能量，最大程度保护人不受阴寒的伤害。等待太阳出来再活动，对一些年老阳气不足的人更是具有积极的养生意义。这些年来，中国接受了国外的很多思想，其中包括养生，国外人一年四季都是清晨运动，在冬季气血本身就虚弱的情况下这样做，只会更加损伤气血、扰动阳气，不利于养生需要。

第二，使意志蛰伏

通俗一点讲，就是做一个"不求上进"的人。夏季时适应阳气发散的需要，人要有一种遇见困难迎头而上的意志和决心，有不畏艰险、敢为天下先的果敢和英勇，这样才能使阳气得到最大程度的张扬，培养其刚猛之气。但是到了冬天，阳气需要彻底地安静和清宁，因此人们这时候就要像怀揣着不能为人所知的秘密或者身负绝世珍宝一样，掩藏起自己的轻狂和锋芒，小心翼翼地守护着自己的阳气，不寻求刺激，不贪功冒进，凡事量力而为，不求尽善尽美。

第三，冬天之气宜藏不宜泄

冬天活动量不宜太大，很多人为了追求健身，常常运动得大汗淋漓，或者北方很多人家都有暖气，并且常常烧得很足，人们在家里活动后常常出汗。这些都不利于阳气的潜藏，是对休整的阳气的一种人为的扰动。更有甚者，一些人通宵达旦地玩乐，年轻人仗着阳气旺盛，无所畏惧，但一些中老年人，常常引发心脏疾病，甚至出现生命危险。

五行中，冬天属水，和人的肾相对应，如果冬天人们恣肆扰动阳气，阳气不能回复其全部能量，则春天的时候生发不起来，人体会出现筋脉痿软、四肢不温的症状。

　　～～ **养生秘籍** ～～

冬季白雪皑皑、严寒逼人，天地之间一派萧瑟之气。聆听大自然的声音，用心感悟天地父母给予的信息，人们就知道在这样的季节里遵循什么样的生活方式才是和天地呼应，才能达到真正的天人合一。

第一，冬季如何早睡晚起

人的作息最好和太阳的作息相一致，即天睡我睡，天醒我醒。冬天夜长日短，所以早睡晚起。早睡一般指晚上9点钟，就上床入睡。晚起包括两方面的含义。一是指冬天起床不能太早，等太阳出来之后再起床比较好。冬天应该至少睡到7～8点钟再起床，才叫做顺应天时。二是指冬天不要过早起床进行体育锻炼。在寒流光临的天气里，上午10点以前，地表的温度都低于高空中大气的温度，大气的对流运动几乎停止，地表空气中有害气体含量比较高。10点以后，地表温度逐渐升高，大气对流运动又重新开始，有害的空气向高空进行扩散，地面的空气变得清新宜人，此时才比较适合锻炼。

第二，冬季如何保暖防寒

冬天要保暖防寒，这也是阳气潜藏需要的主要条件。阳气有保护人体的责任和使命，当机体太过寒冷时，阳气会在体内从潜藏状态转为散发状态以抵御寒邪。从现代科学角度来解释的话，冬天气温低下，会影响人体的内分泌状态，人体内的甲状腺素、肾上腺素会分泌增加，以促进蛋白质、脂肪、糖三大能源性物质的分解，来增加机体御寒所需要的全部能量，这样无形中就造成人体热量散失过多。因此，只有保暖措施采取得当，才能不使阳气过度外泄。

冬天保暖的三个重要部位包括头、腹、脚。头为诸阳之汇，腹部为全身重要脏器之所在，且腹部受寒，容易产生纳差、腹泻等症状，水谷不入、完谷不化，这样对人体整体状况影响都很大。脚部离人体中心最远，血液循环差，容易受冻，况且人体的肝、肾、脾、胃、胆、膀胱等经脉的重要穴位都在脚部，经脉受寒，相应脏腑也常常功能失调。所以寒风呼啸、冰天雪地的冬天，最好戴上帽子、穿上厚厚的棉鞋，爱美的女士不穿过短的衣物，以防止腹背受邪。

第三，冬天保精育神的重要性

我国自古就有节制房事来养生的传统，因为肾主二阴，主生殖，房事损耗肾中精气。冬天的封藏作用主要通过肾的作用来实现，肾功能在冬天表现得最为明显，冬天肾养护得好，肾气健旺，则人耳聪目明、精力充沛、腰直肤亮，可延缓衰老的进程。"肾为先天之本"，房事过多，肾宅不安，阳气扰动，则不能达到保精育阳的目的。所以房事应该有所节制，冬天更是如此。年轻体壮者房事以一周一次，或两周三次为宜，老年人肾功能减弱，房事三周到一个月一次为宜。具体情况因个人体质不同而有别。总的来说，以第二天自身感觉到精力充沛、心情愉悦为宜，如若第二天精神疲倦、情绪不佳，为房事太过的表现，应适当减少房事。

第四，冬季潜藏的饮食原则

冬季要保暖防寒，其中饮食的补充也是保暖的主要部分。人体要增加热量，故以高能食物及温性食物为主，牛肉、羊肉、鸡肉等富含蛋白质和营养物质，且其性温和不寒，可以帮助人体对抗酷寒之气。而且冬天炒菜时也可以多放葱、蒜、小茴香等食材，有温胃健脾的功效。女孩子体质较弱，加之每月都有生理周期，定期损失一定气血，所以女孩子冬天除了多食温性食物以保持体温之外，还要适当多食补血之品。如当归煮鸡蛋、红枣小米粥、红糖生姜茶等。冬天以封藏为主，多食温补之物，没有上火之虞，但冬天应注意阴液的养护，不能只图身暖，温燥进食过多，结果伤津耗液。所以也要多食用一些阿胶、枸杞子、桑椹、熟地、黄精、何首乌等滋阴填肾之品，可以和瘦肉一起煲汤食用，也可以与核桃、花生、小米、粳米、大米、黑米等一起熬粥食用。

✿✿ 养生知识问答 ✿✿

江西刘先生：我父亲是冠心病患者，刚刚做过心脏搭桥，请问这种情况冬天应该注意什么？

专家答：现代医学研究表明，冬天心脏病患者比夏天增加约33%。因为冬天气温下降，人体血管收缩，心血管供血不足。所冬天更是要注意心脏病的新发或复发。尤其是老年人，冬天应注意以下几个方面。

注意中午的休息。很多老年人认为，午休只有夏天才进行，实际上冬天更需要午休，这样有利于保护心血管，可减少心脏病发生率的30%。

多晒太阳。研究证明，阳光有利于人体的新陈代谢，可有效降低血液中的胆固醇水平。而阳光照射时长较长的地区，人们罹患心脏病的可能都相对较小。

经常吃鱼和坚果类食品。鱼及坚果中不饱和脂肪酸含量较多，可以降低人体的胆固醇水平，所以常吃鱼尤其是海鱼和坚果对心脏病的发作有一定的预防作用。

预防感冒。感冒可以调动人体的免疫应答，这样人体的防御细胞如白细胞以及一些抗体数量就会增加，这些凝聚在血管壁上容易导致血管硬化，诱发或加重心脏损害。

十二经脉是人体内部的交通干线，连接着脏腑和肢体关节；为身体的各个部分运输营养物质，同时也是人体抵御外邪入侵的主要防御系统。十二经脉还是人体气血盈亏的调节装置，人体气血虚少时，可以为人体补充气血，人体气血充足时，也可以收纳人体外溢的气血，以备不时之需。

十二经脉是首尾相接的内部系统，如环无端，人体气血运行其中，周而复始，源源不断地为五脏六腑、四肢百骸提供充足的营养物质。正如一年有四季，阴阳变化不同一样，一日中，人体十二经脉当值的时间也不同，不同经脉当值，人体的生理需求不同，这就形成了人体的生物节奏。倾听自己身体的声音，按照生物节奏养生，不伤害人体的固有节律，人体气血圆融，则长而健旺，虽无进补名贵之品，但确是一种最自然的生命调补。

第四章

十二时辰养生秘籍

子时（23:00—1:00）安睡即护胆养阳气

夜半为阴陇，夜半后而为阴衰。

——《素问·金匮真言论》

子时是阴气最重的时候，子时之后，阴衰而阳盛。

养生阐释

古人的子时是指现代时间的晚上11点到凌晨1点。在子时，古人认为阴气最重，但并非纯阴无阳，任何事物、任何时候阴阳都是一体的。子时阴气最重，但阳气也开始生长，就是我们看太极图的时候那最黑部分的一丝丝细弱的白色。子时过后，阳气渐长而阴气渐衰，也就是夜晚过去，白天来临的时候了。对人体而言，子时过后，身体中阳气渐渐充盛，人体充满活力，标志着人体从睡眠状态开始进入活动状态。

人们常说睡子午觉，为什么子时睡觉那么重要呢？

第一，子时是阴盛阳弱的阶段

《黄帝内经》中云："平旦至日中，天之阳，阳中之阳也……日中至黄昏，天之阳，阳中之阴也；合夜至鸡鸣，天之阴，阴中之阴也；鸡鸣至平旦，天之阴，阴中之阳也。"子时处于合夜至鸡鸣之时，所以是阴中之阴，阴气最重的时候。以"一日分为四时，朝则为春，日中为夏，日入为秋，夜半为冬"，子夜子时应四季中的冬季，阳气虚弱，潜藏于下，而子时将尽之时，阳气堪堪抬头，进入上升态势。所以子时睡觉非常重要，一方面是为了阳气休整的需要，另一方面是为了阳气生长的需要，总而言之，在这个时候如果不休息，损伤阳气是轻而易举的事情，表现在人体中，就是各种各样的不适和病证，而如要通过努力，再恢复阳气，年轻体壮、先天体质较好的尚可，中年人、老年人却是不宜做到。所以，尽量做到不失，然后才考虑亡羊补牢。

第二，子时为人体十二经脉中的足少阳胆经所主

足少阳胆经，从头到脚，贯穿于人体全身，相火寄于其中。少阳为一阳，是阳气最柔弱时的状态，"少火生气，壮火食气"，少阳之相火主宰着人体的主要生理功能。子时睡觉，养少阳相火，对人体的健康和精神状况大有裨益。

足少阳胆经从属于胆腑。胆的功能从现代医学角度来讲，主要在于排泄胆汁于小肠，帮助消化系统对蛋白质、脂肪进行消化。从中医角度来讲，胆腑是"中正之官"，就是主决断的脏腑，其他的脏腑功能都直接或间接受其影响。子时不能安眠，少阳相火虚弱，则胆经、胆腑不养，可能会出现胃纳不佳或厌食油腻，精神不振、容易受到惊吓等情况。

第三，睡眠是阴阳俱补的最佳方式

对于人体来说，阴和阳同样重要，而在睡觉尤其是熟睡状态时，人体才能进入真正的阴阳交合状态，此时，阳抱阴、阴环阳，形成一种最牢固的圆的状态。子时阴盛阳弱，更是阴阳俱养的最佳时期，此时不宜熬夜，也不能行房事，因为房事最为损阴耗阳，严重打乱了阴阳的和合状态，如年老体弱或身体健康状况不佳之人，甚至会出现阴阳逆乱，后果不良。

养生秘籍

子时胆经主事，子时的睡眠，对胆汁的疏泄很有帮助，胆汁疏泄不利，郁结过久、过浓，就会形成胆结石，如果摘除胆囊，人的胆气变得虚弱，就会出现各种精神疾病，如强迫症、抑郁症、精神分裂症等。人和植物一样，生长激素都是在深睡中分泌的，所以有经验的农民会告诉你，夜晚蹲在地头，人能听见庄稼拔节的声音。而现代医学研究表明，人体在晚上9点之后细胞分裂增殖加快，晚上11点左右达到高峰，所以，人体在晚上得不到很好的休息，不仅精神状况不佳，而且影响健康和寿命。战国名文挚曾对齐威王说："养生要把睡眠放在第一位，一夜不睡造成的损失，一百天可能都补不回来。"

第一，按时休息

一定要注意子时睡眠的质量，晚上11点要进入睡眠。个人应依自身情况来定上床时间，如果沾枕即眠，可以晚上11点左右上床准备睡觉，如果平时入睡不快，需要一段时间才能睡着的人，就可以早点上床睡觉，晚上10点或10点半就可以洗漱上床养觉。

很多人认为，反正我也睡不着，为什么要躺在那里，我起来做点事情多好。其实，睡不着觉，即使闭眼在床上躺着，也比起来看电视、工作、学习来得强。大家都知道，肝晚上要排毒，而只有人体安静下来平躺的时候，血液才能回流到肝中过滤排毒。所以睡不着觉的时候，也尽量在床上静静地躺着，不说话，不看书，尽量不再扰动阳气。所谓"闭目养神"，就是闭目不动，把人外在的一些神机活动全部收回来，这样即使没有完全进入睡眠，阴阳没有完全交合，也是对神气的一种敛收，不使其外泄过多，神气外泄过多，则阳气损耗过多，对子时阳气生长有不利的影响。

第二，调整作息规律

现代社会中，失眠已经成为了一种常见病，很多人深受其苦，中医看来，这和作息没有规律、脾胃不适、气血不足等都有很大的关系。

作息无规律要自我调整，刚才我们已经说过了，每天晚上按时上床睡觉，睡前可以洗个温水澡，冲走一天的疲累，有条件的人，还可以用植物精油做按摩，松解神经，舒缓感官，使人体肌肉、神经等都进入睡眠状态。睡前不能做剧烈运动。很多失眠患者，医生嘱咐每天要有一定的运动量时，他们总是说：有啊，我晚上运动，有时到深夜。剧烈的运动，过分扰动气血，使人血脉贲张，血液循环加快，心率增加，与睡眠的心率减慢、气血减缓运行的状态背道而驰，反而增加了失眠的概率。所以每天白天保证一定的运动量，晚上尽量不动，只看一些轻松悠闲的杂志和电视节目，少看专业书籍。专业书籍需要脑部保持一定的兴奋性，脑血流加快，这样也是造成失眠的主要原因。情绪可以治病，也可以致病，睡觉前，情绪不宜激动、波动太大，情绪波动太大，影响自主神经系统，从而对心率、血流速度都有很大的影响，使人不容易平静，最终使人难以按时入睡。

另外还要注意，睡觉前不要暴饮暴食或过食辛辣之品，这样影响脾胃的升降气机而使睡眠质量下降。中医很早就有"胃不和则卧不宁"的说法。胃经和心脏通过经脉相连，胃部不适，也常常使人心烦不宁，则卧不安。睡眠环境对睡眠的影响也很大，如卧室内空气质量不佳，或气温过高，人们也会有烦躁的感觉，不能安然放松入睡。

第三，如何缓解失眠造成的精力不济

现代人睡眠时间明显减少，所以很多人经常感觉精神不济、办事效率低下，对于这种工作忙碌人，如何恢复精力、走出健康低谷呢？下面这些方法可以一试。

把熬夜、加班的时间间隔开，尽量抽出一天或两天时间来补充睡眠。工作忙碌的白领阶层，不能一周6天都加班熬夜，只等到星期天睡一天来补充缺失的睡眠，这于事无补。最好的方法是每周6天工作日内，挑不忙的一天或两天，晚上不加班，早早上床睡觉，保证8个小时的睡眠时间，尽量延长深睡眠，这样对体力、脑力的恢复都很有好处。挑一天晚起床也是弥补睡眠不足的方法，尽管一些专家警告说，周末睡懒觉会让我们在周日的晚上失眠，但对渴睡的大多数人来说，这种警告是多余的。如果你实在担心因睡得过多而导致后几天失眠，你可以将晚起床的时间限制在双休日的第一天。

中午抽时间打个盹，这样保证下午和晚上的工作质量。中午1点到2点，我们身体各方面的机能都处于调整和低谷状态，此时小睡可以帮助身体机能很快恢复，但时间不宜过长，15至20分钟就可以，时间过长，反而更觉得乏困，难以清醒。

借助精神振奋剂。如果有紧急的工作要做，可以借助茶叶和咖啡来恢复精神，但是这样做的代价是，很多人常有胃痛或心慌心悸的情况出现，之后连续几天，都会萎靡不振、精力不济。

体育锻炼也是恢复精力不二法门。因为锻炼之后人体血液循环加快，心率提高，心脑血管含氧量增加，人体的激素如肾上腺素也分泌增多。体育锻炼还会动员肝中的糖进入血液，人体能量供给大大增加。运动还会促使内啡肽的产生，这是一种镇痛物质，会让人产生一种心理愉悦感。所以，适当体育锻炼对人体生理和心理大有好处，人们可以适时积极进行，是一种天然的促进生命活力的药方。

另外，压力过大也是现代人失眠、无精打采的原因。选择能让自己开心的方式宣泄疏导压力，重新恢复健康积极的生活状态。如向自己的亲人倾诉、看令人身心愉悦的休闲书籍、旅游、购物等。很多人压力大，是因为自己给自己的压力比较大，此时你可以适当放慢步伐，问问自己，是否今天一定要完成所有的工作？是否这个月的业绩一定要超过上个月？通过这样的思考，你会发现，很多紧张和压力是自己强加于身，完全可以避免的。放松工作节奏，你会发现，生活很精彩，天也没塌下来。

ᨄᨄ 养生知识问答 ᨄᨄ

河北郝女士： 我的孩子现在两个月了，天天晚上哭闹，不好好睡觉，这样会不会影响他的成长啊？

专家答： 一般新生儿平均每天睡觉18～22小时，但是有些孩子睡觉时间没有这么长，常常会哭闹，可以从以下方面分析。

如果孩子是在晚上哭闹，白天睡得比较好，那可能是日夜颠倒的表现，应该让他白天多玩，这样晚上就会感到疲乏，睡眠就比较好。 其次，晚上哭闹的时候，要看看孩子是否过热或过凉，如果孩子鼻尖上有汗，背上也有潮湿感，就是室内温度过高或者给孩子包裹得太多了。如果摸到孩子小脚发凉，则表明孩子感觉到凉，所以无法入睡，此时加盖被褥或在被外用热水袋保暖即可。另外，孩子尿湿或没有吃饱时也会哭，此时更换尿布、给孩子哺乳之后，孩子也可安然入睡。

如果以上情况无法安抚孩子，宜及早就医。

丑时（1:00—3:00）能熟睡，护肝养血没问题

故人卧血归于肝，肝受血而能视，足受血而能步，掌受血而能握，指受血而能摄。

——《素问·五脏生成》

人睡觉的时候身体中血液几乎都要回到肝脏过滤，肝血足所以眼睛才能看见东西，脚上血足，所以能走路，手上血足，所以能握东西，手指上血足，所以能抓取。

养生阐释

《灵枢·本神》中讲："肝藏血，血舍魂。"中医认为，肝是掌控血液的主要器官。肝脏像人体的血液仓库一样，能够储藏一定的血液，在人体安静，血液需要减少的时候，一部分血液会回到肝脏储存，在人体工作或剧烈活动时，血液需要量大，肝脏又可以自动地给人体以补充供给。肝除了是仓库，还是血液监管器，它强大的控制能力能使血液在血管中正常运行，不溢出脉外而发生出血的情况。

古人非常重视"卧"对肝的重要性。认为人只有睡着了血液才能向肝内回流，肝也才能发挥它的清洁、解毒作用，而人的魂才能在血液安稳、平和的时候得到安歇。如果人该睡不睡，甚至该躺下的时候都不躺，那么血液不能回流于肝，肝就会受到损伤，其功能就会降低，人的魂不能得到收藏、休整，渐渐地人就会出现精神恍

惚、迷离、心神不宁等现象。

丑时指现代的凌晨1点到3点，是足厥阴肝经最旺的时候。足厥阴肝经是肝脏的主经脉，从脚开始，直达头顶。肝经是肝脏联系其他脏腑、行使功能的主要通道。丑时正常睡眠休息，则肝经运行健旺，为肝脏输送血液的功能也就正常，如果肝经得不到正常的休息，肝经通道不通畅，血液不仅难以运送到肝脏，血液从肝脏向眼睛、脚、手、手指的输送也会出现问题，那么这些部位得不到及时滋养，就会因血虚出现功能不正常的现象。如有的人熬夜后，不仅精神恍惚，常常还发现视力严重下降，平时能看见的距离和细小的东西，此时看起来都是模模糊糊的。还有的人出现手、脚没力，走路发飘，拿东西手不稳，手指无力，东西抓着抓着就会掉下来。

因为肝经连着头顶，所以一些头部的症状也和肝有联系。比如很多中年人、老年人熬夜之后，会有血压升高的情况发生，如果以前就有高血压或血管病变，那么熬夜也常常会导致卒中。这是因为，人体没有休息，血液没有正常归位，而是沿着肝经上逆头顶，郁积于上所致。

很多人有梦游的毛病，晚上别人睡觉的时候，他起来忙碌一些事情，但是自己还不知道，做完之后回到房间倒头再睡，第二天起来根本回忆不起昨晚的事情，只是好奇，谁干了这么多活？梦游在中医中就是认为是魂不守舍的表现，这些人可能因为肝藏血功能出现问题或者血气虚弱不能归肝，致使人体之魂也不能随着血安守于内，不受约束地在人体内飘忽，人体受其指令，也不受控制地做一些匪夷所思的事情。所以，现在一些精神症状，中医除了从肾考虑之外，也常常从肝论治，可以收到很好的效果。

肝为"将军之官"，主疏泄，和情绪关系很大。如果心情不佳、情绪低落，则肝的功能会受到抑制，人们总感觉体内气不顺畅，有的人还感觉喉咙那里有东西堵着，总想叹息。肝的藏血、使血液在血管内运行的功能也会受到影响，出现血液循环不良，某些部位供血不足，甚至出血的情况。忧郁、叹息、心神不宁，魂渐渐不能安于其处，人就会做梦很多、说梦话，甚至梦游。如果人脾气暴躁，肝气上冲，能上不能下，则上盛下虚，人会感觉头晕、头痛、坐卧不安，有的人还会出现突然的卒中。

∽ 养生秘籍 ∽

肝胆互为表里，子时睡眠重要，丑时睡眠更重要。肝作为人体的五脏之一，其重要性不言而喻，丑时进入深睡眠对肝的养护非常关键。所以每天要按时上床睡觉，不能熬到凌晨1点钟之后。

除了不规律的作息，对肝的正常功能有影响，异常的情绪变化如生气、暴怒及过量饮酒、过度用眼，都会对肝造成不同程度的影响，伤害肝脏的正常细胞。

第一，防止激烈的情绪对肝经的影响

喜欢生气，尤其是生闷气是很多中国女性的习惯。女性一般心思细腻，稍有一些不顺心，都会造成心情上的郁闷不舒，加上几千年来的封建文化教育，很多妇女有了委屈却不能大声嚷嚷发泄出来，只能这么憋在心里，久而久之，抑制肝气对人体气机的正常调节，肝经运行通路梗阻，肝藏血功能减退，"血海"不冲，任脉不养。这些生闷气的人常常可感到胸口闷痛，或者胁肋部胀痛，妇女们常感觉喉咙里堵着东西，吐不出来，又咽不下去。肝经，绕阴器而过，经过人体小腹的两侧、乳房。所以有些人也可见小腹两侧疼痛、阴部不适、乳房胀痛不适。很多乳癌的患者，几乎都有长期生

闷气的经历。肝不藏血，冲脉血虚，妇女胞宫不得养，可以出现月经失调，甚至不孕。

男人生气，常常是爆发性的。这种暴怒和生闷气一样，对肝极为不利。怒为火，暴怒耗损肝阴，会造成阴虚阳亢，暴怒时气血也逆聚于上，这样上盛下虚、头重脚轻，头部容易出现各种病变。另外男性饮酒较多，酒气上行，助长阳亢的气焰。肝胆的运行规律，肝左升而胆右降，酒性湿热，阻碍胆经相火下降，则肝郁生热。

第二，防止过度用眼对肝经的影响

人的眼睛为肝所主，肝所藏之血滋养双眼，使双眼明润灵动、视物清晰。反过来讲，如果用眼过度，肝血消耗过多，也会引起肝阴虚衰，对肝经造成伤害。很多人喜欢熬夜看书，甚至通宵达旦，这样最容易造成近视，就是因为晚上本身气血虚弱，此时不适时养肝，反而耗损肝血，血虚不能上荣，所以熬夜者容易近视，中老年人熬夜打麻将者则容易眼花。

但是也有很多人，每天睡够8小时、不酗酒、不熬夜，仍然觉得很累，眼睛干涩、眼圈漆黑，整个人无精打采，气色也很差。很多妇女月经不调、脸上的痘痘此起彼伏。遇到这种情况时，就要考虑是工作或精神压力太大，导致人体免疫力降低，从而使藏血、舍魂的肝出现了问题。还有些人晚上睡觉不踏实，不管什么时候睡觉，总是在凌晨两三点左右醒过来，这同样也是肝有问题的信号。古人云："病时间时甚者取之输。"丑时睡而转醒，是肝在当值之时给你发出的信号，此时应上正规医院检查，如检查结果无异常，无肝炎、肝硬化等器质性病变，就可以考虑针灸、穴位按摩或中药、饮食调理。

第三，丑时肝经保健

　　肝的养生保健除了按时作息、调节情绪和舒缓压力之外，还可以常常按压太冲穴（见图2），它是肝的原穴，即原动力之穴，在足背，第一、二跖骨结合部之前凹陷处，有疏肝解郁、调理气血、化湿通经的功效。很多肝病患者在做针灸治疗时，常根据经脉流注的时间，选择肝经旺盛的丑时进行。如果丑时醒过来，也可以用手指按压一下这个穴位，对肝功能的养护也很有帮助。

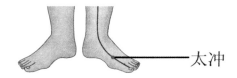

图2　太冲

养生知识问答

　　湖南林女士：这两个月因为工作原因，每天都要熬夜到凌晨3点左右，我的月经从上次来到现在有一个多月没来了，我这几个月都没有性生活，我很担心，熬夜是不是会引起月经不调？

　　专家答：从中医角度来讲，肝藏血，通过任、冲二脉影响女性的月经。长期熬夜，肝不藏血，任、冲二脉虚弱，故月经不能按时而来。

　　从西医角度来讲，经常熬夜的女性，其脑垂体对人体激素分泌的调节紊乱，从而引起女性生理周期的紊乱。熬夜还会导致女性精神压力大、情绪不稳定、烦躁，这些反过来又影响内分泌的正常机能，长此以往，形成恶性循环，也会导致女性提前绝经、衰老。

寅时（3:00—5:00）睡得好，肺就好

肺朝百脉，输精于皮毛。

——《素问·经脉别论》

肺推动血液流向各条血脉，肺主皮毛，给人体皮肤毛发提供精微物质，使其得到充养。

养生阐释

寅时指凌晨3点至凌晨5点，此时为手太阴肺经最旺的时候，肺气主令。肺为"太傅之官"，帮助君主心推动分配血液到身体的各条血脉。血液于子、丑睡眠之时从人体的各个部位回流到肝中修养，人体各个部分只留有少部分的血液，以供基本代谢所需。寅时阳气渐生，人体要从静止状态进入活动状态，肝脏中的血液通过肺重新分配到人体的各部分，所以此时，人体也必须进入熟睡的静止状态，若此时不能静止，让血液按正常规律运行，则会造成血液的分配不均，人的身体状态也会失衡。

寅时肺经最旺，此时也是肺修养的最佳时机。肺为人体的宰相，统管着身体内的血液、津液、气体的分配、正常运输及升降出入。肺的功能正常，则身体的一切工作有序进行，肺的功能失常，"宰相"对各部门工作监管不力，就容易出现怠工、渎职等情况。尤其呼吸这"宰相"主管的部门失去控制调节，人体机能会彻底搞乱，少了内外气体的交换，少了新鲜空气的进入，人体如一汪死

水，失去了清新流动，腐败滋生，很难想象这样的身体会有健康和活力。

从五运六气来说，寅属少阳相火，也是阳气初生之时，火虽小，却具有旺盛的生命力，是推动万事万物生长的初元之火。相火在人体中有温煦、推动作用，维持人体的正常运行，保护人体不受外邪伤害。但因少阳为小火，也容易被外邪所伤。再者，此时肺的宣发肃降功能在人体中占主导位置，肺为"娇脏"，寒不得热不得。而凌晨3点到5点，往往比较凉，容易由表入肺，妨碍肺的功能的正常运行，消耗人体尚不茁壮的少阳之气。

很多人在凌晨4点左右就自动醒过来，再无法入睡，这也常常是肺功能失调的一种信息提示。比如很多慢性支气管炎急性发作期的老人，一到早上这个时候常常觉得喉咙里痰很多，或者总想咳嗽，不能继续睡觉，于是就起来咳嗽、吐痰，这就是肺经旺时，排病于外的表现。此时肺气足，能主动地清理肺和气管中的垃圾，如果肺气虚弱，咳嗽咳痰无力，也不会出现咳痰很多的情况。有些坐月子的妇女，为了下奶，经常会在凌晨4、5点多起来喝点热粥。食气入胃，转输于肺，补充肺气，肺气充足，脉道流利，血液运行畅通。乳汁为血液所化，血液充足、运行通畅，则产妇下奶及时、充足，可以充分满足婴儿的母乳所需。

寅时也应该是休息睡眠的时候，因为人的作息规律要和太阳相应，一年四季中，即使是夏季，太阳也不会那么早就升起，而且夏季本来睡觉就晚，起床太早，人们气血没有完全恢复。老人和一些有慢性基础疾病的人，长期寅时就起床干活或进行体育锻炼，肺脏还没有完全准备好，其庇护下的心脏也可能会受到牵连，致使功能受损。

养生秘籍

肺是一个娇气的脏器，因为它是开放的，直接和外界相通的，所以外界环境对肺的影响很大，异常的热、冷空气都会对肺造成伤害。而人体内部环境的变化也会影响肺脏。比如肝火旺盛，经常咽干口燥、双目红赤的人，就会影响肺功能的宣发肃降，该散的散不出去，该降的降不下来，咳嗽痰难出，胸胁胀痛，口干口苦，中医中称为肝火犯肺。如果人体脾的运化功能失调，水湿运化不出去，也会影响肺的正常功能。这是因为土生金，母病及子，水湿积聚在肺部，也会引起咳嗽，痰多色白，同时兼见消化系统的疾病。

寅时很多人睡不好觉，若是因为肺部病变引起的，应前往正规中医院诊治，扶正祛邪。若是气阴虚弱导致的阳不入阴，阳气易扰动，应从如下几个方面来调养。

第一，防止阴虚对肺经的影响

肺阴虚主要的表现是阴津不足，虚热内生，常是因为久病亏耗，身体劳损太过而致。肺阴虚的人从外貌很容易分辨出来，一般形体比较消瘦，常常会自觉很热，以手心、脚心、心口烦热为主，有些人会有颧骨部位异常发红的表现，还有些人不管什么季节，晚上醒来总是一身汗，就是中医讲的盗汗。肺阴虚的人，适宜吃百合、麦冬、枸杞子、西洋参、沙参、知母、生地、阿胶等药物所煲的汤，因为这些药滋阴清热，对肺阴虚烦热者效果很好。

日常生活中，食物的性味也不同，根据滋阴的需要，以下食物可以经常食用。

● 鸭肉：《本草汇》称其"滋阴除蒸"。《随息居饮食谱》对其功效描述为："滋五脏之阴，清虚劳之热，养胃生津。"肺阴虚者宜多食鸭肉，少食羊肉、牛肉等温热之物。

● 猪肉：《本草备要》记载，"猪肉，其味隽永，食之润肠胃，生精液，泽皮肤。"肺和胃同居上焦，通过经脉相连，肺胃功能的失调常互相影响，肺主皮毛。猪肉性平，是适合所有体质的人常吃的佳品。

● 鸡蛋：鸡蛋对人体的补养作用不言而喻，从古至今都是补养佳品。无论鸡蛋白或鸡蛋黄，均有滋阴润燥的作用，肺阴虚的人食用很合适，而且古代也有鸡蛋和大豆一起煮食补气滋阴的记载。

● 牛奶：我国历代医家都认为牛奶是生津润燥的上品，认为牛奶可以"润肌止渴"，"润皮肤"，"润大肠"，或曰"滋润五脏"，"滋润补液"。牛奶在古代一直是少数民族的饮品，因为少数民族以肉食为主，体内燥热较盛，常饮牛奶可以防燥热伤阴。

此外，滋阴润燥之品还有梨、桑椹、燕窝、银耳以及各种水果等。但是要注意，脾虚者不应多吃，否则会加重对脾的损伤。

第二，防止气虚对肺经的影响

肺气虚者可以因为疾病引起，也有可能是身体处于亚健康状态造成的。主要表现为少气乏力，稍稍活动一下就气喘吁吁，甚至上气不接下气；怕冷，天气变化时容易感冒，秋天天气干燥时，皮肤多有不适。肺气虚严重者可能会有咳嗽、气喘、白天容易出汗等表现。

肺气虚者，煲汤可常用黄芪、党参、西洋参、太子参等药材。日常可多食红枣糯米粥、山药猪肉粥、猪肺等益气补肺。补肺同时注意脾土的补养，土生金，这样也利于肺气的加强。莲子、芡实、山药、红枣等都有健脾益胃的功效，平时可常吃。

人体阴阳平衡、气血充和，则人体脏腑各行其是，不妨碍人体功能的正常进行。因此健康的人只要按时上床休息，没有复杂的情绪变化和强大的思想压力，则可美梦甜蜜，一觉到天明。

～～ 养生知识问答 ～～

江西李女士：我男朋友有轻微的肺结核，现在睡眠不是很好，请问有没有什么办法？

专家答：首先应该去正规医院检查，正规服药治疗，防止病情的进一步加重。睡眠不好的原因可能与病情或心理压力有关。所以应该从以下方面来调整。

第一，家属应尽可能疏解其情绪，不使其有过重的心理压力，肺结核接受正规治疗后完全可以治好。

第二，睡眠不好，可能和病情有关。肺结核在中医看来，是以阴虚为主，阴虚生烦热，所以患者睡眠不好。

第三，晚上不要进行剧烈的运动以及让情绪波动很大的活动，整个人应排除杂念，尽量平静下来。

第四，安眠类药物会暂时有效，但长期服用，很多人会产生依赖心理。

卯时（5:00—7:00）起床喝杯温开水，轻松通肠道

> 大肠者，传道之官，变化出焉。
>
> ——《素问·灵兰秘典论》

大肠，是人体中主传送的器官，其功能是将人体中的食物残渣

转变为粪便并且排出。

☜☜ 养生阐释 ☞☞

大肠是中医的六腑之一，是受纳从小肠而来的食物残渣，再次吸收其中的水分和营养物质，把剩余的残渣转化成粪便，排出体外的器官，在人体中有着非常重要的作用。

很多人认为，大肠就是承纳粪便的地方，承纳到一定的量，然后排泄出去。殊不知，大肠也是重要的消化器官，我们人体中的一部分营养和能量，是从大肠而来的。小肠传输给大肠的食物残渣和水分，还要经过大肠再次去粗存精的过程，才能作为废物排出去。人体所需要的水，绝大部分是由小肠和大肠吸收而来的。大肠的这种专业说法叫"大肠主津"。所以在中医看来，很多病和大肠的功能失调有关系。比如，有些人经常肚子咕咕地叫、腹泻，而且排泄出来的粪便几乎都是没有消化的食物和水，那中医认为，这个人的大肠虚寒，没有重新吸收的能力。如果有的人经常便秘，努力排出来的大便非常干，有的甚至像羊粪蛋一样，舌红苔黄，甚至脸上还长出了很多红疙瘩，这样的人，在中医看来就是大肠热气重，严重消耗水分，肠道非常干涩所致。

现在很多人都认为，只有便秘和大肠有关系，别的和大肠八竿子打不着。比如，脸上特定部位经常长青春痘或者火疖、疮痈的人，如果这个部位在鼻翼周围，那就要考虑是大肠病变所致。因为我们都知道大肠的迎香穴就在鼻翼旁。如果一个人经常便秘，而且口干舌燥，喜欢喝冷水，皮肤也不水嫩，给人感觉很粗糙，那么这个人也要从"大肠主津"的角度来考虑治疗。

大肠的传导糟粕、排泄大便的作用，不是单独完成的，而是在胃、脾、肺、肾等脏腑作用下共同完成的。肺、胃之气不降，气机阻滞，大肠传导糟粕的功能也会受到阻滞，从而停滞不前；脾的运化功能失常，不能分清泌浊，则精华和糟粕不能分开，一同进入大肠，大肠再吸收不及，导致很多营养物质排出体外，人体逐渐消瘦；肾主前后二阴，有封藏的作用，是对大肠传导的一个缓冲力，缺少了这个相对的力量，大肠的传导也会失常，常常是不分时间地点，想排就排，很多老年人，大小便失禁，就是肾气不足，封藏功能减弱，大肠、膀胱不固造成的。

卯时是指清晨的5点到7点这个时辰，此时，阳气休息一夜后，慢慢充盈到人体的各个器官，并开启这些器官，使它们开始一天的工作。卯时大肠经最旺，此时阳气的召唤及一夜宿便的刺激，使得大肠蠕动加快，这是让人们排便的信号。排出宿便，接纳新的食物，补充营养，人体要开始一天的工作。很多人没有养成清晨排大便的习惯，或者是因为太留恋温暖的被窝，或者因为接下来的工作压力让他们不能把自己宝贵的时间分给这件大煞风景的事情。宿便不除，人们带着昨天的垃圾开始一天的工作，其精神状态可想而知，很多人说我早上不排大便很多年了，也没有影响我什么啊。大家可以想想，大肠有吸收功能，如果大便中还有水分和营养物质，吸收回人体，无可厚非，但若已纯粹是糟粕，此时再行吸收，回到人体的是些什么东西？长此以往，人的身体怎么能不受伤害？

所以，清晨，大肠当道时，就让它做一回真正的老大，让它的工作成为此时人体的工作重心，这样于它、于人，都有益无害。

养生秘籍

白领是高薪、光鲜亮丽的代名词，但是恰恰现代社会亚健康状态人群中白领最多。坐的时间长、没时间运动或懒于运动、饮食太过精细、肉食摄入过多等这些生活习惯使得白领身体出现了各种各样的问题，其中，便秘、口气很重、肚腩出现、皮肤水分含量少、弹性差以及频频出现的痘痘等，都是白领阶层们的难言之隐。

其实，这些看起来从头到脚的麻烦都来自宿便在体内的堆积。宿便停留在温度高达37℃的肠道内，超过48小时以上，会发酵产生氨、硫化氢、粪臭素、二次胆汁酸等毒素，这些毒素产生恶臭，经由口腔呼出，就会导致口气很重。这些有毒物质经过肠壁上的绒毛吸入体内，通过血液循环到达肝脏，损伤肝脏的正常细胞，回流到人体血液后使血液酸性化，久之，毒素积累越来越多，就会形成很多慢性疾病。

防止宿便堆积方法很简单，就是想方设法把大便排出去，不让它在人体中滞留时间过长。

第一，定时排便的习惯很重要

在大肠经最旺，人体最想排便的清晨5点到7点之间起床，喝一杯水，补充一下肠道中消耗的水分，同时也可刺激肠胃，促使其开始蠕动。胃肠有热的人，可以再喝一杯蜂蜜水，滋润肠道的同时，也有清热的作用，然后可以去洗漱，或者准备早餐，使身体稍稍活动一下，促使阳气进一步推动肠道运动，身体健康的人往往都会出现便感，此时进入卫生间，自然就能排出大便。

第二，不要长期坐着不动，每天进行适当的体育锻炼

现代研究证明，运动能改善中枢神经系统的功能。白领工作性质决定了他们每天大部分时间都是坐着，加上现在电子科技技术的发展，计算机的使用普及，人们在办公室里更是不用走来走去沟通、解决问题。白领薪资水平高但时间少，回家基本都是以车代步，上楼乘坐电梯，大大提高了便利性，节省了时间。有的人工作强度大、压力大，也不愿意抽出时间来运动，所以这种不良的生活方式使他们大脑中枢神经系统协调性变差，这也是不能形成良好排便习惯的原因之一。

因此，体育锻炼应该是白领不可缺少的生活内容之一。可以每天坚持跑步、骑自行车，也可以两到三天运动一次。如果实在没有时间，也可以在生活中改变一些习惯来达到运动的效果。如适当增加去洗手间的次数；或者上下楼的时候选择走楼梯；下班后乘车回家时，可以乘一段路，下车走一段等，生活中这样的机会很多，只要你心里有运动的渴望，你一定能找到运动的机会。

第三，改变饮食结构，为卯时排便创造便利条件

食物越精细，越不容易产生大便，常吃肉食，粗纤维摄入少，更是导致不能正常排便的主要因素。因此，便秘的人，尤其要注意食物的搭配，主食可以发酵食品为主，如面包、蛋糕、馒头、包子等。因为发酵食品中含有一种比菲德氏菌，是一种有益菌，能促进肠胃的蠕动，同时还有助于B族维生素的合成。糙米、玉米、番薯等都是营养较高的粗粮，同时含有丰富的纤维质，是可以常吃的食物，有时甚至可以取代主食。豆制品营养价值与肉类相差不多，但同肉类相比，却多了丰富的纤维，也是便秘者的必选佳品。蔬菜和水果中纤维及各种维生素含量都很丰富，但是很多人吃水果常常喜欢削皮，吃蔬菜不愿意吃菜梗，这样做浪费纤维含量最高的部分，达不到清理肠胃的目的。

第四，穴位按摩也是促进大肠排便的一个有力手段

卯时起床之后，喝过清水，如若便感不强，没有强烈的上厕所的愿望，可以躺在床上，按照以下步骤给自己按摩一下，对促进胃肠蠕动很有帮助。

1.天枢穴

天枢穴位于脐中（神阙穴）左右旁开2寸处，即肚脐左右两边旁开各三指宽处（见图3）。天枢穴是大肠经的募穴，是大肠之气汇聚之处，按摩此处，有疏调肠腑、理气消滞、消炎止泻、通利大便等功能，是一种双向的调节，既通便，又可止腹泻。

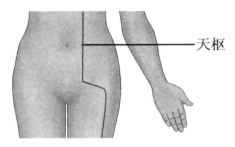

图3　天枢

2.支沟穴

支沟穴位于手腕背横纹正中直上3寸处，两骨之间。取穴时从手腕背横纹处向上量四横指（以食、中、无名、小指四指并拢），此处的两骨间即是支沟穴（见图4）。支沟穴是便秘的特效穴位，常常按压刺激这个穴，可宣通三焦经气、调理肠腑、通利大便。

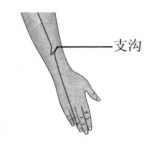

图4　支沟

3.关元穴

关元穴位于人体"阴脉之海"的任脉、肚脐之下3寸的位置，即在肚脐下四指宽之处，又称为下丹田（见图5），按摩此处具有培补元气、强壮身体的作用。

按摩腹部穴位时仰躺在床上，双手叠放，将手的大鱼际紧贴腹部，放置在相应穴位上，按照顺时针方向轻轻按揉，力度适中，每个穴位按压3～5分钟。

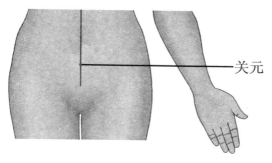

关元

图5 关元

人的气机运动，左升而右降。按摩完穴位之后，可以按摩腹部两侧肋弓处，按照左升右降的顺序，左边从下往上轻轻揉按，右边由上往下轻轻揉按，反复3～5分钟，可以帮助阳气，宣通人体气机，使大肠经气血通畅，调节大肠功能。

按摩之时，应闭目凝神，全神贯注于自己的双手及体内的变化，这样才能意到气到，气随意动。

🍃🍃 养生知识问答 🍃🍃

湖南朱女士：最近早上5点钟左右就要起来大便，而且大便不成形，稀烂。平时不想吃饭，胃口不好，月经经期不正常，非常怕冷。请问这是什么病，能治好吗？

专家答： 首先建议你去正规医院检查，排除体内器质性病变，如消化道、妇科病变等，如仅为功能性病变，就可以单用中医来治疗调理。

早上5点左右，属于卯时，大肠经当值，大肠功能出现问题，此时会有明显的表现。根据你的情况，初步判断为脾肾阳虚，脾胃运化失司，水谷精微和水液夹杂而下，食物营养没有得到很好地吸收。另外，肾阳虚衰，肾气不固，封藏不及，所以大肠经旺时，腹泻不止。你这种情况，应从补脾肾阳气入手。常见的补脾、肾的药食两用之品有山药、黄芪、红参、鹿茸、淫羊藿、巴戟天、肉桂、补骨脂等，选择其中两三味与猪肉、羊肉、牛肉等同煮，食肉喝汤。

但同时需注意，脾虚消化不好，肉食宜少吃，否则反而碍脾。阳虚如果比较严重，单用这些补肾阳的药物可能会出现虚不受补的情况，人会自觉有上火感觉，如眼垢较多、咽痛，但是眼周、咽部没有红肿等。此时应适当加一些滋阴的药同煮，如枸杞子、菟丝子等，可缓解这种症状。

辰时（7:00—9:00）按时吃热早餐，胃肠自然好

五脏者，皆禀气于胃，胃者五脏之本也。

——《素问·玉机真藏论》

五脏中的真气，都来自胃，胃是五脏安健的根本所在。

养生阐释

胃是人体中容纳食物的器官，上面连着食道，下面通着小肠，在中医理论中，胃被称为"水谷精微之仓"、"气血之海"，和脾一起被称为人体的后天之本。在《黄帝内经》中，对胃的地位评价很高，认为是五脏的根基所在。

胃是直接承纳食物的地方，因为食物在胃里有短暂的停留，然后再输送到全身，日复一日，年复一年。科学家们想知道人一辈子消费多少食物，做了一个有趣的运算，结果是一个活到60岁左右的中等体重的人，一生中要摄入大约75吨淡水、40万立方米空气、17.5吨糖类、2.5吨蛋白质、1.3吨脂肪。人的胃看似很小，但在这样的数字面前，我们就知道人一辈子中，胃的负荷有多大，这还不包括，人心情不好时发泄性的进食。所以古人形象地把胃称为人体的仓库以及容纳食物的海洋。

胃不仅是被动地接受食物，中医认为，胃还要通过一定的运动腐熟食物。所谓腐熟，就是把颗粒状的食物磨碎成利于人体吸收的糊状物质，并且在运动的过程中，把食物传送到小肠里，以利于小肠的进一步吸收。所以，现在很多人说胃动力不足、食物堵在胃里下不去云云，就是胃运动失去节律性，或者干脆不运动，或者胃酸分泌不足，导致吃下去的大块食物梗在胃里，不能磨成食糜；胃的动力不足，胃的传输功能也受到影响，不能把食物有效地运送到小肠里，所以胃里总是感觉满满的，有撑胀的感觉，或者表现为食欲不振、胃痛、打嗝酸臭味等，这常常是因为没有定时进食，打破了胃的生物钟，或者进食太频繁，胃休息不够，或者进食寒凉之物太多，伤害了胃的阳气，以致胃动力不足，不能完成其腐熟的功能。

胃和脾的作用方向正好相反。胃是向下的作用力，使食物、气体向下而行，如果胃受到伤害，则消化系统中的食物和气体向上而出，不能向下传递，使人体吸收，通过脾的运化输送到人体的其他部位。胃和脾都是属土的脏腑，但是胃为阳，脾为阴；脾喜燥恶湿，胃喜湿恶燥，脾胃一升一降，一燥一湿，阴阳结合，互相接济，形成一个完美的太极系统。脾不喜欢湿气停留，所以要保护脾的阳气，使水湿得以化。胃不喜欢太干燥，因为胃对食物的腐熟作用，不仅需要胃的阳气充足、动力强劲，还需要一定的津液濡润，这样才能把食物化成糜状，而胃的下降之性，决定了胃里存不住水液，加上胃是阳土，胃阴容易受到伤害，因此胃阴比胃阳更容易受损。

中医非常重视人的胃功能，认为胃是人体的根本。中医把脉、看舌苔，经常以辨别胃气的强弱为重点，尤其对于重病的人，更是如此，正常人胃气充足，表现在脉象上就是和缓有力，不紧不慢，舌是淡红苔薄白，这才是健康的标志。所以，中医常讲"有胃气则生，无胃气则死"，在诊病治疗中，特别重视胃气的顾护，即使胃阴不足，胃中有热，也不过用苦寒伤胃，这样只会加重病情，使患者预后不佳。

❧❧ 养生秘籍 ❧❧

辰时是早晨的7点到9点，此时是足阳明胃经当值的时间，胃经最旺，应该进食早餐。很多人说起床后没有胃口，那主要是因为起床时间太晚，身体还没有从睡眠的静止状态完全恢复过来，因此早上起床不能太晚，否则匆匆忙忙洗完脸，赶往公司或学校，肠胃的要求被排到了其次，甚至常常被忽略，这样长此以往，对身体影响很大。

第一，对消化系统影响较大

人体头天晚上进食后，到第二天早上，已经将近10个小时没有进食，此时胃里的食物已经排空，若辰时足阳明胃经旺盛的时候还不进食，胃里分泌的胃酸和各种消化酶就会腐蚀胃和十二指肠的黏膜层，长久如此，消化系统的黏膜层就会遭到破坏，细胞分泌黏液的正常功能也会紊乱，这样影响消化功能，而且很容易造成胃溃疡及十二指肠溃疡等消化系统疾病。

第二，对大脑影响较大

人的大脑的重量只有人体的2%～3%，但脑对营养的需求占人体总需求的20%～30%，脑力劳动者更是如此。研究表明，人的大脑的血流量为每分钟800毫升左右，耗氧量为每分钟45毫升左右，耗糖量为每小时5克左右。青少年的脑组织正处于发育期，对营养物质的需求量相对比成人还高。如果早上不吃早餐，大脑缺血、缺糖，脑的活动功能就会受到影响，人会感到倦怠、疲劳、精神不容易集中，记忆力减退，长久如此，青少年会出现脑的发育障碍。工作忙的上班族不吃早餐，大脑对自主神经的调节紊乱，内分泌失调，进而可以引起脏器功能失调。年轻时，人体有很强的代偿能力，暂时看不出来什么，但若继续如此透支下去，到了老年，身体基本储备耗尽，代偿不及，各种慢性病、老年病都会全部暴发出来。

第三，不吃早餐更容易肥胖

很多年轻人怕吃得多，身上脂肪多，影响外在形体，所以常常不吃早餐，到中餐和午餐的时候，饿得不行，就大吃一顿。殊不知这样更容易造成肥胖。据悉，日本培养相扑选手时，就是采取不让其吃早餐只吃午餐和晚餐的方法来催肥的。因为人体是个智能的系统，人体一旦意识到营养匮乏，首先消耗的是碳水化合物和蛋白质，最后消耗的才是脂肪，因此，早餐很重要，早餐、午餐和晚餐的比例最好是3：2：1，在胃经最旺的辰时吃早餐，有利于消化吸收，并且能在上午体力最旺盛的时间内消耗掉，不容易导致肥胖。

第四，长期不吃早餐容易导致卒中

现代医学研究证明，长期不吃早餐还会使胆固醇、脂蛋白沉积于血管内壁，导致血管硬化。因为人在一夜的睡眠中，呼吸、出汗等使身体的水分大量丢失，但又没有及时补充，早上起床后，人的血液比较黏稠、血流缓慢，血液中的一些物质容易附着在血管壁上，形成血栓。如果早上再不吃早餐，以稀释血液、促进血液流动，人们照常工作、学习，交感神经兴奋，使血压升高，这些栓子就很可能脱落，堵塞脑血管，引发卒中。

因此早餐要定时定量，不仅要吃饱，更要吃好，这样才能有充足的精力和健康的身体。早餐要搭配合理，以碳水化合物及蛋白质为主，辅以一定量的水果。早餐食物的性质要温凉适当，既不能燥热，伤害胃阴，更不能过于寒凉，损害胃阳。很多人早餐以果汁为主，这样做是不对的，果蔬类性质以凉润为主，辰时胃经旺盛，胃阳浮露，此时过饮果汁，不搭配其他平性或温性的食物，如面点、花生酱、鸡蛋等，长此以往，只会造成胃阳的损伤。

第五，早餐的选择

每个年龄段营养需求侧重点不同，但总的来说，含丰富的蛋白质、矿物质及维生素的食物是首选。

中国人的传统早餐是馒头、油条、包子加粥或豆浆、豆腐脑等，南方人还喜欢吃肠粉和糯米鸡。这种搭配，营养丰富，可以满足基本热量所需，油条和糯米鸡相对比较油腻，减肥人士可以少吃。外国人早餐喜欢吃一点水果，中国人相对没有这个习惯，对于处于成长发育期的青少年来说，富含维生素的水果的补充也很重要，但不要吃完早餐就马上吃，因为水果中的酸性物质容易和食物中矿物质及蛋白质等结合，影响人体对其他食物营养物质的吸收，而且，饱腹时吃水果，人体对水果中的纤维素、半纤维素及果胶等物质的吸收也会大大降低，从而加重了胃肠的负担。

因此，青少年和上班族可以把水果拿到学校或办公室，在中间休息的时间吃掉，这样既不影响工作学习，又对健康有益。

很多胃部有疾病的患者，害怕吃饭，如此下去，只会形成恶性循环。俗话说：胃病三分治七分养。早餐吃得好，无形中就是对胃的一次按摩和调养。因此做早餐时，可以用一些对脾胃有好处的食材，比如红枣、山药、扁豆、莲子、猴头菇等，用这些东西熬粥来喝，是非常不错的早餐选择，主料可以用小米、粳米、糙米等。小米有暖胃、安神的功效，粳米滋阴养中，糙米富含各种维生素。胃寒的人，可以适当加一点生姜丝，胃燥热的，可以加一点银耳、雪梨等滋阴润燥之品。

养生知识问答

北京王女士：我最近在减肥，但是胃老是和我对着干，不是痛，就是隐隐不适，请问吃点什么药来保养一下我的胃啊？

专家答：胃天生是用来承载食物的，如果你给予的食物过少，不能满足胃的消化所需，或者饮食不定时定量，饥一顿饱一顿，胃过的是一种没有节奏的生活，这样胃肯定要和你闹情绪，不好好工作。是药三分毒，药物的服用，是不得已而为之的事情，它不是万能的生命源泉。要想使自己的胃功能恢复正常，远离胃痛和不适，最好的办法就是按时按量吃饭，保证胃的工作和休息的节律，使胃酸的分泌时有物可消化，否则它只能消化你的消化系统的黏膜，这样胃受到伤害，疼痛的是自己。

其实减肥不一定要节食，合理的饮食搭配，同样能既有健康，又有好身材。食物选择以新鲜的食材为主，可以适当多吃一些水果蔬菜，少吃甜食和油炸食品，零食选择低脂或无脂类，晚餐适量减少，以蛋白质和粗纤维食物为主，晚餐后可以散散步或者做做家务。这样长期坚持，一定可以健康地瘦下来。

巳时（9:00—11:00）按摩脾经，身健脑清

饮入于胃，游溢精气，上输于脾，脾气散精，上归于肺。

——《素问·经脉别论》

饮食进入胃中，经过胃的腐熟作用，其中的营养物质被人体所吸收，储藏在脾中，并且通过脾的作用，向上输送到肺中，最后由肺布散到全身。

～～ 养生阐释 ～～

脾和胃同属中土，吃完早饭后，食物经过胃及小肠的消化吸收，其中的精微物质都储存在脾中，脾发挥它的运化作用，把这些人体所需要的精华物质，上输到肺中，然后肺再布散到全身。

吃过早餐的人，上午通常会感觉精神奕奕，头脑清楚，脑力和体力都达到一天中的顶峰，尤其在上午的9点到11点，聪明的人，都会把重要的事情或者比较难解决的问题放到这个时间段来处理。这

是因为此时是脾经最旺的时刻，脾经旺，脾的运化功能就好，脾的运化功能好，进入人体的水谷精微就能被人体有效利用，从而为人体的五脏六腑及头脑、四肢提供充足的能源，使其动力十足，运转出一天中的最好成绩。

上午9点到11点，人的头脑清晰，做事条理性强，决断力和判断力都处于最佳状态，还因为脾的升清功能在此时得到了最好的体现。脾的作用力是向上的。人体中凡是向上的生理现象，都有脾的参与。比如脑力活动的敏捷与否，就和脾的升清作用紧密相连。脑位于人体的最高处，也需要精微物质的供应充养，但由于地球引力的作用，一切物质的运动都是自上向下的，因此要把大脑所需要的营养提供给大脑，必须依赖脾的上升的作用，而且升的是物质中的轻清部分，是阳中之阳，最精华的东西。而正是因为上午是人大脑最清楚的时候，所以各级教育部门一些最重要的考试，也都是安排在上午举行，这样对考生有利，避免了生理因素对成绩产生的影响。

反过来讲，人们有时觉得很累的时候，都会出现大脑的沉重、迟钝感，这也可以从脾的功能不健运角度来考虑。脾本身也是比较脆弱的一个脏器，人的很多行为都可以伤害脾气。比如人暴饮暴食之后，常常会有大脑昏昏沉沉的感觉，用现代医学来解释，是因为人吃得过饱时，血液会集中到胃部，帮助保持胃动力，促使胃的消化功能正常进行。中医认为，吃的过饱，胃受影响难以通降，脾胃相互为用，胃气不降，脾气也不升，脾的升清作用受到阻滞，不能使轻清精气上输于脑，于是人会觉得头蒙、昏沉，睡觉的欲望非常强烈。

脾主四肢，人体能承受的正常范围内的体力劳动，对脾功能有促进和加强作用，但是若体力劳动太过，人过于疲劳，就会反过来对脾胃功能形成负面影响。很多体力劳动过于繁重的人，总是胃口不佳，一副有气无力的样子，还很容易头痛，而这种头痛休息之后就可以得到缓解，这就是因为劳动强度太大，伤害脾气所致，有些从事超出自己体力范畴的劳动的女人，还可能会有胃下垂、子宫脱垂等情况，这也是脾气受伤，不能升举，体内脏器受地球引力作用而下垂。对于这种患者，不要仅仅考虑手术治疗，如很多子宫脱垂的女人都喜欢选择手术治疗，这样治标不治本，应同时运用中医进行调理，恢复脾气。

脾的统血的功能，也是和它的这种升清作用分不开的，脾气正常，血液不致受地球引力影响而倒行逆施，从而溢出脉外。很多脾虚的患者都有容易出血的倾向，如很多人容易皮下出血，或者尿血、便血、崩漏等，同时还有神疲乏力、纳少、头晕、嗜睡、四肢倦怠、大便稀等症状和表现，这样的人治疗和调养就要从脾胃来考虑。

∽∾ 养生秘籍 ∽∾

上午9点到11点的巳时，是脾经健旺之时，此时既是人体状态最佳之时，也是容易伤害脾阳的时刻。枪打出头鸟，阳气隐藏得深，对其的伤害，不能动其根本，当阳气完全暴露之时，反而是最易受重创之时。

第一，防止寒凉对脾经的损伤

很多人在这个时候喜欢吃点零食，补充一下体力，同时缓解一下工作、学习的压力。尤其在炎炎夏日，白领此时可能会喝一些冰凉的饮料，家庭主妇则打开冰箱，拿出冰冻的西瓜，学校里的学生，可能会买个冰淇淋消消暑。这样看似平常的行为，却可以悄悄地带走你脾脏的阳气，兜头的寒凉下去，脾脏阳气甚至可能一蹶不振，轻者面对午饭食欲全无，重者则已经跑了好多次卫生间。

所以巳时养生最重要的一点，不要人为地伤害脾脏的阳气。脾上输精气、运化水湿，需要强大的温煦及推动力量，人体的阳气随着年龄的增长，又处于不断的消耗当中，因此脾脏其实一年比一年疲惫，此时若再人为伤害，无疑雪上加霜。

不吃寒凉是一个方面，不过于接近寒凉也是保护脾脏的一个重要方面。古今医案中，常常有这样的案例，不分季节在水里或冰上作业的人，除了四肢关节病变外，脾胃的虚寒也是常见的现象。如一名在冰库工作的正值壮年的工人，常年腹泻，而且觉得身体越来越沉重，懒得动弹，于是去找当时的很有名的一个老中医诊治，老中医四诊合参后，诊断为脾阳虚弱，建议其辞掉这份工作，从事别的工作，这个工人听从了老中医的建议，转行做别的工作，身体也渐渐恢复了健康。因此环境对脾也有间接的影响，所以中国人一直很注重环境对健康的作用，风水学中也常常会讨论到这些问题，比如，风水学中就认为人的睡床对着卫生间对健康不利，究其原因，实是卫生间常常处于一种潮湿的状态下，人的脾喜燥恶湿，常常睡在卫生间对面，水湿天天侵袭人体，日积月累，对人的脾阳的伤害不言而喻。

外国人对环境和人体健康的关系的认识，远没有中国人那样深刻。中国老祖宗讲究居处的干燥、温暖，卫生间建在远离卧室的院子角落里。而现代人追求所谓高尚的生活，吃、穿、住、行各方面，都在极力向西方国家看齐。卫生间和卧室建在一起，就是外国人的发明；外国人为了追求一种波动的舒适感，喜欢睡在水做的床垫上，不论季节，喝凉牛奶、饮料中加冰、吃冰冻的冰淇淋；外国人前卫大胆，暴露的穿着比比皆是；科学技术带给人们的便利，使人们舍弃了很多体力劳动的机会，家务用机器，出门有车代步。中国现代社会城市里的人，生活状态和外国人差不多，这样的生活方式，每种都对脾脏不利。

以前女孩子，月经初潮之后，奶奶、姥姥就会告诉她，女人那几天的禁忌。月经期间，女人气血虚弱，此时不宜吃生冷的东西，最好不吃水果；不要衣着单薄，要注意保暖；不用冷水洗手、洗脸、洗衣物，即使很脏，也要挺过那几天；月经期间也不能劳累，要好好休息，睡眠充足。这样代代相传的简单朴实的保健知识饱含了我国古代人民的智慧。生冷的食物直接伤害脾阳，冰冷的水间接伤害脾阳，而休息不够，更会使脾虚加重，从而会导致脾不统血，月经可能会淋漓不尽，严重者甚至会导致妇科疾病。但是现代社会女孩子无所顾忌，照吃、照穿、照洗、照玩，因此现代的妇科病越来越年轻化，而且不孕的概率也远远超过了以往任何时代。

第二，美丽女人从健脾开始

首先要美丽是女人一生最大的课题，但是随着年龄的增长和角色的转化，女人发现自己的身体开始悄悄地"下滑"。女人最早注意到的是自己的脸。年轻时的脸紧致、光洁，不知道从没有睡好觉的哪一天起，女人发现自己鼻翼两旁脸颊的肌肉呈现了下降的弧线，鼻翼到嘴角的连线也变明显了，为了消灭这衰老的最初迹象，女人奔命于各个名牌化妆品专柜之间，时间花了很多，金钱贴了不少，但是肉肉的弧线却没见上升，还是大剌剌的斜画在那里，似乎在嘲笑女人那一厢情愿的无用功。渐渐地，随着时间的推移，乳房、臀部，这些最能体现女人魅力的部位都开始背叛女人，纷纷出现了下滑的趋势，等年龄到了一定的时候，比如50岁，女人会发现，自己最引以为傲的杏仁眼也慢慢变成了三角眼，此时女人彻底绝望了，为什么号称功能那么强大的化妆品却不能为女人多留几年青春呢？

其实女人各个部位的下垂，不能仅仅从外在皮肤的角度考虑，脾主肌肉，脾气升清，所以凡是人体器官的下垂，都可责之于脾。因此，从脸上的肉肉开始有下垂迹象时，就应该反思一下，是不是自己最近的生活方式出了问题？如果日常生活中没有人为损耗阳气的行为，主要是因为年龄的关系造成的阳气虚弱，那么应该从以下几个方面来入手调理，以期延缓衰老的步伐。

（1）生活方式的注意。这些我们在前边都已经讲过，注意饮食、起居不能过于寒凉，以过多消耗人体阳气。气养则壮，用则消，多注意休息，不能过度劳累，以损伤脾气。很多人喜欢运动，几乎有时间就泡在健身房里，每天下班虽然很累，都要在健身房里挥汗如雨，这种锻炼方式，表面上看起来很健康，其实是在透支人体的正气，这也是很多健身教练英年早逝的原因所在，现代科学研究表明，锻炼太过也会容易使人产生过量癌细胞，导致癌症疾病的发生。

（2）饮食保健。温阳养脾的食物很多，如山药、莲子、芡实、栗子等，对脾都有很好的补益作用。脾阳喜温喜燥，所以脾阳虚的人，也可以吃一些温热的食物，如葱、姜、蒜、花椒、辣椒、小茴香、白蔻仁、羊肉、牛肉、干姜、红参等，但是要注意，太过温燥，火气太大，反而会吞噬人体的正气，使人感觉四肢无力、疲乏、头脑发蒙等，这是温热太过伤害脾气所致，因此，温补阳气，也应适当进行，如果已经有上火迹象，如口舌溃疡、大便干结等，应停止食用温补类食物，改选润燥降火的银耳、绿豆、莲藕、百合等食物，牵制人体内的阳热，使其刚刚够人体所用，又不消耗正气。

（3）适当的肌肉练习。脾主肌肉，适当的肌肉练习对促进脾气正常功能也很有好处。女士朋友们早上洗完脸后，涂上护肤品，然后轻拍双颊，这样既促进血液循环，又紧致了脸部肌肉，每次拍两百下左右，力度适宜，以不感觉疼痛为佳。乳房下垂的女性，每天可以做一些简单的哑铃练习，以强健胸大肌。练习时以50个为一组，每次3组，左右手交替进行。臀部的练习主要在于收紧臀部肌肉，持续几秒，然后放松，逐渐延长收紧时间，这个练习随时随地都可以做，比如在办公室坐时间久了，可以有意识地进行几次臀部肌肉练习，长此以往，在肌肉得到训练的同时，脾气的升举功能也得到了锻炼和加强，从而延缓了身体重要部位的下垂，整个人看起来紧致结实，活力十足。

养生知识问答

湖北王先生：很多人都说上午是人一天精神最佳的时候，为什么我上午的时候常常觉得很困，尤其是吃了早餐之后？

专家答：按照中医理论来讲，阳气经过一夜的休息，上午时分，应该是精力最旺盛的时候，且上午巳时为脾经所主，脾气主升，也利用阳气的生发，因此一个健康的人此时应该感到精神奕奕，而不是萎靡不振。你这种情况一是考虑前一晚上没有休息好，阳气没有得到很好的收敛潜藏，因而白天不能有效生发，处于一种疲弱无力的状态。二是考虑你的脾气虚弱，以至于早餐之后忙于运化，升清之力不足所致。因此要改变这种情况，首先要有规律的作息，保证睡眠质量，其次要注意脾气的调养，使脾气充足健运，这样就能保证上午精神饱满，使人的工作和学习都处于一种高效的状态。

午时（11:00—13:00）午时小憩是养心经的最佳办法

目明，心开而志先。

——《素问·八正神明论》

双眼明亮，视物清晰，心脏功能正常，则人的意志就会展现。

养生阐释

心脏管理着人全身的血脉，是人体血液循环的总动力机器，而中医认为血液是通过心脏的赤化而产生的，人的血液的变化和心脏的关系很大。同时中医认为人的精神活动是由心来决定的，认为心的功能正常，人的精神意志等就正常，心的功能异常，人的精神意志等也会出现相应的变化。一个很明显的例子，很多做心脏移植手术的医生都有过这样的经验，他们的患者换过心脏之后，常常有一种精神、心理的异常出现，甚至前后判若两人。比如国外曾报道一个做过心脏移植的患者，患者是位大学教授，手术前虽然饱受病痛的折磨，但是待人接物彬彬有礼、温和谦虚，移植了一个枪决的犯人心脏后，该教授情绪变化很大，常常在病房里大声喝骂周围的人，他的妻子不堪忍受他的粗暴，多次痛哭流泪。虽然心主神明在现代科学中没有得到有力的证实，但是这些或逸闻或真实的事情却从侧面证明了心对人的精神意志等有一定的影响。

上午11点至下午1点是人体手少阴心经最旺的时候，心脏是人体中不会阳气过剩的脏器，对于心脏来说，阳气多多益善，心脏的生命力越旺盛越好。所以心脏经过一天的做功运动，到午时心经当值，心的做功最大、需要耗损心阳最多的时候，反而应该给予其一定的休息，使其的阳气充盈的同时得到充分的修养，这样既使心阳得到充分的张扬，也保护了心阳，使其不受没必要的损耗。

从另一个角度来讲，午时睡觉也是对心阴血的养护。因为午时阳气最盛，但也是快走到尽头之时，此时阴就开始生发，以致渐渐壮盛，正如秋冬来临时一样，天天渐渐变冷，此时阴气当道，故应养阴为主。所以午时睡觉不仅能养护心脏的阳气，还是对心阴血的一种养护。人们熬夜工作、学习，心阳气化心血为人体的劳动提供动力及能源，心阴血为物质基础，它的虚少，直接导致阳气的不能潜藏，从而也就使得人的神明没有根据和归宿，所以容易造成心阳浮越于外，心神不敛，这种情况下，轻者难以入睡，或睡着了梦多易醒，重者则会出现精神及心理疾患。

因此午时休息一会儿，对人体健康有积极的作用，但是睡觉时间也不宜过长，因为短时间的睡眠，阳气可以很快生发出来，人体可以迅速恢复精力充沛的状态，长时间的睡眠，阳气潜藏比较深，再次生发所需要的时间也比较长，因此反而可能导致人整个下午都感觉疲乏无力，到了晚上异常有精神，这样就不利于正常地工作、学习和生活。

养生秘籍

有效的午休可以改善大脑代谢的情况，使一个上午劳累的脑神经得到休息、获得更充分的新鲜血液和养料，而规律的午休可降低心绞痛、脑梗死发病率。现代医学调查研究表明，排除其他因素，有午休习惯国家的人们心肌梗死的发病率要远远低于无午休习惯的国家。为了达到最大的促进健康的目的，午休应注意以下几个方面。

第一，午休时间选择

午休时间以15至30分钟为宜。很多人认为，中午睡觉时间短，没有很好解除身体的疲乏，其实中午卧床休息15至30分钟，就可使身体绷紧的肌肉和神经得到舒缓，大脑血流量和含氧量增加，人体从疲劳的状态中解脱出来，重新恢复活力；午睡时间过长，反而使人头昏脑涨、四肢无力。而且午休也应该有规律地进行，不规律的午休会导致人体"生物钟"的紊乱，原本血管状况就不佳的亚健康状态人群，不规律的午休，有时睡、有时不睡，有时睡得短、有时睡得长，这样反而使人体激素分泌紊乱，刺激血管壁，加重血管病变。

不能在吃完午饭后马上躺下午休，因为酒足饭饱之后就马上躺下，影响胃腐熟食物的功能，而且胃以通降为用，躺在床上，胃气通降不利，食物不能很好地输送到下一个消化系统，从而使食物在胃中停留时间过长，会出现嗳气、反酸等症状。在湿气比较大的天气尤其如此。正确的做法是饭后静坐十分钟，或者缓缓散步十分钟，然后再卧床休息。

第二，午休注意事项

季节不同，人午休时候的注意事项不同。初春、深秋及冬季时节，天气较冷，此时午睡应该注意防寒保暖，防止外邪对人体的侵袭。夏季温度较高，人们出汗较多，人体的血液较黏稠，电解质及微量元素流失较多，此时午休的注意重点在于防止高温，以防血液黏稠及水电解质不平衡造成的各种疾病，老年朋友及有基础疾病的人更应该注意。睡前如觉得口渴，应喝杯水，补充出汗对人体造成的消耗后，选择通风阴凉处休息。

睡眠专家建议睡觉姿势的选择以仰卧为主，仰卧与侧卧交替互换，应尽量避免俯卧。这是因为仰卧时，内脏器官互不相干，不会移位或者互相挤压，侧卧影响亦不大，俯卧却使身体受到压迫，呼吸系统及内脏受挤压，人会感觉呼吸不畅等不舒适感。

枕头高度的选择也很重要，有些人喜欢睡较高的枕头，有些人喜欢较低的枕头，其实枕头以仰卧时高6厘米到10厘米，侧卧时高13厘米到20厘米为宜。太高，颈部不能保持正常的颈椎生理弯曲度，会使颈椎负担过重，易导致落枕，也有可能出现颈椎病等，以致使人感觉颈部酸痛、头痛、头昏，从而导致失眠。枕头太低会使头面部充血浮肿，同时头部充血也容易使人更加精神，不容易进入睡眠。其实个体情况不同，枕头标准也应有所差异，一般来说体形较胖者，枕头相应选择较高些的款式；体形较瘦者，枕头则相应要选择矮些的款式。

第三，补血有助睡眠

阴血是阳气及神明潜藏的物质基础，阴血虚弱，阳气和神明也不能归位，这也是很多人不能正常睡觉、神经衰弱、失眠多梦的原因。午休睡不着的原因也和此相关。因此，一些心血虚的人，其主要表现是心慌心悸、失眠多梦、眩晕、健忘、面色淡白无华或萎黄、口唇色淡、舌色淡白、脉象细弱时，就应该从补心血角度入手来达到安睡的目的。

龙眼是补益心血的佳品，性温、味甘、无毒，入心脾二经，药食两用。中医常用此物来补心血、宁心安神。常见的龙眼补品的做法是：

龙眼枸杞黑米粥：龙眼肉100克、枸杞15克、黑米适量，放入锅中开小火同煮，直到黑米煮烂，加入冰糖适量食用。龙眼、黑米皆是补血之品，枸杞滋肾补阴，三味同煮，补血滋阴，尤其适合于老幼和体质虚弱者食用。

养生知识问答

深圳郝先生：我的工作需要经常熬夜，以前熬夜后白天午休能很快睡着，现在却觉得亢奋，怎么都睡不着，我该怎么办？

专家答：熬夜耗阴伤阳，日久会造成阴阳俱虚。阳虚则下降之气不足，阴虚不能敛阳，阳气更加不能归位。其中以心的虚衰表现最为明显，所以建议你以养心气、心血为主，可以服用一些归脾丸、天王补心丹等成药，也可以食疗。如可以用党参、当归煲猪心，或者北芪当归煮鸡蛋等，都有益气补血、宁心安神的功效。

对于这种情况，还要注意因为心气血不足，心体失养，应尽量避免外界的恶性刺激，以防受到惊吓伤神。再者，不能超负荷脑力或体力劳动，以免加重心血的损耗，在体力和时间许可范围内做适当的体育锻炼，促进气血畅行。

未时（13:00—15:00）吃好午饭，按摩小肠经，身体自康健

小肠者，受盛之官，化物出焉。

——《素问·灵兰秘典论》

小肠接受胃传送过来的已磨碎的食物，经过自身的转化作用，再分送到不同脏腑中去。

养生阐释

小肠也是收纳水谷食物的地方，但是小肠接收的是经过胃的腐熟、磨碎之后的食糜，食糜在小肠中经过小肠的消化吸收分化成不同的物质，再被输送到不同的脏腑。这就是中医中说的小肠的分清泌浊的功能。小肠可以将胃传导来的谷物，分为清浊，清者上输于脾，浊者下注于大肠。如果小肠气虚，蠕动不利，精微之气难以入脾，浊物也难以下注大肠，则形成便秘。因此现代很多人的便秘，不完全是因为大便干结、大肠实热所致，还有很多情况是患者明明感觉自己有便意，但是就是觉得力气不够，推不出来，这种情况下，我们就说该患者便秘病位不在大肠，而应则责之于小肠。

小肠和心相表里，通过经脉紧密相连，因为它们的关系如此密切，所以它们的功能也相互影响，比如我们经常说的心移火于小肠，就是指，心火旺盛、口舌生疮的时候，可以通过清小肠、利小便的方式来解决。而心气虚的时候，对小肠有什么影响呢？那就是心气虚，小肠气也虚，小肠泌浊功能受到影响，食物残渣不能有效地输送到大肠中去，从而表现出来的就是推动无力，大便难下。

对于这种情况，首先要注意对心气的护养，不能过劳，耗伤心气，进而可以用一定的方式和手段补养心气。火生土，脾胃又为后天之本，与小肠同属消化系统，因此小肠的补养和脾胃的补养也是紧密相连、不可分开的。肾中元阳统管人体的温煦、气化作用，肾虚功能衰弱，小肠气化同样受到影响。因此小肠的补养不是直接补小肠，而是从与它关系紧密的脏腑补起，从而推动小肠功能的正常运行，解决人体的吸收和排泄两大问题。

未时是下午1点到3点之间，未在五行中属土，土主中央，主消化系统。未时小肠经最旺，小肠的消化吸收功能最旺盛，因此此时进食，契合人体生理规律，也符合天地自然的时间规律。

早餐要吃好，午餐一定要吃饱。午餐在人体营养需求结构中，也扮演着重要的角色，在三餐中来说，午餐起承上启下的作用，对于体能消耗需求来说，整个下午劳动的能量需求几乎都来自午餐。我们的古人，一天一般吃两顿饭，而他们对于午餐更重视，午餐的饭菜最丰盛，而且午餐的摄入量也是一天中最大。和现代社会，人们都普遍重视晚餐不一样，古代上至君王宴请重要宾客，下至普通百姓的红白喜事，午餐都是最重要的一环，由此可见，古人的饮食观。未时是太阳上升最高、阳气最盛之时，此时人体营养物质的消耗最大、需求也最大，加之阳气刚猛之性的缘故，此时进餐量大，容易消化，吸收也较好，对于一个健康的人来说，几乎不用考虑食物的偏性对人体的影响及脾胃的损伤。中午之时，一天刚刚过去一半，阳气渐渐收敛，人的活动量却没有减少，这样也间接促进了午餐的消化吸收。所以很多体质寒凉的人，想要吃水果时，医生都建议中午阳气最盛、小肠经当道之时来吃，这样吸收好，对人体影响最小。

⚊⚊ 养生秘籍 ⚊⚊

俗话说"中午饱，一天饱"。说明午餐是一日中主要的一餐。由于上午体内热能消耗较大，午后还要继续工作和学习，因此，不同年龄、不同体力的人午餐热量应占他们每天所需总热量的40%。现代社会生活节奏快，很多人午餐时间不充足，因此常常不重视午餐的摄入品质，据调查显示，出外进食午餐的人群中，超过七成人习惯于在茶餐厅及快餐店用膳，而茶餐厅和快餐店，为了保证口味，总是用过量的油来炒菜，或者放入大量的调味品，所以外出解决午餐的人，摄入高脂肪食物的机会远远大于在家里就餐或者自备午餐的人，长久下去，这种饮食，对心脑血管均有一定的伤害。因此，没有条件在家享用午餐的人，可以采用自备午餐的方法来保证午餐的营养和质量。

第一，营养午餐的搭配

健康营养的午餐应该包括五谷、蔬菜、瓜果，以及适量的肉类、蛋类，尽量减少油、盐及糖分的量。不同午餐食材摄入比例为1∶2∶3的比例，所占份额最大的是碳水化合物，即面条、馒头或者米饭，占摄入食物总量的一半，蔬菜是除主食之外的主要搭配食物，占到食物总量的三分之一，而肉、蛋等高蛋白食物占到食物总量的六分之一，水果不和正餐一起吃，量也不宜太大，100克左右即可。食物选择高蛋白、高纤维含量的食物，尽量少选择高脂肪、高糖分的食物，如主食可以选择一个馒头、一份糙米粥，肉食不选动物脂肪含量较多的肥猪肉，可以吃些不带皮的鸡肉。

现在很多办公室里，为了员工便利考虑，都配置有微波炉、冰箱等家用电器，这为员工们中午自备午餐提供了充分的条件，大家可以前一晚上就准备好午餐，放置在冰箱中，要吃的时候再拿出来用微波炉加热后食用。因此自备午餐的时候，最好不要烹制绿叶蔬菜，因为绿叶蔬菜放置时间过长，会产生亚硝酸盐，经过再次加热后，不仅营养流失严重，而且其中的亚硝酸盐对人体的危害很大。营养专家认为，果实类、根茎类蔬菜经过长时间放置，亚硝酸盐的含量要远远低于绿叶蔬菜，因此建议自备午餐的朋友，选择果实类、根茎类蔬菜烹饪，作为第二天的午餐食用，经济又营养。第二天午餐加热时也要注意，不宜时间过长，加热时间过长易导致营养成分大量流失，因此在办公室微波炉加热时注意八成熟就可以。中国餐式营养又美味，像炖牛肉、红烧鸡翅、糖醋排骨、红烧带鱼等，是中午备餐的最佳选择，也可以搭配土豆、茄子、山药、葫芦瓜、青椒、西红柿等蔬菜食用，这样既符合健康膳食的搭配标准，长时间吃也不会腻。

第二，午餐食物的摄入顺序

营养高、为人体提供大量能量的午餐不仅要注意食材的选择和搭配，而且要注意摄入的先后顺序，因为不同食物在人体内的代谢方式及途径不同，从而对人体产生的影响也不同。营养专家建议，午餐时应该先吃肉、豆制品，再吃菜，最后吃主食，因为肉和豆制品里蛋白质含量高，且含有人体所不能合成的营养物质——赖氨酸，这种物质可以缓解上午工作带来的疲劳感，并且使整个下午都充满活力。主食中营养丰富，但是主食作为碳水化合物，其中所含的5-羟色胺这种物质能作用于人的中枢神经，产生镇静安眠的效果，因此摄入过多的碳水化合物后，人容易感觉疲乏，昏昏欲睡，不利于下午工作的正常进行和开展。

第三，进食午餐讲究适度

吃饭不能太快，因为狼吞虎咽不经过充分的咀嚼，食物在胃中的磨碎时间变长，不能顺利把食物运送到小肠中去，容易造成积滞。而且吃饭太快，胃里已经填满了食物，大脑中枢饱腹的信号还没有下达，因此会导致人们过量饮食。吃得太慢，也不利于食物的消化，因为人体中的消化酶一般在十几分钟内达到高峰，此时是消化食物的最佳时间，而且食入肉类、高蛋白质食物时就会刺激胆汁的分泌、排出，如果吃的时间太长，胆汁已经排空，就会导致一部分高脂、高蛋白食物无法很好地消化吸收，从而使人体无法充分利用食物中的营养，精神和活力都会大打折扣。因此一顿饭以20分钟左右吃完最佳。

午餐不宜吃得过饱，午餐摄入过多，胃磨碎食物需求的热量就要增加，人体就会把血液优先供应给胃，这样会使脑血流量及含氧量减少，使人感觉精神不振。经常性地过量摄入食物，超出胃的承载能力，久之容易使胃动力下降，出现胃痛、胃胀等症状。研究发现，过量饮食者摄入食物2小时后，发生心脏病的危险几率比正常量摄入食物者增加4倍。很多人没有剩饭的习惯，但是在高脂饮食泛滥、营养过剩的今天，营养专家建议大家吃饭不妨剩一点，吃到八成饱，少摄入一点脂肪和胆固醇，少一分血管疾病的风险。而且少食也不用过量消耗人体的阳气，保护了阳气，人也就能够健康长寿。

养生知识问答

北京姚女士： 我的工作对体形有一定的要求，但工作时间也很长、很累，请问吃什么可以减肥又营养？

专家答： 减肥不能一味节食，还要注意营养的全面，建议你少吃一些主食和肉，蔬菜可以多吃点，其中，土豆就是很好的营养减肥食品。

土豆中只含有0.1%的脂肪，而它的优质蛋白质含量却是首屈一指，无论是营养价值还是保健功能，都不在黄豆之下；人体需要的其他营养素如碳水化合物、维生素、矿物质等，它的含量也比米面更全面。中医认为土豆有和胃调中、健脾益气、解毒、消炎的作用，对治疗溃疡、习惯性便秘等疾病等很有好处。现在很多西方营养学家都推荐吃土豆来减肥。

因此，害怕发胖的女士可以常吃土豆，这样不仅不必担心脂肪过剩，而且对身体健康有利。

申时（15：00—17：00）适时饮水，多做运动，护好膀胱经

> 膀胱者，州都之官，津液藏焉，气化则能出矣。
>
> ——《素问·灵兰秘典论》

膀胱在中医中被认为类似于管理州都的行政单位，津液藏于其中，通过气化作用，把代谢后的无用津液从人体中排出来。

养生阐释

膀胱在中医中称为净腑、水腑、尿胞等，是储存尿液的地方，位于五脏的最下方，与肾脏相表里，两者之间互相影响，但以肾对膀胱的影响为主。

吸收进人体的水液，通过肺、脾、肾三脏的作用，布散全身，发挥濡润机体的作用，被人体利用之后，其代谢产物，也以水液的形式，回归于肾，在肾中再次经过气化作用，有用的精微物质蒸腾于上，被人体所吸收利用，不能蒸腾的浊秽津液就被送入膀胱，储存到一定程度，通过肾的控制，排出体外。中医理论中尿液的形成，和现代医学理论不谋而合。西医也认为全身的血液都要流经

肾，经过肾脏的过滤再回到全身，肾脏在过滤过程中重新吸收了一部分对人体有益的物质，那些有害的物质都被过滤成尿液排到膀胱。

下午3点到5点在我国古代称为申时，此时人体是足太阳膀胱经最旺的时刻，膀胱经从头至脚，循行于人体的背部，是人肾体表阳气最盛的经脉，是人体的藩篱系统。下午膀胱经最旺，所以此时是体表阳气最充盛的时刻。膀胱经属膀胱腑，膀胱经旺，膀胱腑功能也旺盛，因此下午这个时候应该注意泌尿系统功能的调节，多喝点水，勤上厕所，不能因为忙碌，或者久坐，排尿感觉不强烈就不去上厕所，这样慢慢会造成大脑排尿中枢神经功能的不协调，越憋膀胱撑得越大，最后只有憋胀感，但是怎么都排不出尿来了。很多女性，生理特点决定了尿道口短，尿道和肛门位置近，因此很容易导致尿道的感染，如果再加上排便不及时，很容易形成膀胱炎，出现总是想小便，但小便不出来、小便时疼痛感、尿血等症状，情况严重者还会上行感染肾脏，发生急性肾炎。很多人常年尿路感染，且反复发作，最后形成慢性肾炎或泌尿系统炎症，此时就比较难治疗，也就是中医中讲的劳淋。

膀胱和肾相表里，膀胱经属膀胱而络肾。膀胱的开合又是由肾所控制，所以膀胱的功能变化和肾关系密切。膀胱开合不利导致的膀胱功能异常，如小便不出或淋漓而下、尿失禁等，西医多认为是器质性病变造成的，如认为膀胱括约肌松弛或者前列腺肥大等。中医则常常从肾的功能来论治，认为是肾的气化功能不调导致的膀胱开合失司所致。现代科学也研究发现，调节肾的中药对大脑中控制小便的中枢神经功能有影响。

申时膀胱经最旺，因此，一些腰腿病痛或者外感引起的头痛、发烧等疾病此时施治效果最佳。膀胱经最旺时，其驱邪外出的力量最强，此时针灸或者用药，都可以发挥最大的效果，因此治疗效果也是最好。所以很多老中医按照经气流注的规律来治病，把人体自我修复的功能发挥至最大，常常是效若桴鼓。

养生秘籍

第一，申时保健膀胱经

膀胱经从足走头，几乎全身的病变，在膀胱经上都能找到解决的穴位。所以膀胱经健康不仅仅对膀胱腑及肾脏的健康有益，还几乎对全身的脏腑功能都有益。科学家研究发现，下午4点左右是最适合运动的时候，如飞行员很多高强度的训练，都放在这个时候来进行。现代医学认为，下午4－5点时，人体经过白天的活动，代谢水平达到较高的水平，身体各方面条件都做好了准备，能够承受强度较大的运动，而且下午空气经过光合作用的净化，其实比早上的空气更好。从中医的角度来说，下午膀胱经旺盛，人体体表阳气充足，对于外邪有较好的抵抗能力，因此此时运动，外邪不容易侵入人体，造成对人体的伤害。

第二，膀胱经主病

世界卫生组织调查显示每年约有61%的成年女性泌尿系统感染，并出现尿频、尿急、尿不尽等症状。泌尿系统感染虽然不是重病，但却很难受，甚至会影响正常的工作和学习。现代医学认为女性尿道仅有约3～5厘米长、尿道口大，距阴道、肛门也较近，因此尿路上皮细胞细菌粘附性几率比男性高。再加上女性外阴部汗腺特别丰富，很容易使外阴局部长时间潮湿，细菌乘虚而入。

中医认为，泌尿系统感染多因为肾虚而膀胱有热所致，对于女性而言，其不同于男性的生理特性，导致其肾虚于内的本质，再加上不良的生活方式或习惯，导致膀胱郁热，从而出现尿频、尿急、尿痛等一系列情况。因此，有泌尿系统感染的人日常生活中要从以下方面加以注意。

（1）多饮水是防治泌尿系统感染的最好的手段。在申时多喝点水，促进尿液的排泄，同时加强膀胱经正气对邪气的抵抗作用，使热邪从尿液而出。因为喝水多，尿液就多，对尿道和膀胱的冲刷次数就多，这样有利于细菌的排出，建议女性每天至少饮水2000毫升，并保持每2～3小时排尿一次，这样可大大降低泌尿系统感染的风险。茶、淡竹叶或者莲子心等泡茶喝，有清热利尿的功效，使热邪从尿而去。维生素C含量高的尿液抵抗尿道中的细菌非常有效，因此多喝富含维生素C的饮料，对预防泌尿系统感染也非常有益。

（2）注意外阴卫生。女性泌尿系统感染和会阴部及尿道口的卫生状况有很大关系。因为这些部位平时就寄居大量细菌，是诱发尿路感染的先决条件。因此经常对阴部进行清洁对预防疾病的发生非常关键。女士们要勤洗澡、勤换内裤。平时还应经常用煮沸的水清洁外阴。因为未经煮沸的水中，病原微生物多，有的甚至可能混有尖锐湿疣等性病病原体。有的农村妇女，使用未经煮沸的水清洗外阴，甚至感染寄生虫，导致患者非常痛苦。女性内裤以全棉为佳，全面透气性好，不要穿过小或过紧的内裤，还要每天更换，很多女性喜欢穿丁字裤，对健康影响很大。生理期的女性定时更换卫生巾，不长期使用卫生护垫，因为这些东西透气性差，长期使用，最容易滋生细菌。养成大便后手纸由前向后抹拭的习惯，以免污染尿道。性生活后女性多喝水，并及时排尿，以便冲走尿道口的细菌，以防尿道感染。

（3）规范治疗。泌尿系统疾病治疗不当，会发展成慢性肾盂肾炎，还可导致慢性肾功能衰竭。而且临床研究显示，子宫肌瘤、宫颈癌等许多妇科疾病的最初起因就是泌尿系统感染，所以泌尿系统感染之后，要积极治疗，不能随意停药。对于妊娠期的泌尿系统感染而言，要慎重用药，应在专科医生指导下用药，以避免对胎儿造成不良影响。中医治疗泌尿系统感染常常采取清热解毒、利尿通淋的方法，多用八正散。泌尿系统感染者最适合的水果就是西瓜，西瓜清热利尿，是天然的抗尿路感染的药物，夏天宜多食，但脾胃虚寒的患者应少食，且注意尽量中午食用。

养生知识问答

天津田先生：我是个电脑工程师，几乎每天都坐着，现在常感觉腰部酸困感，不知道有什么简便的方法，既不耽误工作，又对我的腰有好处？

专家答：长期保持坐姿，对腰椎会造成不良影响，很多人常有腰酸背痛的毛病，严重者腰部感觉很痛，甚至不能弯腰，这种情况下就应该去正规医院就诊，做相应检查，看是否有腰椎间盘突出的器质性病变。如仅仅是因为坐的时间太长，肌肉紧张、血液循环不良造成的酸痛。不妨在下午3点到5点间，按摩一下膝盖后腿弯中间，那里有个穴位叫"委中"，中医讲"腰背委中求"，委中是足太阳膀胱经上的穴位，按摩该穴位，可以刺激该经络的循行部位，达到舒缓肌肉、促进血液循环的目的。下午3点到5点是足太阳膀胱经旺盛的时候，此时按摩，效果较佳。

酉时（17:00—19:00）时常按摩肾经，幸福一生

肾者主水，受五脏六腑之精而藏之。

——《素问·上古天真论》

肾在五行中主水，接受五脏六腑从水谷中吸收的精华物质并且加以很好地封藏。

养生阐释

肾就如人体的能量储藏库一样，源源不断地为人们提供生长发育、维持生命活动的各种能量。从一般意义上来讲，肾中能量有多少，就代表人的寿命有多长，当然这不包括暴病、意外等各种因素导致的生命的消失。因此古往今来的有道之人，都以保护体内的这一口真气为目的，或食养、或锻炼健身，尽量减缓肾中元阴元阳的损耗，从而使生命得以延长。

现在很多养生专家都说，人体有大医，其实大医在哪里，就是自己的肾。邪气侵袭人体外表时，周循在人体经脉中阳气对其就有抵抗防御作用，但如果邪气比较强大，突破了第一道防线，向脏腑进攻，则脏腑中的阳气就是第二道防御系统，肾作为强大的后盾在支持脏腑抵抗邪气的一波又一波进攻。如果肾气虚弱，不能抵御顽邪，则邪气继续深入，占领人体的阴阳之府——肾脏，肾阳流亡在外，就会出现中医中所说的真寒假热证。患者明明是阴寒内生，阳

气虚衰到了极致，但表现在外的却是舌红咽燥、浑身发热、脸颊红色，中医称为虚阳外越，认为是肾府有邪气存留，阳气不能归位所致。

虚阳外越是阳气衰弱到极致的一种严重表现，但其实在现实生活中，有很多情况下，也是某种意义上的"虚阳外越"，只是外越的程度不同而已。比如现代社会很多人生活习惯不良，通宵熬夜、依红偎翠、彻夜买醉等，到早上的时候，很多人有口干舌燥、咽喉肿痛的症状产生，还有些人感觉非常燥热，舌头、脸发烧，加上很多商业宣传的作用，所以这些人就想当然地认为自己上火了，开始清火消炎、滋阴润燥等，但是效果却常常不理想，往往是清火消炎的药或凉茶吃得越多，口干咽燥、脸色发红的情况越严重，整个人也觉得更加亢奋，于是继续这种日夜颠倒的作息，直到有一天发现自己某个脏器有了病证。

其实这种异常的燥热、亢奋状态，不是阴虚的表现，而是不良的生活习惯过度消耗肾中的元阳，少一分阳气就多一分阴寒，阴寒盘踞，龙火不能归位所致。此时若能识破真寒假热的本质，"益火之源以消阴翳"，则阳气得以回归本位，自然人体表现于外的热气顿消，一片舒爽之气。现代人不识真寒假热，拼命以寒凉之品企图打压阳气，这样只能是寒者更寒，阳气更浮。所以养肾不仅是调整作息、节制酒食、限制房事，更主要的是能真正识别肾虚的真相，抓住本质治肾虚，从而使补肾一步到位，而不是治标之举，反复清热，使虚者更虚，用中医的话讲，就是犯了"虚虚"之戒。

下午5点到7点，是肾经最旺的时候，若是人们消耗日久，阳不归位，在这个时辰会体现得比较明显，人们出现明显的手足烦热、口干咽燥等症状，所以此时更是要注意对肾阳的顾护，注意对脚和腿的保暖，不使肾经着寒，不过度房事，不过食寒凉之品等。平时肾功能不很强壮的人，也可以在此时多按摩一下腰府和肾经，以加强肾的封藏及温煦、气化功能。

养生秘籍

人这一辈子能平平安安活到老不容易，生活中的很多人为和意外因素都可导致肾脏的损伤，知道了这些导致肾虚的原因，针对源头防患于未然，可以最大可能地保护我们的生命之本，从而达到延年益寿的效果。

第一，避免外邪伤害

古人把外邪归纳为风、寒、暑、湿、燥、火六大方面，身体过分感受了哪种邪气，都会对阳气造成影响。比如寒邪伤人，主要是使筋脉拘急、血脉凝滞不通，就是使人体处于一种收紧不畅通的状态。在这种情况下，阳气自然而然要和邪气做斗争，有斗争就有伤亡。如果寒邪比较重，患者还要经常在冰水中作业或者嗜食寒凉，那邪气的势力就很强大，阳气在与其抗争的过程中伤亡较大，肾阳消耗过多，造成肾虚。寒邪如此，火邪和暑邪同样如此。《黄帝内经》云："正气存内，邪不可干"，"邪气凑之，其气必虚"。阳气是一种正气，人体中的津液也是一种正气，封藏在肾中的就是肾精。暑火伤正，伤的就是人体之精，精亏液耗，最终也会导致阴损及阳、阴阳俱衰。所以人们要随着气候温度的变化增减衣物，不可贪凉受寒，也不要在暑天贪玩乐而被暑邪所伤，要时时谨记，抵御外邪就是保护自己的肾脏。

第二，人们过强或持续过长的不良情绪也会对肾造成影响

《黄帝内经》中讲："恐伤肾。"太过恐惧，或者长期生活在恐惧的不良情绪之中，则肾气不固，气陷于下，精气不能向上濡养他脏，可出现二便失禁，遗精，肢冷、胸满腹胀，心神不安，夜里不能睡眠等症。恐惧的不良情绪还会对生长发育造成影响。比如北京一个名中医曾讲过这样一件事情。他有一年去台湾开会，会后游玩时来到一户农家，这家人养着一群鸡，个个膘肥体壮、昂首阔步，而其中却有一只小鸡。他就很好奇地问主人，为什么只养了一只小鸡，主人回答说，那不是只小鸡，是同别的鸡一样大的鸡，只是有次台湾地震的时候吓坏了，当时就不能站立、匍匐于地、浑身发抖，之后也就再没有长过个子。恐惧对肾气的伤害由此可见一斑。所以，养肾护精，还要调整自己的心理，改变不利的生活环境，老实做事、踏实做人，不杞人忧天。如果不良情绪严重，达到病态的地步，应及时去正规心理诊所就诊。否则时时刻刻生活在恐惧心理之中，不仅不利于生长发育，更不利于益寿延年。

第三，过度劳累或者过度安逸都会伤肾

《黄帝内经》中讲"持重远行，汗出于肾"，就是说如果一个人承载着很重的东西，还要走很远的路，会出很多汗，这些汗都是肾中精气外泄的表现，由此可见，那些超负荷的体力劳动者，虽然筋骨坚硬结实，但是在挥汗如雨中，他们的肾受到了损伤。因此也提醒那些进行体力和耐力训练的人，不能只注重肌肉的大小，更要学习古人思想精髓，防止锻炼时间过长、负重太过对人之宝藏——肾中精气的伤害。超负荷的脑力劳动对肾的损伤也很大，"肾主骨髓"，骨髓通于脑，大脑的大小和功能与肾关系密切，很多老年人肾气虚衰，所以大脑能量不足，因此常会发生老年痴呆等病证。超负荷的脑力劳动，肾精损耗过多，肾的闭藏功能受到影响，人体自饮食中吸收的精微物质不能得到很好的收纳封存，出大于入，所以肾精会逐渐亏耗，不利于养生。

生活太过安逸，没有正常的体力和脑力劳动同样不利于肾的养护。中医认为久卧伤气，过度安逸的生活使气血循环不畅，脏腑功能低下，则肾的正常功能也会受到影响。很多慢性肾病的患者，医生都主张适度地运动，如一味卧床休息，只会促使肾萎缩情况提早发生。

第四，时时处处皆可养肾

酉时养肾方法很多，以下几个方法简便易行，在工作的间隙就可进行。

（1）晒太阳。太阳是阳气能量的最佳来源。无风的下午，坐在户外晒晒太阳，或者挪到靠近窗户的位置，接受阳光的洗礼，在身体感到温煦的同时，也补充了能量。

（2）两手掌对搓发热或者两手握拳，抵住腰部，向内做环形旋转按摩，按摩3到5分钟，以腰部微感发热为佳。这样做强肾健体，还可以缓解腰肌酸痛的症状。

（3）向着阳光，闭上眼睛，两手搓热，掌心向内，用中指和食指夹住耳朵，轻轻上下搓动，3到5分钟后，四指都覆于耳面之上，缓缓搓动，触及外耳的每个角落，3到5分钟后，五指当梳，从头部前发际梳到头后，反复进行，持续3到5分钟，以头皮微微发热为佳。肾开窍于耳，脑为肾经所充养，长期按摩耳朵和头部，不仅使耳聪目明，思维敏捷，还能疏通肾经，益精强肾。

（4）酉时坐在阳光下，避开公众场合，脱掉鞋子，让脚上肾经穴位充分暴露在阳光下，同时也可以左手按右脚心、右手按左脚心3到5分钟，疏通肾经、益肾藏精。

❀❀　**养生知识问答**　❀❀

湖北郭先生：很多书上都说吃芝麻可以保肾健体，请问芝麻什么人都能吃吗？有没有什么禁忌？

专家答：《本草经疏》中记载："芝麻，气味和平，不寒不热，补肝肾之佳谷也。"因为芝麻是平性的，所以什么人都适合食用，但是消化功能较差的老人和孩子每次不宜多食，可以分几次进食。芝麻生用、整服不易消化，食用时最好炒熟、捣碎再食用，可以大大加强肠胃的吸收利用。 芝麻蓉做包子或者熬粥喝，美味可口，营养又很充足，适合每日食用。

戌时（19:00—21:00）晚饭不食油腻，饭后散步，轻松护心强身

膻中者，臣使之官，喜乐出焉。

——《素问·灵兰秘典论》

人体中膻中这个穴位，就像国家中的大臣一样，主管人的喜乐之情。

养生阐释

晚上7点到9点是手厥阴心包经旺盛的时候。手厥阴心包经起于心中，终于指端，有络脉与心脏相连，虽名心包，却与心脏的功能关系密切，是心脏的护卫系统，邪气侵袭心脏时，可以代心脏受邪，它可以看做是心脏最密切的贴身大臣，为心脏传达命令，处理与心相关的日常事务，外邪逼近心脏时，它又是心脏最后的保护者。

中医中没有心包所属的明确脏腑，《黄帝内经》指出膻中为心

包所在之处。膻中是个重要的穴位，位于胸前"心窝"处，两乳头正中间，在任督二脉中的任脉上，是人体中气所汇聚的地方，也就是说人体呼吸的清新空气加之摄入的食物的精华之气都积聚在这个地方。膻中相对于其他地方来说，正气充足，邪气一般不易进入，只有在正气虚弱的时候，邪气才易入侵。

因此心包经正气的充足与否，不仅和自身强弱与否关系重大，同时和肺、脾、肾三脏的关系也很密切。肺主呼吸，司人体内外气体的交换，大自然清新之气的正常摄入需要肺的功能正常，肺功能失常，则此处气机不畅、壅阻，甚至会有胀闷的感觉。脾主运化水谷精微之气于上，脾的功能失常，则会胸口空虚、气不足、说话无力。而如果先天之气不足，心包之气也会欠充，稍事劳动，即会心慌心悸，少气乏力。所以保护心脏，心包经的功能就要强大，而心包功能的强大，和肾、肺、脾的强弱紧密相连。

人体这个系统，正如一个国家一样，有君有臣、有将有使，彼此之间互相支持、互相制约，大家各有所长、各司其职，共同维护着人体这个系统的正常运行。心包没有明确的官职和岗位，是臣非臣，是使非使，但每个人都知道他的存在，而且都明白他的重要性。正如历史上权倾一时的宦官一样，与皇上的关系最近，料理着皇上的生活起居及行政办公相关事物，他和皇上的关系比其他重要大臣的关系还要亲近。皇上用膳时，太监要替皇上先尝，以挡毒药，刺客偷袭时，他们要挡在皇上身边，先于皇上死去，他们是皇上最贴身的随从，也是皇上最贴身的挡箭牌。太监从来都不是穷人，吃穿用度皆是举国所供之物，而其中一些皇上重用的人士，更是囊中丰厚。如果国家底子薄，国库所藏较少，而国家的农业、商业亦不发达，与国外贸易减少，也无别国的供奉，则国家收入少，皇上所得就少，皇上所得少，花费在身边宫人身上的训练、供养费用也就相应减少，则皇上周身安全的严密性也就相应减弱。

心包是心脏的贴身防护，也是心脏所主情志的主要传达者。心主喜，《黄帝内经》认为心的喜乐之情主要由心包代为传出，传递给全身各个器官。而心喜太过，则人体的气机涣散，人会感觉全身乏力如泥，不能集中心力去做事，甚至注意力都不能完全集中，这是心脏情志太过对身体造成的负面作用。正如一国之君夜郎自大、得意忘形的时候，下面的臣子和官员就会上行下效，只会歌功颂德，不解决实质问题，各个部门人浮于事，国家机构瘫软，整个社会呈现一片虚幻的歌舞升平之象。此时国君身边的人若能及时点醒他，则可亡羊补牢。

此时我们常从心包经来解决这个问题。按摩心包经上的穴位，可以使心脏节律恢复正常，涣散的气血恢复其在人体中的正常功能。心包经上我们常用的穴位是手掌中心的劳宫穴，就是手做握拳状时，中指之间所对的位置。按摩劳宫穴有强壮心脏，改善心脏血液循环的功效，对心血管疾病有良好的预防效果。

心包经在人体中虽无具体的脏器相对应，但是它既传达心的意志，又反馈全身的信息于心，使其能根据全身情况，适时调整自身功能，所以心包经是心脏与全身机能上传下达的通道，在人体中起着重要的作用。

养生秘籍

晚上7点到9点是心包经最旺盛的时候，也是心包对于心脏反馈信息的主要时刻，此时的行为活动直接影响着心的生理活动。

第一，戌时养生，健康晚餐

晚上7点到9点，劳累了一天的人们，从城市的四面八方坐车回到家中，准备享用一顿丰盛的晚餐。很多在职的家庭主妇晚上下班后，总是想把晚餐弄得尽善尽美，以犒劳在外凑合用餐一天的孩子和丈夫。所以很多家庭的晚餐总是很丰盛，鸡、鸭、鱼肉样样俱全。但是首先，晚上进餐太过油腻，影响消化吸收，其次晚上血液中胰岛素的含量会上升到高峰，而胰岛素可使血脂转化成脂肪贮存在腹壁之下。晚餐太油腻，会造成血脂量猛然升高，晚上人的活动减少，心跳减慢，血流速度减缓，所以此时大量血脂更易沉积在血管壁上，造成动脉粥样硬化，引起高血压、冠心病。如果晚上吃得太多，消化系统需要热量和血流量增加，已劳累一天的心脏反应性跳动加快，耗伤心阳心血，不仅影响睡眠，而且使心脏容易老化。

牛肉是营养价值非常高的一种肉类，中医认为，常吃牛肉可养心包。牛肉味甘、性温，具有补中益气、强健心包，补肾壮骨、补血厚肠的作用，尤其是小孩和老人，常吃牛肉，可以使筋骨强健，心包壮盛。老人和小孩消化和咀嚼功能都有所下降，所以牛肉的吃法一定要煮烂、剁碎，与大米或粳米同煮，加入葱、姜、盐等调料后即可食用。或者用高压锅将牛肉熬至碎烂状态，放入冰箱，每天热食一小碗，可强心包、补脾胃、活血通络、避免卒中，病后体虚者食用亦佳。

第二，戌时不宜剧烈运动

戌时应进行和缓的运动，如散步等。现代社会的人们花费在工作和学习上的时间较长，很多人晚上开始运动，大家相约去打球或者跑步、跳绳等等，这样做不利于心包经的修养。戌时离上床睡觉的时间已经不远，此时进行剧烈的运动，人体的血液循环加快，心率加快，心脏的这种变化通过心包经传递给身体的其他脏腑，使其他脏腑的机能也重新达到亢奋状态，人体代谢增加，这样就会使得很多阳气已疲乏的脏腑勉力而为，阳亢不藏，产生各种病证。如有些人长期晚上八九点钟剧烈运动后，会产生尿血的现象。这是阳气异常运行，灼伤脉络所致。和缓的运动不仅能加强晚餐的消化，而且舒缓情志，使心志平和，呼吸顺畅，血液流动平缓，为睡眠做好充足的准备，也能使心脏得到很好的休息。

心包代心受邪，心包不受邪，则心不受邪。所以戌时要注意心包经的保护和强健，使其不易为邪所侵。心包经在手心方向，从中指沿着手及胳膊的中线而上，一直到胸中。戌时天色渐晚，气温渐低，所以春、秋、冬三季应注意防寒保暖，适时增加衣物。晚餐后，人们也可以坐在沙发上，一边看电视，一边按摩左右心包经，不一定非要找准穴位，中医讲究"离穴不离经"，只要沿着内臂中线来按，对促进心包经及心脉的健康就很有好处。

第三，心包经主病

心包经是心脏的外在屏障，心脏病和心包经关系密切，如果心包受邪，会对心脏功能造成很大的影响。而心脏病患者除了要多按摩心包经之外，其饮食要求与普通人不尽相同，主要区别在以下方面。

（1）水的饮用。老年人心脏病患者，要多饮水，尤其在出汗较多的夏天，每天至少要喝四杯，约1000ml水，最好选择有质量保证的天然矿泉水。天然矿泉水中的微量元素如锌、铁、钙、硅、铜、锶、锂等参与人体内酶、激素、核酸的代谢，可以调节人体的各种生理机能。其中硅、锶、锂、铜对心血管病、动脉硬化等疾病有明显保健作用。老年人早晨起来后，应空腹饮一杯温热的矿泉水，能降低血液浓度、清理肠道，促进排便，利于血液正常循环，减轻心脏负担，有助于预防心血管病的发生。

（2）饮食的调控。控制食盐摄入，钠盐摄入过多，在某些内分泌素的作用下，容易使体内水分储留，增加心脏负担。每日饮食中钠盐供应量以低于3克为宜；腌制类食品一般过咸，以少吃、不吃为佳。

控制每天摄入的食物热量。心脏病患者尽量食用热量较低的食物，以防热量过高，血清胆固醇升高，加重心脏负担。尽量避免食用含动物性脂肪及胆固醇较高的食物，如动物油、肥肉、动物内脏、蛋黄、鱼子等，以食用植物油及豆制品为主，但植物油也不宜过量食用，适量为宜。饮食中尽量少用生姜、辣椒、胡椒面等辛辣调味品，戒烟戒酒，少喝浓茶、浓咖啡，因为这些食物能使心跳加快，增加心脏负担，且这类食品能导致大便秘结，因排便困难过于用力，可加重心脏负担，甚至发生不测。常吃应季的蔬菜水果，有防止血管硬化的作用。

（3）已经证明的对心脏有益的食品。中医认为，心主赤色，所以红色的食物也可以入心，有补益心脏的效果。常见的红色食物有西红柿、红椒和红萝卜等，它们含有丰富的降血压物质，能强壮血管，有助于血液循环系统的健康。西方科学家研究发现，经常食用西红柿有助于降低心脏病突发的风险，因为西红柿中含有大量的番茄红素和类胡萝卜素，番茄红素能减轻血管壁的脂肪沉淀、增厚，经常食用西红柿比不常食用西红柿的人心脏病的发生率低3倍。

另外，科学家研究发现，我们经常喝的牛奶，也有降低心脏病发生的危险性的效果。而只有脂肪含量在2%以下的奶品才有这种效果。经过对一些人的跟踪研究发现，那些每天饮用四杯奶制品的人比不喝奶，或喝奶较少的人，发生肥胖的可能性平均降低40%～60%。

⟐⟐⟐ 养生知识问答 ⟐⟐⟐

西宁吴女士：我经常在晚上7点到8点钟感觉心慌，去医院做心电图检查也没有什么事，请问我是不是有心脏病了？

专家答：心慌是自己感觉心跳快而强，并且伴有胸前区不舒适感。这种症状多与失眠、健忘、眩晕、耳鸣等并存。

晚上7点到8点是我国古代的戌时，古人认为此时心包经最旺盛，心包经为心脏所主事，是心脏情况的反映，心包的不适常常表现为心窝处膻中穴附近的不适，一般常见的就是心慌。

中医来讲，心包为心受邪，心包不适，说明外感、劳累、饮食起居不规律等原因造成了心脏阳气的受损，阴寒侵袭心脉，心包代为受邪。

你的这种情况，应去正规医院检查心脏功能，排除心脏病变，如检查没有异常，也应有所警惕，因为这是心脏劳累、不堪重负的信号，应该减缓生活节奏，改变不良的生活作息和饮食习惯，使心脏从亚健康状态早日恢复正常。

亥时（21：00—23：00）心境平和，及时入睡，护养三焦经

> 三焦者，决渎之官，水道出焉。
>
> ——《素问·灵兰秘典论》

三焦是人体之气、水谷运行的场所，同时也通调水道的场所，三焦腑类似于管理水道的官府。

⁓⁓ 养生阐释 ⁓⁓

　　三焦是中医中一个特殊的概念，大家的争论也比较多，但总的来说，三焦在中医中指人的五脏六腑、筋骨血脉、肌肉腠理的腔隙系统，三焦在人体内，无所不到，无处不在，是一个连接上下左右的通道系统。

　　"三"在中国古代文化中，一般指全部，如三军阵前、三生有幸等，这也是源于道教的"一生二，二生三，三生万物"的思想。"焦"在《黄帝内经》中认为"凡气因火变则为焦"，就指精微物质在火的蒸腾作用下变化为气，所以《黄帝内经》之所以把这个无所不在的场所称为"三焦"，就是认为三焦是所有精微物质和火通行的通道。

　　首先，三焦是气化的场所。所谓气化就是人体中各种物质之间的互相生化，比如血液和津液之间的转化，精微物质和人体之气的转化等，都是在三焦这个腔隙与脉管、脏器之间完成的。这些转化都需要阳气，也就是火的参与。"少火生气，壮火食气"，所以三焦中运行的是于人体有益的小火，也就是人们常说的相火，所以三焦经也被称为手少阳三焦经。人体内的气不断地进行着升降出入的运动，外界进入人体的清新之气以及水谷精微转化的精气，经过肺的作用布散于人体内部，在人体内部进行着左升右降的运动，这种左上和右下也是在三焦中完成的。

　　其次，三焦也是水液运送的通道。进入人体的水液，表面上看起来在肺、脾、肾、膀胱等脏腑的协同作用下完成代谢的整个过程的，其实水液从入到出之间，每一次的传输和运送，都离不开三焦的通道的协助作用。水液从脾到肺、从小肠到膀胱，其中的枢纽就是三焦。如果三焦道路不通畅，同样会出现津液代谢失常，从而发生尿少、水肿、痰饮等病证。

另外，《黄帝内经》中把三焦分为上、中、下三焦。上焦包括心、肺及头面部，中焦一般指脾、胃、胆，下焦包括肝、肾、大肠、小肠、膀胱等。古人形容上焦的作用就是像雾一样地轻轻敷布气、血、精液；中焦像腐化池一样，把进入其中的物质磨碎、腐熟，通过分解，使其变化成别的物质；下焦像水道一样，主要的作用就是输送水液。

所以，三焦道路不通，脏腑的作用基本都无法实现。因为三焦不仅是气、血、津液的通道，也是邪气的通道，风、寒、暑、湿、燥、火如果在体表时没有得到有效的遏制，就会通过三焦深入人体内部，对脏腑造成伤害。而一些病理产物，如瘀血、痰饮、也会阻滞在三焦通道内，使脏腑的功能不能正常实现。

晚上9点到11点是亥时，是三焦经最旺盛的时刻，此时阳气几乎完全潜藏，人体处于一天中最虚弱的状态，所以此时应该进入深睡眠，停止人的意识活动，让人的元神当道，为人体扫除一切障碍。亥时三焦经当值的意义也在于此。三焦经就如国家的运输大动脉一样，必须保持干净通畅，运输工作才能正常进行，国家的经济才能正常发展，如果三焦经堵塞不通，或者狭隘逼仄，势必会引起人体某种功能的混乱。元神对人体的修复作用是非常强大的，而三焦对人体来说又有如此重要的作用，所以三焦经旺于亥时，对三焦保持疏通状态有积极的意义。三焦清理干净之后，子时、丑时、寅时等的脏腑在睡眠中发挥的作用也才有积极的意义。

养生秘籍

三焦经旺盛时对三焦进行养护，效果最佳，很多三焦道路不通所致的尿少、水肿，只有头部汗出较多，脖子以下没有什么汗的人，针灸医生在进行治疗时，为了取得较好的治疗效果，常常选择在这个时辰进行，而且往往也取得很好的效果。如果身体没有疾病，也要注意对三焦的养护，只有三焦通畅了，各种补养才能达到应有的效果。

第一，健康睡眠，养护三焦

晚上9点到11点应该进入熟睡状态。但是现代社会工作、学习压力过大，所以很多人虽然早早躺在床上，却不能进入睡眠状态，有的人过几个小时会迷迷糊糊睡去，有的人甚至彻夜不眠。失眠也要根据不同情况对症处理。

压力过大导致的失眠。压力大导致失眠的人，常常是人躺在床上，头脑却非常清醒，甚至有些亢奋状态，但是头却很痛，这是因为压力造成激素分泌异常，作用于脑部血管导致血管紧张、血流量增多，但同时头部血管的收缩刺激了人体的痛觉中枢，所以会出现头痛。这种情况下，首先要找到导致失眠者失眠的压力所在，说服自己"兵来将挡，水来土掩"，"天塌下来有高个顶着"，过多的压力对事情的解决于事无补，只有睡好觉了，精神饱满了，白天才能把没有做好的事一鼓作气完成。或者此时也可以用一些别的事情转移目前困扰自己的事情的注意力，如很多人喜欢看武侠小说或言情小说，可以在压力大的时候，早早上床，看看小说，放松一下神经，转移下一现实生活的压力，心情舒畅了则很快可以入睡。

脑力劳动过久，大脑兴奋导致的失眠。大脑兴奋而失眠的人，躺在床上，头脑也比较清楚，脑子快速运转，生活中经历的事或物像电影画面一样一幅幅在眼前闪过，自己无法控制，也无法停止。而这种失眠和压力过大导致的失眠同样有大脑血流量增加，但却没有血管的收缩，所以一般不会出现头痛。对于这种失眠，首先要收敛自己兴奋的情绪，适当想一些令人悲伤的事情，使亢奋的情绪逐渐低落，恢复正常状态，但这种对抗疗法也不要运用太过，以至于沉浸在哀伤的情绪中无法自拔，则又走向了另一个极端。这种失眠的时候不能看书，看书会使大脑更加兴奋，情绪更加高涨。

阴虚阳亢导致的失眠。还有一种失眠，不是心理性，也不是大脑运用过久造成，而是一种病理性的失眠，常常出现在绝经期妇女和老年人身上。绝经期妇女和老年人由于生理机能的改变，阴液虚损而阳气无以为养，故亢奋于上。对于这种失眠，医生常常建议服药调节阴阳平衡，如生脉饮、六味地黄丸等，以养阴敛阳，使阳气收归于下，人体感觉疲倦，自然进入睡眠状态。

失眠过久的人，除了生理功能的影响，心理也往往形成了一定的障碍，一到睡觉的时候，就自然而然生出一种心理暗示：我肯定睡不着。其实睡眠正如口渴喝水，饥饿了要吃饭一样，是人体的一种正常生理需求，你只需眼睛、口唇闭上，选择一个舒适的睡眠姿势，舌头抵住上颚，双手劳宫穴放置在肚脐下方的关元穴上，意守丹田，就是把自己的意念集中到关元那里去，或者集中到自己的脚心窝也可以，这样自然心肾相交，很快进入混沌一体的睡眠状态。

睡前泡脚后，按摩涌泉穴，即双脚脚窝处，也是一个很好的方法，用左手按摩右脚，右手按摩左脚，交替按压十分钟，感觉涌泉处微微发热即可，这样有引阳气下行的效果。或者用肉桂3克、吴茱萸3克打粉贴脚心，也有相同的效果，亥时入睡困难之时，可以一试。

第二，畅通三焦，远离毒素

我们现在的生存环境比之古代人，要恶劣很多，污浊的空气、洒满农药的食物、添加过多的化学合成品等，这样的生活环境和条件导致我们的体内充满了各种各样的毒素物质，因此，日常生活中，补充营养是生活的一方面，如何减毒排毒也应成我们现代人的主要生活内容。

（1）尽量较少毒素的接触和摄入。

大家都知道现在蔬菜水果为了追求产量，喷洒了太多的农药，因此，为了保证家人吃上健康的蔬菜水果，尽量选择去标准较高的大型超市购买，吃之前，还要用水多泡置一段时间，如果有时间的话，泡15分钟左右再吃，可以把农药量减到最小化。

一些不良商家为了增加利润，选用一些不合格的肉来以次充好，所以买肉也尽量去超市购买，选择的时候要注意质量好的猪肉一般色泽鲜亮、颜色自然，肉质细腻有弹性，而质量差的猪肉大都色泽不协调，肉质粗糙发黏。

不论如何选择，肉类中的毒素含量总是远远大于别的食物，所以在可能的情况下，尽量不吃肉或者少吃肉。发霉和腐败的食物也不能吃，不要因为节省而凑合吃掉，这样对自己的肝脏损伤很大，如很多肝炎患者的发病都是因为吃了发霉的花生所致。

家中尽量装置质量有保证的滤水机，各个水龙头装设除氯装置；家中电器不用时拔掉插头，卧室内除照明外，尽量不用其他电器，并在房间内放置绿色植物或者竹炭等吸收电磁波辐射，改善室内的磁场。

不穿化学纤维衣物，尤其是内衣要穿天然纤维如棉、丝等制成的衣物，不穿甲醛含量高的衣物，购置的衣物最好有甲醛含量的说明。

日用品尽量选择化学成分含量低的物品，如用香皂代替乳液。

最好能使用天然成分的个人、家庭清洁用品，减少洗洁精的使用量，用热水洗涤餐具，干净又卫生。避免使用含有化学挥发性毒素的日用品，比如很多劣质香水对人的健康就很有害。

（2）增强人体自身解毒排毒能力。

人体免疫系统，肝、肾、肺、皮肤、肠等器官，本身就具有非常强的解毒、排毒功能，善待这些器官，加强其排毒解毒功能，使其成为我们健康的最佳屏障。

冷热交替洗澡或洗脸有助于激活免疫系统应变能力。先用热水淋浴全身3～4分钟，直到全身肌肤尤其是背部肌肤微微泛红，此时血液循环加速，注意不要使用沐浴露或香皂破坏皮肤保护系统，然后再用冷水洗浴，冷热交替可以刺激人体内环境的调节，激发免疫系统的活力。

淋巴是人体最大的排毒系统，促进淋巴系统排毒的最佳方式是多运动以及用手轻轻按摩全身，这样可以使淋巴循环动力十足，不会偷懒。促进淋巴排毒的运动是弹跳式的运动，早上是淋巴系统最活跃的时刻，所以此时按摩和弹跳效果最佳，健康营养的早餐对淋巴的排毒也有促进作用，应选用一些五谷杂粮粥加新鲜蔬果，其丰富的营养，既滋润身体，又增进排毒。

养生知识问答

天津黄先生：我经常去做按摩，一周达到4次，这样是不是对健康有利？

专家答：用按摩来养生保健是中医传统方法之一。一般保健按摩都是通过搓、拿、滚、打、摩等按摩手法作用于人体的穴位、经络和肌肉组织上，可疏通气血、平衡阴阳、调理脏腑、促进新陈代谢，从而达到强身健体、增强抗病能力、延缓衰老、健康长寿的目的。对一些已产生病痛的部位，做重点按摩，还可以起到缓解和解除病痛的作用。

如果没有什么病痛，一周按摩2到3次即可，并且按摩时应该选择正规的中医按摩理疗医院，现在的一些娱乐化的按摩场所，按摩师对祖国医学知识了解较少，按摩手法不规范，长期进行不规范按摩，也有可能会对人体造成一定的伤害。

第五章

生活环境养生秘籍

　　《黄帝内经》指出："人与天地相参也，与日月相应也。"人作为一种生物，由各种各样的物质所构成，而这些物质无一不是天地自然所赋予。自然中季节更替、昼夜变化、地域高下、水质土矿、植被绿化、家居摆设，乃至于社会中角色地位、生活境遇、人际事宜等不同，使人群体内所含物质信息偏颇不同，这样就形成了不同类别的人群特征，这些环境因素的变化均对人身心健康造成影响。顺应环境变化而养生，则助于人体气场的旺盛，对人体健康及其他活动等方面均有益，反之，逆势而为，只会为自身健康埋下隐患，不利于长寿延年。

大生态与小生活

　　一州之气，生化寿夭不同，其故何也。岐伯曰：高下之理，地势使然也。

——《素问·五常政大论》

　　一个州府之中，人们身体条件和寿命长短都各不相同，这是什么原因呢？这是因为地理条件不同所造成的。

　　养生阐释

　　《黄帝内经》讲："人以天地之气生"。人是大自然的产物，大自然中的大气、水、植物、动物、土壤、岩石矿物、太阳辐射等条件对人体会产生各种不同的影响，和人的身体素质及寿命长短等关系密切。《素问·五常政大论》进一步讲："高者其气寿，下者其气夭。"认为居住在空气清新、气候寒冷的高山地区的人多长寿，居住在空气污浊、气候炎热的低洼地区的人多短寿。现代医学研究认为，海拔1500～2000米之间的山区，阴离子密集，确实是长寿的地理环境。

科学家经过研究发现，适度缺氧环境的人更长寿。海拔1500～3000米高原地区的人们，人体为了适应低氧、低气压的生活环境，心率便会加快，心脏的排血量增多，在同样的氧消耗下可产生更多的化学能，从而使冠状动脉扩展，血中的红细胞和血红蛋白随之增多，血液氧的运输能力增强，血液扩散到人体组织的效能增强，人体对氧的利用率便会增加，对心、肺、造血功能十分有益。人体内二氧化碳不是越少越好，一定量二氧化碳的储存能维持人体酸碱的平衡。低氧环境可使人体内蓄积必要的二氧化碳，如二氧化碳储蓄量不够，人体呈过碱性环境，可以诱发新陈代谢、神经系统、免疫机能失调等连锁反应。大家所熟知的印度瑜伽功的修炼，其奥秘也在于减轻人体呼吸，蓄积一定的二氧化碳量，从而达到促进健康的目的。

"一方水土养一方人"，如中国古籍《玄女青囊海角经》论及土地时就曾说："圣贤之地土多少石，仙佛之地多石少土。圣贤之地清秀奇雅，仙佛之地清奇古怪。"近现代中国人受西方医学影响，人们都认为疾病是影响人寿命的主要原因，治疗了疾病，人就能长命百岁。随着医疗条件的改善、科学技术的发展以及人们生存条件的恶化，人们发现很多致命的疾病都不再是人长寿的大敌，而环境才是决定人们身体素质的重要因素。100多年前，英国医生发现，英国生活在黏土、砖土和河谷冲积土分布区的居民，癌症死亡率很高，而生活在古老、坚硬的岩层区和排水良好的地区的居民，癌症发病率则很低。美国学者也发现，美国的癌症高发区集中在东北部、五大湖周围以及西部沿岸地区。

　　河南省林州市是中国食道癌有名的高发区，河南省安阳市疾病预防控制中心对林州17个乡进行了纵横对比研究得出结论：饮用水条件差是导致食管癌发病率、死亡率的主要原因。该地区通过打深机井、改饮地下水后，全市有效污染比例下降为35.33%，食管癌死亡率随之由历史高峰1970年的180.89/10万下降到2001年至2003年的82.80/10万。

∽∾ 养生秘籍 ∽∾

　　孔子在《论语·雍也》中讲："智者乐水，仁者乐山；智者动，仁者静；智者乐，仁者寿。"这智和仁的区别就是儒家和道家的不同体现。道家喜高山，避世而居，儒家悦市井，出世而动。所以孔子也认为，避世而居之人，是仁厚、安于义理，仁慈宽容而心如止水之人，这样的人寿命较长；入世而居之人，多聪明活跃之人，他们通达人情事理，反应敏捷而又思想丰富，有一展才华的志向和抱负，这些人在现实拼搏中得到满足，但他们却不一定长寿。

　　结合《黄帝内经》、孔子的思想以及我们现代社会的现状，养生应因人、因性、因地制宜。

第一，老人宜居

　　中国越来越向老龄化社会靠近，眼看着目前作为社会支柱的中年一代，即将步入老年，中国老年生活的质量问题日益提到人们的日程上来。

　　中国城市化时间不长，城市生活节奏快、人均空间逼仄、绿化程度低，工业及汽车尾气排放等影响空气质量和饮水安全。除此之外，食品安全也是现代社会人不可回避的现实问题。工业化社会中，人们为了追求产量和经济效益，常常出现食品添加剂超标、农药过量使用、激素催产等现象。老人脏腑功能减退、气血不足，对外邪的抵抗不如壮年人，在城市这种恶劣的生活条件下，养生长寿无疑是镜花水月、空中楼阁。

国外经济条件较好的人，大部分都选择在郊区买房，他们认为郊区的空气和环境更利于人体的健康。中国的很多富翁、明星等也都纷纷在郊区买房，或者把别墅建在山顶，以期有一个较好的生存环境，利于健康长寿。所以老人退休后选择的养生之所，应四季分明、山清水秀、安静宁谧，离城市不太远，生活配套设施齐全，有一定条件的医疗机构。这样老人基本生活有保障，又可以随时亲近大自然，舒缓身心，怡情修性。宋朝慧开禅师作诗："春有百花秋有月，夏有凉风冬有雪。若无闲事挂心头，便是人间好时节。"其中蕴含着天地自然中最妙之玄机。

第二，幼儿宜居

众所周知，孩子智力的发展受遗传、营养以及早期智力开发等因素的共同影响，人们很少关注环境对孩子智力的影响。近年来，英、美等国科研人员对1009位高智商的孩子进行追踪研究后发现，生活在宁静清幽环境中的孩子智力优秀，智商较同龄人高，而噪声及嘈杂的环境中成长起来的孩子智力发展则相对迟缓，智商也相对较低。

科学家同时还发现，清新芳香的气息有促进儿童智力发展的功效。这是因为良好的空气环境能给人良性刺激，使人心情愉快、情绪高涨，在这种环境下，听觉、嗅觉、思维的灵敏度都会增强。生活在这种环境中的儿童，无论是视觉、知觉、接受能力，还是模仿能力，较别的儿童都有明显的优势。

颜色对儿童的智力发展也有影响。科学家研究证明处于黄色、黄绿色、橙色和淡蓝色环境中的儿童，智力提高了12个百分点，尤其是处于橙色环境的儿童更活跃，并善于交际，性情更加温和。而在白色、棕色和黑色的环境中，儿童的智商则相对低很多。

因此，为了孩子健康成长，准父母们应尽己所能，选择一些环境较好的地方居住生活，让孩子健康快乐成长，使每个小花蕾都能成长为今后的栋梁之材。

第三，中青年人宜居

中青年人身体、智力都处于人生的顶峰阶段，此时的人们大都具有一腔热情，一心想干出一番事业，成为时代的先锋和社会弄潮儿，这种特性和水的特点相合。水通达远近，流变不拘，自古至今，海洋文明和大河文明都是机敏、锐进的象征，而这些文明也往往都成为时代变革的先进力量。

中国古代文化认为水是才艺、才华的代表，水能生金，命里有水的人多聪明灵秀，有成功的渴望和追求。因此适应这种特性和需求，中青年人的宜居点多在信息通达、经济繁荣、承载无数梦想的大城市中，城市的高节奏和无限可能性符合中青年的生命和心理特性，在这里他们能找到施展拳脚的空间，在拼搏中挥洒青春，在热血沸腾中诠释生命力的激情。中青年人是国家的支撑和前行的动力，这部分人的聪明才智得到充分发挥，国家才能获得长足发展。老年人阳气不足，宜于静养，使阳气徐缓运行，若老年人阳气烦劳太过，则阳气不易下降，独亢于上，容易引起各种病证。中青年人阳气旺盛，旺盛的阳气则需要充分地生发和运行，这样潜藏于肾的阳气才能具有充分的活力和能量，若旺盛的阳气得不到运动和锻炼，不能行使其剽悍刚强之气，则阳气的能量就日渐虚弱，人体出现一派虚弱的气象。正如一个没有主见的年轻人，一切事情逆来顺受，见到好人、恶人、好事、坏事都低眉顺眼，怀着十二分的小心，前怕狼后怕虎，这样的人，虽然年轻，但阳气长期受到压抑，身体健康状况也会受到一定程度的影响。

中青年人在环境相对较差的城市中生活，也要在力所能及的情况下选择空气质量好、绿色覆盖率高、噪声较少的居所，规律作息时间，把各种情绪控制在适度范围之内，使阳气生发的同时，也能得到很好的休息，这样张弛结合，身体会更加健康，生命力会更加旺盛。

养生知识问答

广东卢先生： 很多养生书上都说北方人比南方人长寿，真的是这样吗？南方也有很多长寿老人啊，为什么大家会有这样的观点？

专家答： 自古至今都认为，生活在寒冷地区的人比生活在热带的人长寿，这是因为，人体的新陈代谢是一定的，高的温度会使人体的基础代谢加快，从而使寿命变短。中医认为，温热地区的人和寒冷地区的人相比，阳气浮现在外的时间较长，这样阳气的消耗相对就大，寒冷时间短，阳气不能充分潜藏，修养时间也比较短。南方也有一些长寿的地区，但是这些地区基本上都在海拔较高、气温较低的山区。所以普遍来说，南方人要想长寿，应该保证规律而充足的睡眠，每天节约一点阳气，同时阳气也能得到很好的休整，这样长久积累，阳气耗损减少，自然体健长寿。

地域不同，养生各异

　　东方之域，天地之所始生也，鱼盐之地，海滨傍水……西方者，金玉之域，沙石之处，天地之所收引也……北方者，天地所闭藏之域也，其地高陵居，风寒冰冽……南方者，天地所长养，阳之所盛处也。其地下，水土弱，雾露之所聚也……中央者，其地平以湿，其地所生万物也众也……

——《素问·异法方宜论》

　　东方之地，是太阳升起、天地初分的地方，那个地方盛产鱼和盐，人们多依海傍水而居……西方之地，是金属和玉石盛产地，沙石较多，天地向下的收引之气很强……北方之地，是天地闭纳收藏之气强盛之所，这个地域海拔较高，气候非常寒冷……南方之地，是天地之气充斥、阳气旺盛的地方，这个地方地下的水和土都不丰美，空气中常弥漫着浓浓的雾露……中央者，地势比较平坦，土地肥沃，土地中可以生长的物种也很多。

✿✿ 养生阐释 ✿✿

　　古人把中国地理依据五行分为东南西北中五方，每个方位因地理条件不同，其气候、物产、人们生活习惯也不同，从而生活在其中的人，易患的疾病和治疗方法也不尽相同。了解这些知识对于中医的辨证施治有很大帮助，而这也是中国各地民族和地域医学形成的原因和基础。

　　根据《黄帝内经》记载，我国东部沿海一带以渔业为生的民族，吃鱼较多，而且偏嗜咸味的食物。吃鱼多容易使人生内热，偏嗜咸味食物，则血脉凝滞不通，所以那里的人肌肤多为暗黑色，容易得疮疡一类的疾病。所以那里的人治病多使用砭石，后世用砭石治病的方法，几乎都源于那些居住在东部的民族。《黄帝内经》中所讲的"东方"，相当于我国山东沿海一带。近年来，在山东省发现了一批以针砭治病为题材的汉画像石，画像石上雕刻着半人半鸟形的神医正在用砭石给人治病。鸟形显然来源于原始氏族的图腾崇拜，画像石反映了古代关于针砭起源的传说。

　　我国西部属金，土地贫瘠、水源缺乏，风沙很大，人们很少穿锦缎制作的衣服，常常用一些粗糙的织物作为衣服的原料。我国西部的人多吃肉食和辛辣之品，他们一般体格健硕，外邪一般不能使其致病。但正因为这种强大的收敛作用，阳气强收难发，所以这里人生病，多为在里在内的疾患。这种情况下，针灸、砭石的作用就不大。这里的人治病多使用具有偏性的药物，以纠正脏腑某一方面的偏性，而这些有偏性的药物，无病时常吃，对人体都有一定的影响，所以古人称这些药物为毒药，《神农本草经》中把这些药物归为中品或下品之列。

　　北方是一个冰天雪地的世界，地势很高，风寒凛冽。《黄帝内经》记载居住在北方的民族喜欢住在野外，或棚、或帐而居，平时烤火取暖，多饮牛奶，所以生活在北方的民族容易患腹部寒痛、胀满等疾病，这种病因寒而生，非常适于进行热疗。因此经过长期的积累经验，他们发明灸法和熨热疗法。据考察，先民们钻木取火或敲击燧石取火时，往往用艾绒作为引火材料，起源于原始社会晚期的骨卜也是用艾绒烧灼动物骨。这种用艾绒点火的方法，为发明艾灸提供了必要条件。

南方地势低下，气候炎热，万物茂盛，阳气浮盛于外而不藏，所以该地水土薄弱。土主湿气，阳气藏于土下，则生气，阳气浮于土上，则生湿。因此南方之地，雾露笼聚，用古人的话说就是瘴气横行。南方地区的人们，喜欢吃酸性和一些发霉处理后腐熟的食物，他们的皮肤腠理比较致密，而且常常隐隐带红色。地理条件和饮食所致，这里的人易发生筋脉拘急或手脚麻痹等疾病。对于这些疾病，适合使用微针针刺来调节，所以《黄帝内经》认为，这种微针针刺治疗疾病的方法是从南方传来的。

中部地区，地势较平坦，土地肥沃，物产丰富，当地人们食物种类较多，生活安逸，因此这里的人发生的疾病，多为四肢痿软、厥逆、寒热等。对于这些疾病，当地人多用导引按跷的方法进行治疗。所谓"导引按跷"就是医者运用自己的双手或者双脚作用于病患的体表、受伤的部位、不适的所在、特定的腧穴、疼痛的地方等，运用推、拿、按、摩、揉、捏、点、拍、踩等形式多样的手法，从而达到疏通经络、推行气血、扶伤止痛、祛邪扶正、调和阴阳的目的，导引按跷包括现代的气功、推拿按摩以及踩背等物理治疗方法。

养生秘籍

《晏子春秋·杂下之十》中讲："橘生淮南则为橘，生于淮北则为枳"。一方水土养一方人的道理亘古不变，饮食、气候环境对人体的影响普遍存在，所以不同地域民众的养生方法也有所差别。

第一，东方之人

东方之人，包括山东、浙江、江苏沿海一带，这些地方的人，海鲜还是日常主要食品，而且为了长期保存这些食物，当地还常会使用腌制的手段来处理鱼类等，这样无形中就增加了盐分的摄入。所以这些地方的人，养生要侧重于如下几个方面。

（1）合理搭配日常食物，控制海鲜摄入，适当增加蔬菜、水果、谷物等食物的比例，防止过食鱼肉造成内热集聚。这样可以有效预防消渴症状的产生，降低糖尿病发生率。

（2）注意食盐的摄入，如果食物中已经有海鲜，别的食物中可以少放点盐。盐分摄入过多，可以导致高血压、心脑血管病、皮肤溃疡病等。实验表明，低盐饮食能直接使中老年人血管恢复弹性，使肾脏的吸收钙及排出钠的能力增强。爱美的女性少吃盐，还有利于美白肌肤、保持皮肤的光泽与弹性。另外海鲜和加碘盐摄入过多，还会导致甲亢等内分泌疾病。

（3）砭石是一种很好的养生保健工具，它具有安神宁志、调理气血、疏通经络的作用，现代科学检测发现，砭石可以释放出许多对人体有益的远红外射线和超声波脉冲，能够促进微循环，调理新陈代谢。用砭石在身上刮刮、擦擦，就可健身防病，不仅方便易行，而且老少皆宜。

第二，西方之人

我国西部地区，现主要指陕、甘、宁、青、新、川、贵、滇、藏一带，食物以牛羊肉居多，并且烹饪时调料放置较多，口味浓厚，葱、姜、蒜等辛辣之品摄入较多。这里的人体格健壮、毛孔收紧、肌肤细腻，肺气强盛，阳郁难伸，大肠更是因为多受辛燥而功能不调。因此西部地区的人，养生注意以下几点。

（1）合理搭配饮食，荤素结合，润燥相间。现在人们生活水平提高，不用再受风吹雨淋，夏有空调，冬有暖气，人们不需单纯运用自体的力量和大自然进行对抗，因此，西部地区的人肉食的摄入可以适当减少，多食新鲜当季蔬菜。在气候比较干燥的时候，辛辣调味品的使用也要相对减少，多进滋润之品，如百合莲子粥、淮山枸杞红枣粥等，以缓解辛燥之品对消化系统带来的伤害。

（2）西部地区，自然环境恶劣，适应这种环境，人体御外之肺功能就会变得强大。西方属金，肺主金，金克木，所以西部地区的人，应该注意自己的肝胆系统，包括肝经和胆经所循行而过的脑血管、眼睛、耳朵、外阴等。平时生活中应该注意心理卫生，及时疏解忧郁或者暴怒等不良情绪，饮食上可常饮豆浆、菊花茶、枸杞茶等。

第三，北方之人

根据《黄帝内经》的记载，北方多是游牧民族聚居之处，其生活和畜牧相关。现多指内蒙古大部分地区以及东北三省等。牛奶摄入较多，但因北方地区气候寒冷，乳品性质又偏凉，所以这种饮食习惯的人们，养生应该注意以下方面。

（1）不空腹摄入牛奶。牛奶是很多民族的传统食物，现在随着西方文明的入侵，已经成为老百姓饭桌上的常见客，但因其性偏凉，所以不适合空腹饮用，一些体质比较差的老人、妇女和儿童，宜加热后饮用，凉性可缓和。而奶粉、奶片、奶酪等乳制品的凉性大大降低，羊奶则是比较温热的乳饮，所以体质虚寒的人可以用乳制品、羊奶代替牛奶。

（2）不同于西部人食肉方式，北方人食肉类一般不喜欢放置调味品，如葱、姜、蒜、肉桂、花椒、胡椒、小茴香等，而这些调味品几乎都有温中暖胃的功效，配合食用，能促进脾胃功能，防止腹胀、泄泻等脾胃虚寒或运化无力导致的疾病。

（3）艾灸是保健的重要手段，这种方法对于生活在我国北部的人尤其适用。这些地区人们家里可以常备艾条，闲来熏熏考考，一身轻松。

第四，南方之人

《黄帝内经》中指的四方人，与现在的概念略有不同，但其中差别较大的是南方。古时南方指湖北以南的地方，所以，《黄帝内经》中讲南方人喜食酸性以及霉变的食物，和我们现在所理解的广东人的饮食差别很大，这种习惯多指湖南一带的人，比如大家知道臭豆腐、腐乳等都是湖南人的大爱。酸性食物的摄入，多因气候炎热的地方，人的阳气耗散比较多，吃酸可以适当收敛阳气，利于健康。

（1）合理搭配饮食。湖北、湖南一带的人，现以食辣著称，这种饮食喜好虽然能鼓动肾阳，温脾燥湿，调动先天阳气来补足气候所造成的阳气耗散之不足。但过食温燥伤津耗液，使筋脉失养，出现手足痉挛或麻痹等情况。因此，这里的人饮食中应搭配一定的酸性物质或滋润生血之品，收敛生津、滋养阴液，以防止这些疾患的出现。

（2）两广一带的人，口味比较清淡，喜欢喝凉茶清热利湿，这样久之，体内逐渐虚寒，受天气影响，表现于外的却是一派热象。针对这种情况，这些地方的人应适当改变饮食习惯，少喝或不喝凉茶，煲汤材料多选温阳补中之品，如红参、高丽参、生姜、干姜、杜仲、山药、何首乌、栗子、核桃等，这样就可以抵消寒凉带给人体的伤害。

第五，中央之人

中央之地，就是古人所谓的中土、中原，包括现在的山西、河南、河北、山东、安徽及湖北大部等。中土物产丰饶，向来为兵家必争之地。这些地域的人食物来源众多，以杂食为主，生活较安逸。所以这里的人生病多由气血不通所致，鉴于此，此地的人养生应从以下方面注意。

（1）生活起居劳逸结合。过去中土之人的这种生活状态，和眼下中国的很大一部分人的生活状态相似，物质的丰富、生活水平的提高，使这些人耽于安乐，肌肉、筋骨得不到充分运动。摄入食物丰富，气血充足，但却循行不畅，身体各部分得不到充分滋养，久之，就会出现肌肉萎缩、筋骨无力等现象。因此对于这种人，养生的关键在于适当地锻炼。

（2）《黄帝内经》讲"膏粱之变，足生大丁"，意指长期进食肥甘厚味之品，超出脾胃的运化范围，这些食物就会在人体内生热、生变。我们现代社会所熟知的一些富贵病，如糖尿病、脂肪肝等，其机理都在于此。因此为了防止这些疾病的发生，首先应当节制饮食，食物清淡，吃饭七分饱。为了促进食物的消化吸收，应细嚼慢咽，每口饭咀嚼20次左右再吞咽，饭后不马上饮水。两餐之间喝点茶、吃些水果，促进脂肪分解，防止脂肪堆积。

❀❀ 养生知识问答 ❀❀

山西苏小姐：不同地域的人，养生中注意的侧重点不同，是因为生活、饮食习惯不同。现代社会物质生活日益丰富，各地域之间人员流动很大，加上电视、广播、网络等传播工具日益发达，人们的饮食、生活等习惯日益趋同，在这种条件下，不同地域的养生差别还有那么重要吗？

专家答：随着国家经济的发展，"一骑红尘妃子笑"的时代早已成为历史，只要愿意，生活在北方的人不用做岭南人，也可以

"日啖荔枝三百颗"。但是人是自然界的产物，气候环境对人的影响，人始终无法逃脱。广东湿气较重，广东人清热利湿已经成了深入骨髓的生活理念，如果一个在新疆工作的广东人也天天清热利湿，只会加速自身体内水分的消耗，出现各种脱水症状。因此，随着地域之间人员流动的加大，了解地域养生具有更加重要的意义。

房屋坐落与健康的关系

夫百病之所始生者，必起于燥湿、寒暑、风雨、阴阳、喜怒、饮食、居处。

——《灵枢·顺气一日分为四时》

百病产生的原因，既和燥湿、寒暑、风雨、阴阳等自然环境关系密切，也和人的喜怒情志、饮食偏嗜以及居住环境密切相关。

养生阐释

房屋是人们活动的主要场所，人的一生将近三分之一的时间，是在房屋中度过的，很多脑力工作者，在房屋中的时间更长，因此房屋如何建造才能更有利人体的健康，是一门非常深奥的学问，而我国自古对这方面就有深刻的研究，古人称之为风水学。所谓"风"，就是指空气质量及气流状况；所谓"水"就是指水土的质量、水所带来的生机和繁荣。在选择居住地方时，主要从这两个方面进行考虑。如果居住地空气不流通，水源污染，那么对人体百害无一益；如果居处地势空旷开阔，空气流通干爽，环境卫生洁净，则居住之人自然健康少病。

在人们想要更好生活的强烈愿望下，风水理论经过长时间不断的实践和发展，逐渐形成了一套繁复纷杂的理论。很多古籍中都记载了古人对建房选址的重视。如《尚书·召诰序》中记载："成王在丰，欲宅邑，使召公先相宅。"到了后世，上到帝王建都修殿，下到百姓建房置屋，都会请专业人士择址选基，以图万年治国安邦之基或生活的安乐幸福。

研究我国古人居住选址就可以发现，古人的住址往往背山面水、坐北朝南，周围有清洁的流动水、植物、充足的阳光，以及夏遮阳、冬挡风的大山，这样的居所冬暖夏凉，而且便于取水和采猎食物，背山的地势，既可避免水患危害，夏季南风经过山体时，又可带来丰沛的降雨，利于植物和农作物的生长，从而保持水土不易流失。

外国很多学者对中国的风水理论很感兴趣，他们认为，中国人的居所建筑，充分体现了人和自然的和谐一体，无论是皇宫、庙宇，还是城乡中的百姓居所，都精致地呈现出一种"宇宙图案"之美，而其中蕴含的天文学和地理学思想，更是包含着显著的美学成分和深刻哲理，中国传统建筑因为同自然环境的完美结合而美不胜收。现代很多科学家都认为中国风水理论实际是地理学、气象学、景观学、生态学、城市建筑学多学科综合的科学，对后世的城市规划建筑等方面具有很强的指导意义。

养生秘籍

房子对中国人来说，是安身立命之所，而对于很多人来言，房子如同老婆一样，一辈子只有一位，所以大家对房子的选择都持着相对审慎的态度，希望能选购一处让自己居住和出行方便，又对自己身心健康和命运有益的住房。

第一，楼盘位置选择

1.大环境

古人认为，房屋所处位置应该属阳，阳气充足，这样居住之人阳光四射，精力充沛。而这种位置就是风水学上常说的龙头位置，这种位置在城市里多处于繁华地段，气场旺盛、能量充足。但是现在很多老百姓都买不起这种地段的房子，但在较偏僻处买房，也要注意楼盘最好背山面水，但是不能离水太近，能望到水即可。很多人喜欢在海边买房子，觉得风景绝佳，其实在风水学上看来，房前一片汪洋，不适于聚财。在中医看来，住所太过靠水，湿气太重，容易困脾，脾失升清运化，则容易腹泻、头晕、出血等。另外，如果在山中建房或居住，应选择山坳间，不要选择山顶。因为山顶雾气或露水较重，风大寒盛，对人健康不利。古人的风水观就是山管人丁，水管财。众山环抱，藏风聚气，楼盘处在万绿丛中，前面有碧波荡漾的河流或池湖，坐北朝南。这就是最好之选。

中国人自古就有登高远望的情结，"会当凌绝顶，一览众山小"，这种站在高处，领略造物主鬼斧神工的激动心情，也只有身临其境者才能体会得到。因此，选择住所，如若靠山，则应观其气象，一般而言，植被茂密、郁郁葱葱，山形奔腾起伏的山脉，能给人一种积极向上之美感，使人心胸开阔，心境疏朗。而怪石嶙峋、寸草不生的山脉，毫无生机可言，人在其中，也不会有"把酒东篱下，悠然见南山"的闲情和惬意。

2.小环境

现在人住宿环境相对古人来说，有天壤之别。古人可以有前院后院，院里可以种桑植槐。房屋虽为土坯、茅草结构，但多坐北朝南，采光、通风俱佳，厕所和浴室远离卧房，干湿分区、净污远隔，十分利于人体健康。现代人用一辈子的积蓄都不一定能买到方向、通风、采光如古人居所的房屋，更不用讲宽敞的院落及其所带来的夏天的荫凉、秋天的佳果和儿孙绕膝奔跑、嬉闹的欢乐场景等。

因其难能可贵，更要努力追求。因此选择楼盘时，除了看整体的大环境，对其有影响的小环境也应该注意。

楼盘地势要平坦，整体相对方整、和谐，不能前宽后窄、前高后低，这种选择和设计，不利于采光和通风。很多喜欢旅游的人都知道，黄土高原，地势陡峭，很多村落民居都如梯田一般上下而建，但自古至今，这些建筑都是坐北朝南，前低后高，充分考虑了每家每户的采光和通风，对庭院中植物的生长也有好处。因此楼盘的最佳地势也是前低后高，前后坡度缓、落差小。若楼盘地势不平整，前后落差很大，呈急坡样或楼盘中有悬崖峭壁，这样的楼盘根基情况堪忧，而且存在较大的安全隐患。

楼盘周围配套设施完善，但不嘈杂烦扰，这样才适宜生活起居，尤其对三代同堂之家，上有老下有小，住在人流较多、噪声充斥的环境中，不利于老人的静养，也不利于孩子的成长。而且闹市之中或大路两旁，三教九流、鱼龙混杂，出现人祸的概率也相对较高。因此古人也认为，居住之地应不能直冲道路、三岔路口，也不能在菜市场、工厂、政府机关等附近。另外，为了周围空气质量和卫生保证，住所也应远离公厕、垃圾池、屠宰场、殡仪馆等地。

第二，楼房位置选择

楼房尽量在楼盘中间位置选择，不能选楼盘四角位置的楼房，也不能选择道路直对或道路尽头的楼房。如果楼房是一排排而建，比较有规则，也不能在一排的两头处选择，应该选择中间位置的楼房。如果楼房不是成一条直线排列，中间由多栋楼房组成，则应选最前排的楼房，中间没有则应选左边的楼房。选择中间的楼房，古人认为是雄踞中间，左边的楼房则是青龙之位，寄寓了古人步步高升的良好愿望。

所选楼房还应注意前面地势开阔，主路被绿色植物环抱，设置有序，楼房后最好还有较高的楼房紧靠，这种格局类似于背靠青山之势，是小格局中的最佳局势。不能选择楼盘中最高或最低的楼房。"高处不胜寒"，楼房突兀而出，风水难聚；而楼房较低，为其他楼房气势所压，享受不到清风阳光，对身体和心理健康都不利。

楼层的选择，从采光和空气卫生的角度来说，一般在10层左右比较合适。因为靠近地表的大气分为三层，1~30米为大气底层，这一层中各种污染物及有害气体是三层中最多的；30~40米是涡流层，这个层面空气流动性非常大，空气相对干净；40米以上区域空气流动性反而不如中间层，而且很多轻质有害气体往往就积聚在40~200米这个范围内。而对于噪声的影响来说，高层11~14楼是最大的，往上往下递减。因为噪声会反射和折射，并不是所有高层的噪声比低层明显。如果噪声主要来源只有马路，往往低层楼房噪声最小，中间层最大，再高层又逐渐变小。这是因为噪声经过地面或对面建筑反射，主要反射到高层建筑中部，再往上，反射就会减少，噪声的感觉也相对减少。另外，高层楼房的声源比低层多，这也是造成高层噪声大的原因。比如一些楼房水、电设备主要放置在某些楼层，那么这些楼层下的人就会感觉到明显的噪声，生活在这些楼层之上的人噪声的影响相对就会减弱很多。

另外，如果楼层比较高，如30层左右，还要看整栋楼电梯的多少，如果相对每层的住户，电梯较少，这样上下班的时候等电梯时间就会很久，那么可以选择较低的楼层，电梯繁忙时，可以走楼梯，这样也能促进身体健康。

第三，商铺位置

（1）商铺位置最好在比较繁华的地段，这样人气旺，财气也旺。

（2）商铺宜宽敞明亮，门前地带也不能太过狭窄，这样通风、采光均好，对人体有利，也可以吸引顾客驻足，同时还可减少各种安全隐患的发生概率。

（3）商铺最好坐北朝南，避免东北方向，这样可防止夏季的暴晒和冬季的寒风，减少外邪对人体的侵害。

（4）店铺外观造型应明朗清新，同时又具有鲜明的行业特点。明朗清新的色彩和格调能给人以积极的心理暗示，对人体正气有促进和提升作用，能明显增加顾客量。

～～养生知识问答～～

青海吴先生： 因为经济条件所限，我们买了一套一楼的住房。我老伴患有乳腺癌，手术治疗后，身体状况一直不是很好，请问这和我们的住房条件是不是有关系？

专家答： 癌症手术后身体健康状况欠佳，是多种因素的结果。从中医来说，癌症患者癌细胞吞噬正常细胞，患者常常有阳气虚衰的表现；癌症手术后，患者气血消耗过多，正气进一步受到损伤。一楼住房，一般来说，采光情况不佳，寒湿较重，因此，这种环境对于癌症术后患者的恢复不利。鉴于这种情况，如果有条件的话，最好换一处采光较好、空气清新的住所，如果条件不允许，在阳光不太强烈的时段，带着老伴多晒晒太阳，用自然阳气来辅助体内阳气，对身体健康很有好处。

第六章

体质养生秘籍

世界上有多少片叶子，就有多少不同的人，人们的天生禀赋各不相同。读古代列传或武侠小说，我们经常会看到"天赋异禀"这样的词。无可否认，人们的先天素质差别较大，而且不像后天素质一样，可以通过刻意训练而等齐，越是高位的竞争，先天素质的差别形成的影响越明显。姚明的大高个人人都羡慕，这种先天优势在篮球领域得到很好的彰显，但若让姚明从事其他运动，他的优势可能反而会成为阻碍其发展的劣势条件。在健康养生中也是如此，不同先天的人，其体质特点不同，身体素质优劣势不同，因而相应地，其发病倾向、养生侧重点也不尽相同。

《黄帝内经》论体质

人之生也，有刚有柔，有弱有强，有短有长，有阴有阳。

——《灵枢·寿天刚柔》

人生而不同，有刚毅之人，有柔婉之人，有弱小之人，也有强悍之人，有个子矮小之人，也有高个之人，有阴性体质的人，也有阳性体质的人。

～养生阐释～

体质就是指人体生命过程中，在先天禀赋和后天获得的基础上所形成的形态结构、生理功能和心理状态方面综合的、相对稳定的固有特质。体质现象是人类生命活动的一种重要表现形式，在指导人的养生，疾病的预防、诊治、康复等方面有着重要作用和意义。

中医所讲的体质，更重视人体形与神的综合反映。

近年来，养生保健成了人们非常关注的话题，为了健康长寿，人们在养生上大费心机，各种食材和药材，花样翻新地出现在人们的餐桌上，但是却偏偏很多人，越养身体越差，越养越没有精神，更有甚者，无病成有病，有病者病情加重。有些人听说喝绿茶好，天天饮茶，结果出现心慌、胃痛、腹泻等症状；有的人听说吃人参能补元气、延年益寿，于是天天红参、高丽参，结果血压上升，大便干燥等。究其原因，这和人们不懂得自身体质偏向，盲目进补有很大关系。

人的体质先天禀赋占一部分，后天修养也占一部分。孕妇气血不足，其孕育出的胎儿身体素质就会相对低下，孩子出生后就容易感冒、腹泻等，这种胎元环境中受到的影响，就是先天影响。后天影响，多指人的年龄、生活方式、生存环境、精神活动、疾病、药物等对人体质的形成产生的影响。而这体质的形成尤以后天因素最为重要，我们可以看到历史上很多武功修为很高的人，很多都是从小体弱多病，通过后天的锻炼，身体素质逐渐加强，从而益寿延年。因此体质纠偏，后天因素也起决定作用，而这也是根据不同体质来养生的基础。

中国人的体质，一般划分为 9 类："平和体质"、"气虚体质"、"湿热体质"、"阴虚体质"、"气郁体质"、"阳虚体质"、"痰湿体质"、"血瘀体质"、"特禀体质（过敏体质）"。这九种体质中，除了平和体质，其余体质都有一些偏性。如阳虚体质的人，母体阳气虚弱所致，或者后天失养，阳气耗散过度，因此体内阳弱阴盛。血瘀体质的人，体内容易形成瘀血，造成血脉不通。在日常生活中，只要注意起居、饮食、运动、情志等各方面，这些体质都能得到很大的改善，甚至可以纠正偏颇，使之成为平和体质。

养生秘籍

体质养生不是任意施为，而是有一些大家公认的养生原则，只要把握住这些方面，就真正掌握了体质养生的精髓。

（1）调和阴阳：阴阳平衡是人体的大纲，人体内外所有的活动都不能逃脱"阴阳"二字，而人体的很多不平衡现象也都可以从阴阳方面来解释。因此阴阳调和是体质养生的主要着眼点。正如家庭和谐，这样才有事业的顺利、孩子的聪明健康一样，阴阳和谐，人体才气血顺畅、内外协调、脉和骨坚。

（2）调理脏腑：由于人体的生命活动是以五脏为主体的脏腑功能的综合反映，所以脏腑功能不正常，直接影响人体的健康。调整脏腑功能，使人体五脏六腑功能相对稳定和协调，人体机能才会协调高效。

（3）畅通经络：经络是气血输送的主要渠道，经络畅通，阴阳交贯，内外相通，则各种营养物质才能顺利被人体吸收，而且经脉畅通，充盈的气血运行无阻，脏腑联系正常，脏腑也才能得到有益的补充或纠正偏颇，为调整脏腑功能和阴阳平衡打下坚实的基础。

（4）滋养阴精：阴精充斥人体上下，阴津是人体形成的重要物质基础，阴津丰厚，则人体的各种活动资源充足，阴精消耗过多，则运动乏源，人体各种活动自然会减弱。人活精气神，《黄帝内经》讲："精盈则气盛，气盛则神全"，阴精亏损，体弱神衰，脏腑机能失调，百业不兴，则人体凋亡。

（5）调节气机：人体的气不断进行升降出入四种运动，气体运行规律被打破，则人体健康有碍。《黄帝内经》中就提出"百病生于气"的论点。气的运动是水火、阴阳运动的总称，气机紊乱，体内水火、阴阳运行紊乱，该上的不上，该下的不下，该出不出，该进不进，则人体内部变故横生，所以要保养好生命，必须调整气在体内的正常运行。

（6）调养神光：中医学认为，神是生命活动的主宰，是人生命存在的主要表现。《黄帝内经》明确指出："得神者昌，失神者亡。"神和精的关系，神主动，精主静。在生命过程中，神易于动而致耗，难于静而内守。因此，神光得养，存在时间较长，则人体衰老减慢，生命时间延长。

（7）顺应天时：中医讲究"天人相应"，天道就是人道，顺应天地运行规律来养生，则得天地之气所佑，养生效果明显。如果逆自然规律而行，人体的调节功能不能适应外界自然环境，那么即使饮食多么精贵，都不能达到很好的调养效果，甚至会因为自然平衡被打破而产生疾病。

养生知识问答

山东孙小姐：什么是平和体质？平和体质的人是不是身体比较健康，对于补养的东西不用很挑剔，什么都可以吃？

专家答：平和体质的人通常健康状况比较好，而且相对于其他体质的人而言，寿命较长。一般来讲，平和体质无论饮食、情绪、生活作息等各方面都比较节制而有规律，这种人形体匀称，体重适中而稳定，性格平和，体内环境和谐，气血运行通畅。因此他们大小便正常，舌头淡红，舌苔薄白，皮肤常常很光洁。

对于这种人而言，最好的保养方式，就是保持目前的生活方式，少吃偏寒偏热的食物，如人参性热，这种人常吃人参，反而会打破体内的平衡。平时应多吃性平的食物，如常见的谷物、蔬菜等，水果少吃或不吃较热的榴莲、荔枝或者较寒的山竹、雪梨等。

气虚体质：补气健脾，避风邪

气甚则物壮，气弱则物衰。

——《素问玄机原病式·六气为病》

有生命力的事物，气充足则机体壮盛，气虚少则机体衰弱。

～～～ 养生阐释 ～～～

人体由于元气不足引起的一系列病理变化，称为气虚。所谓气，是人体最基本的物质，由肾中的精气、脾胃吸收运化水谷之气和肺吸入的空气几部分结合而成。形随气而动，气在人体中主要表现为一种收摄、推动作用，气不足可以表现为心气不足、脾气不足、肾气不足和肺气不足。

气虚体质者形体多偏胖，身形比较塌软，常常弯腰驼背，面色苍白或者发黄，自我感觉气力不足，体力和精力缺乏，不喜欢进行大量繁杂的体力和脑力劳动，容易疲乏。肺气虚常表现为说话有气无力，动不动就大汗淋漓；心气虚常表现为容易受到惊吓，性格内向，情绪不稳定，胆子小，不喜欢冒险；脾气虚常表现为对于饮食，常常胃口不佳，饭后不容易消化，大便稀烂，严重者甚至完谷不化，也就是俗话说的吃什么排什么。肾气虚常表现为时常腰膝酸软、小便频多，女子白带多而清稀，月经色淡，经期较长；男子精液不固，出现滑精或早泄。总体而言，气虚体质者少气乏力，免疫功能和抗病能力都比较低下，季节交替或天气变化时容易感冒。

气虚体质者形成的原因主要有先天禀赋不足和后天失养两方面。先天多因父母双方元气不足，其结合产生的胎元也元气不足。再有就是孕妇妊娠呕吐，导致摄入不足，给胎儿提供的营养不够，胎元得不到充足的滋养，娩出时常体重不足或者早产。后天因素多因为喂养不当，水谷精微摄入不足，或者肺、脾、肾生理功能失调等导致气的生成不足，或因劳倦内伤，或因大病、久病等，导致气的消耗过度，从而形成气虚。

现代社会，后天导致气虚的人比较多，没有工作的人、学生和长期从事脑力劳动的人是气虚体质者的主要人群。失业、或待业人员，生活没有规律，饮食单一，没有工作导致生活和心理双重压力，在这种情况下，极易导致气虚。学生和长期从事脑力劳动的人，动辄熬夜，久坐不动，气的消耗较大，常常表现为心气和脾气不足，如心慌心悸、消化不良，饭后清阳不升、困乏等。气虚体质与现代人承受的激烈的社会竞争、压力过大及不良生活方式有很大关系。

～✺～ 养生秘籍 ✺～✺

第一，补气食物

气虚体质者，不论是老人、孕妇、孩童还是大病初愈的人，都可以选择以下益气之物作为日常主要食材。

（1）红枣：古代人都认为红枣能补不足气、补肠胃，肥中益气。现代科学研究证明，红枣是养胃气的重要食物，脾胃不好的人都适合食用。

（2）鸡肉：鸡肉一直是中国人补虚的首选之物。如黄芪煨老母鸡等，能增加补气作用。

（3）牛肉：古医家认为黄牛肉补气，与黄芪同功。是食物中的补气佳品。

（4）猪肚（猪胃）：味甘、性温。作用：补益脾胃。宜于虚弱、泄泻，近代用于胃下垂和消化性溃疡。

（5）鳝鱼：《本草衍义补遗》记载，食黄鳝能补气。

（6）鲑鱼：《开宝本草》中认为鲑鱼有益气力，令人肥健的功效。

（7）樱桃：《滇南本草》中记载，樱桃治一切虚证，能大补元气。

（8）葡萄：《滇南本草》认为葡萄可以大补气血；《本经》记载葡萄能益气倍力。

（9）花生：《滇南本草图说》中认为花生补中益气，常用水煮花生食用为妥。

（10）马铃薯（洋芋、土豆、山药蛋）：味甘、性平。有补气、健脾的作用。宜于脾虚体弱，食欲不振，消化不良。发芽的马铃薯皮有毒，忌食。

（11）红薯（甘薯、地瓜、番薯）：味甘、性平，归脾胃经。有补脾胃、益气力、宽肠胃的作用。宜于脾胃虚弱、形瘦乏力、纳少泄泻。多食易引起反酸烧心。

（12）香菇：味甘、性平。有益胃气、托痘疹的作用。宜于脾胃虚弱，食欲不振，倦怠乏力。属于发物，麻疹和皮肤病、过敏性疾病忌食。

第二，补气药物

（1）人参：性温，味甘微苦，为中医最常用的有力的补气中药，也是众人皆知的补气食物，它能大补元气。《药性论》中说它补五脏气不足。

（2）太子参：补气生津。虽与人参作用相近，可作为人参的代用品，但药力较弱，在各种参类补药中，滋补力量最小，为补气药中的清补之品。主治病后体虚，脾胃气虚，乏力自汗，饮食减少，或热病后期气虚津伤，口渴等症。

（3）党参：补益中气，生津养血。功能与人参近似，常作为人参的代用品以治气虚证。唯效力较之为弱，是一味缓补药品。主治脾胃气虚，四肢困倦，短气乏力，食欲减少，大便溏软；或肺气不足，气短喘咳，语言无力，咳声低弱等。

（4）西洋参：西洋参味甘，微苦，补气养阴，清火生津，是清补保健之妙品，凡欲用人参而不耐人参之温者，皆可用之。适用于肺虚劳嗽、久嗽、喘咳、咯血、肺痿失音等病证，可供说话较多职业的人或经常进行激烈活动、疲劳乏力、大汗出者服用。

（5）黄芪：是中医极为常用的补气中药，是民间常用的补气食品。不少医书都称黄芪补一身之气。《本草求真》认为，黄芪为补气诸药之最，是以有耆之称。根据医家习惯，黄芪常与党参或太子参或人参同服，则补气之力愈佳，气虚体质食之更宜。

（6）山药：为补气食品，凡气虚体质或久病气虚者，宜常食之，最为有益。山药可以补肺气，补脾气，补肾气，故凡肺气虚或肾气虚或脾气虚的方药中，都常用到它。

（7）甘草：炙甘草，性平偏温滋补，能补脾益气，缓急止痛。常作为其他药物的辅助药品，主要用于脾胃虚弱，气短乏力，消化不良，食少便溏等；生用性凉，有清热解毒、润肺止咳的作用。

以上食物、药物煮粥或煲汤食用都可益气强身，下面介绍一款家庭常用补气粥，简单方便，老少皆宜。

原料：落花生米45克（不去红衣）、怀山药30克、粳米100克，冰糖适量。

做法：分别将花生米及怀山药捣碎，再与粳米相和，同煮为粥，候熟，入冰糖调匀即成。这款粥可长期食用，益气养血，健脾润肺，产后妇女食后可以通乳。

第三，运动锻炼

气虚体质的人适合散步、慢跑及舞蹈等运动，运动量开始宜较小，以后逐渐加大。也适宜练八段锦、五禽戏、养生太极拳等中医养生功。

气虚体质者平时还可以做一些运动，对健体益气都有好处。

（1）心肺气虚：端坐，两腿自然分开，双手屈肘侧举，手指伸直向上，与两耳平。然后，双手上举，以两肋部感觉有所牵动为度，随即复原，可连做10次。本动作对气短、吸气困难者有缓解作用。

（2）脾气虚：端坐，左右手在腹部自然重叠，以肚脐为中心，缓慢打圈按摩，每次15到20分钟，每天一到两次。

（3）肾气虚：端坐，两脚自然下垂，左右慢慢转动身体3次，然后，两脚悬空，前后摆动十余次。本动作可以活动腰、膝，具有益肾强腰的功效。

养生知识问答

河北朱女士：我的宝宝现在2岁6个月，男孩。我一个月前发现他只要稍微用点力气就会咳嗽，但没有痰，后来吃了三四天药好了，夜里不咳嗽了，就是白天稍用力就咳。以前好像一直都是这样的，跑两下就不行，只是没有太在意。昨天带他去看了中医，说他气虚，我想问的是我该如何去调理他呢？

专家答：气虚体质是小儿常见体质之一，常出现于鼻过敏、气喘、消化障碍、身材矮小、尿床、容易感冒、肥胖及心脏病等疾患，当婴儿出现气虚的症状越多，则表示气虚的严重度也越高，父母宜培养正常饮食习惯，如定时定量、避免吃零食，饭前尽量勿吃过甜、高脂肪或高糖之食物、饮料，以免过早产生饱胀感而降低食欲。饮食不能过度寒凉，宜食补气甘平之物。正常的作息及适度户外运动，都可避免气虚加重。现代医学研究证明婴幼儿极易因外界的各种刺激，引起情绪波动，轻者自愈，严重者影响身心健康及生长发育，造成消化系统障碍，而气喘、发热等呼吸系统疾病的诱发，也认为与情绪激动关系密切，所以为使幼儿健康地发育，避免惊吓、勿娇生惯养、减少恼怒是身心保健的关键。

阳虚体质：固本培阳，注重保暖

阳虚则外寒。

——《素问·调经论》

阳虚体质的人，机体功能减退，代谢产生的热量不足，所以不能温煦肌肉以抵抗外来寒邪的侵袭，因此阳虚的人非常怕冷。

～～ 养生阐释 ～～

第一，阳虚的表现

阳气有温暖肢体、脏腑的作用，如阳虚则机体功能减退，容易出现虚寒的征象，五脏都可见阳气虚损，常见的阳虚有胃阳虚、脾阳虚、肾阳虚等。阳虚主症为畏寒肢冷，尤其是背部和腹部特别怕冷；面色苍白，大便稀烂，颜色浅淡，小便量多而色白，舌头颜色淡，舌体膨大，周围有很多牙印。

畏寒怕冷，四肢不温，这是阳虚最主要的症状。阳气犹如自然界的太阳，阳气不足，则内环境就会处于一种"寒冷"状态，寒冷较重者，常手冷过肘，足冷过膝。阳虚体质的人吃东西后不消化，甚至吃什么拉什么，古人形象地称为"完谷不化"，中医理论认为食物的消化就好比要把生米煮成熟饭，脾胃就是煮饭的锅，而阳气就是煮饭用的火，没有"火"，米就无法煮成"饭"，所以当阳气不足时，则进入胃中的食物也就无法很好地"腐熟"（消化），而直接从肠道排出。阳虚的人精神不振，常常感觉疲乏，这是因为阳气不足，细胞的生命活动衰退，所以整个人精神萎靡，困乏欲睡。体内水分的消耗与代谢，取决于阳气的蒸腾作用，如果阳气衰微，对水液蒸腾消耗不足，则多余水分蓄积体内，表现出来就是舌体胖大。舌体胖大，受牙齿挤压而出现齿痕。另外，水液蓄积，也可表现为下肢的肿胀。

不同脏器阳气虚弱，除了如上共同症状外，还有以下不同表现。

心阳虚的人兼见心悸心慌，心胸憋闷疼痛，失眠多梦，心神不宁；肝阳虚者兼见头晕目眩，两胁不舒，乳房胀痛，情绪抑郁；脾阳虚者兼见食欲不振，恶心呃逆，大便稀溏，嗳腐吞酸；肾阳虚者兼见腰膝酸软，小便频数或癃闭不通，阳痿早泄，性功能衰退；肺阳虚者兼见咳嗽气短，呼吸无力，声低懒言，痰如白沫。

阳虚体质的人容易肥胖，过早出现骨质疏松或者出现关节疾患。对于阳虚体质的女性来说，常见痛经、月经延后、闭经等，而很多痤疮患者，主要是因为下焦虚寒、阳气不足，上下不通造成的。

第二，阳虚体质的成因

先天：如果父母为阳虚体质，婚育时年龄太大，超过40岁，怀孕期间过度食用寒凉的食物都会对胎儿造成影响，造成阳虚体质。

后天：长期用抗生素、激素类、利尿剂、清热解毒中药的人，喜欢喝凉茶、喜欢吃冰冻寒凉的饮食的人以及不节制房事，纵欲、性生活过度的人，都会大大损耗阳气，导致或加重阳虚体质。另外，工作环境气温低、寒冷，阳气受损，久之也会成为阳虚体质。比如水里作业者，一年到头都泡在水里，还有在冷库工作的人，长期工作环境湿寒，受环境影响，身体阳气也会虚弱受损。

养生秘籍

阳虚体质的调养法则是温补脾肾、温通化阳。

第一，饮食调养

阳虚体质宜食：韭菜、茴香、茄子、辣椒、龙眼、牛肉、羊肉、狗肉、兔肉、鹿肉、驴肉、鸡肉、鸭肉、鹌鹑、鲍鱼、黄鳝、羊乳、红糖、大料、花椒、胡椒、肉桂、虾、鳗鱼、鱼鳔、辣椒、大蒜、生姜、糯米、黑米、薏苡仁、甘薯、山药、芡实、扁豆、红枣、栗子、银杏、胡桃、荔枝、菠萝、桃、杏、樱桃、杨梅、黑砂糖、酒等。

阳虚体质忌食：不宜多食生冷、苦寒黏腻之品，即使在盛夏也不要过食寒凉之品，如苦瓜、柿子、绿豆、百合、芹菜、黄瓜、梨、藕、香蕉、柚子、西瓜、猕猴桃、荸荠、鳖、蟹、田螺、绿茶等。

温通阳气的中药：人参、黄芪、白术、冬虫夏草、杜仲、海马、肉桂、巴戟天等。成药可以服用金匮地黄丸。金匮肾气丸是温肾助阳药物，具有抗衰老、增强免疫力、改善脂肪和糖代谢，增强神经和体液调解，改善垂体-肾上腺皮质功能等作用。其中温通的主药附子、桂枝，各取少量，意在微补火气壮生亏虚的肾阳，引火归源。中医认为，阴阳不可分，可以相互促进，因此中医补阳常常佐以滋阴药物，以阴中求阳。所以服用金匮肾气丸时再辅以地黄等六味药滋补肾阴，促生阴液，使得"阳得阴助，而生化无穷"。

常见温阳的膳食有以下几种。

（1）韭菜炒虾仁：壮肾阳，温中散寒，温通下乳。

原料：韭菜段250克，鲜虾仁100克，姜末，胡椒粉、植物油、盐各适量。

制法：锅内倒入植物油烧热，放入韭菜段翻炒片刻，将鲜虾仁放入锅内再翻炒片刻，放入姜末、胡椒粉、盐调味，炒匀即可。

（2）龙眼蛋汤：温阳补气养血。

原料：鲜龙眼肉50克（干龙眼肉25克），鸡蛋2个，干红枣15个，红糖适量。

制法：红枣、龙眼肉洗净，加水适量煮至红枣熟烂，将鸡蛋打散冲入汤内稍煮，加红糖，当做甜品服用。

（3）虫草全鸡：补肾助阳。

原料：冬虫夏草10克，老母鸡1只，姜、葱、胡椒粉、食盐、黄酒适量。

制法：将老母鸡杀好去毛、内脏洗净，鸡头劈开后纳入虫草10枚扎紧，余下的虫草与葱、姜一同放入鸡腹中，放入罐内，再注入清汤，加盐、胡椒粉、黄酒，上笼蒸1.5小时，出笼后去姜、葱，加味精调味即可。

（4）桂花莲子羹：温中散寒，暖胃止痛。适用于脾胃虚寒所致的胃痛隐隐、泛吐清水、饭后腹胀，喜暖喜按、神疲乏力、四肢不温等疾病。

原料：桂花3克（糖腌），莲子50克，红糖1勺。

制法：莲子洗净，去心，用清水泡透，放入锅中，大火煮沸后转小火煮至熟烂，放入糖桂花和红糖，煮沸即可。

二、起居调养

阳虚体质的人多畏寒肢冷，喜暖怕凉，不宜在阴暗潮湿寒冷的环境下长期工作和生活，阴冷环境使身体热量散失过多，直接损耗阳气，使血管收缩，影响血液循环。因此阳虚体质的人，住房应坐北向南，保证足够的光照。如住室内阴冷，会导致心、脑血管瘀阻，出现各种疾病。阳虚体质的人作息应有规律，适当进行体力劳动，以微微出汗，不致疲乏为度。很多阳虚的人喜欢夏秋不耐冬春，盛夏之时依旧长衣长裤，隆冬时节更觉寒冷，因此，阳虚体质夏季不要在外露宿，不要让电扇直吹，亦不要在树荫下停留过久，根据气候注意保暖，一旦有活动汗出，应当及时增减衣物，防止大汗，或汗出当风，避免进一步损伤阳气。有人提倡阳虚体质的人夏季进行20～30次日光浴，每次15～20分钟，获得的紫外线能储存体内使用一年，对于冬天防寒有积极的作用。

三、运动调养

"动能生阳"，所以阳虚体质的人，应加强体育锻炼。俗话说："足底暖，全身暖。"坚持快步走路，是改善阳虚体质最简便的办法。步行能刺激足底经络和穴位，有疏通经脉，调畅气血，改善血液循环，使全身温暖的作用。另外，太极拳、八段锦、五禽戏、广播操、球类活动等，重点加强腰腹部和脊柱的运动，也可温阳助肾。天气晴暖之时，也可进行登山远足等户外活动。运动强度应以手脚温热、面色红润、微微汗出为度，如出现眩晕、肢体麻木、眼前发黑等不适症状应当立即停止运动，及时补充水分和食物。平时在家中也可自行按摩气海穴、足三里穴、涌泉穴，或经常灸足三里穴、关元穴（见图6、图7、图8）等，适当洗桑拿、温泉浴，都有温阳驱寒的效果。

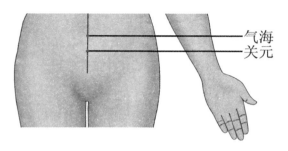

图6　海穴、关元

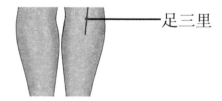

图7　足三里

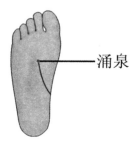

图8　涌泉

四、精神调养

《黄帝内经》中讲："肝气虚则恐"、"心气虚则悲"。五脏功能状况影响情志，反过来，情志对身体健康也有影响。阳虚体质的人常情绪不佳，容易悲哀忧郁，性格多沉静、内向，正如《红楼梦》中的林黛玉一样。因此这种体质和精神状态的人，应于阳光明媚、气候温暖之时听一些激扬、高亢、豪迈的音乐，调理情志，借势开胸抒怀，使阳气通达全身。平时多与别人交谈，学会去除忧悲、防止惊恐、平衡喜怒、消除不良情绪的影响。

～～　养生知识问答　～～

四川王先生： 以前有手淫史，之后身体逐渐虚弱，前胸后背和脸上有痤疮和便秘5~6年了，以前听别人说年龄过了23岁基本上能自愈，也就没在意，现在我已过23岁了还是长。最近半年脸上出油很多，看了很多中医，医生说我体内有毒素，开的排毒中药里边有皂角刺、蒲公英、川牛七、清香子、当归、川芎、金银花、苦参等，喝了好久了没有什么效果，但停药就又便秘了，喝了半年时间中药了，现在就是老怕冷，比吃中药前还怕冷，而且行房事时常勃起障碍，或者早泄，看过一些资料后才知道是肾阳虚，请问我这种情况怎么治疗好呢?

专家答： 你的病证属内分泌失调导致的痤疮和便秘。从中医上讲是肾阳不固，虚火郁结。先前医生给你开的大多是泻火解毒的凉性药，喝的时间长了会损伤阳气，加上你有手淫史，所以治疗上应该从温补肾阳入手，阳气通畅，虚火下降，则痤疮和便秘自然缓解。鉴于你年龄不大，肾阳尚足，可以用食疗温阳益气。平时多吃鱼、虾、牡蛎、韭菜、牛肉、羊肉等温阳的食物，这类食物补体之虚，益肾之气，而且富含蛋白质、牛磺酸、精氨酸和锌，这样不仅可以温补肾阳，而且对勃起障碍和早泄都有好处。

阴虚体质：补阴精，静养安神

阴虚则内热。

——《素问·调经论》

中医所讲的阴虚，是指机体精血或津液亏损的病理现象。阴液亏虚，则人体得不到滋养，神气不能安守，阳气亢盛于外，人感觉烦热躁扰。

～～养生阐释～～

阴虚指人体中精血或津液亏损，阴虚不能制火，人体一方面出现阴液的濡养、滋润、宁静的功能减退，另一方面阴虚不能制约阳气的升动，阳气相对亢盛，从而形成虚而有热的阴虚内热、阴虚阳亢的状态。

阴虚的主要表现是五心烦热（双手心、双脚心、心口）、午后潮热、盗汗、颧红、消瘦、舌红少苔等。通俗一点讲，阴虚就是水少了，水少的表现就是干、热。干可见嘴唇干，皮肤干，大便干等，热就是五心烦热、午后潮热，晚上睡觉热、出汗。阴虚体质的形体多干瘦，缺乏柔润感，现代女人，对"以瘦为美"的审美观大加推崇，所以现代女人阴虚的不少，看到满大街干巴巴的美女，总有一种令人惋惜之感。

阴虚多由热病之后或杂病日久伤耗阴液，或因情绪波动过大、房事不节以及过服温燥之品等使阴液暗耗而成。还有一些人，晚上睡觉比较晚，也会使体内阴液过度耗损。还有膏粱厚味，煎炸、辛辣食品会助长内热，热灼阴津，久之，也会形成阴虚体质。《黄帝内经》认为人到40岁，体内的阴液就开始虚少，比正常的时候要减少一半，这是人体衰老的自然进程。如果特别操劳，那么30多岁，也会出现阴虚的症状。当今社会，工作压力大，节奏快，体力、脑力活动强度大，熬夜、上夜班等，这种超强度的工作必然消耗掉更多营养物质，营养物质少了，就是阴液精华虚少了，人也就出现了早衰的苗头。一些肝病患者，多以肝阴虚为主要表现，这种人一般都会出现早衰现象。

阴虚者，除了有干、热的感觉外，情绪常不平稳，容易发火，给人一种心浮气躁之感。如果热象明显，则小便黄、大便干，如果阴虚明显，则人容易头晕眼花、精神状态差。女性阴虚体质者，身体无以为养，常常月经不调、面无光泽，严重者黑色素沉着，黄褐斑、蝴蝶斑滋生，更年期提前到来。

心阴虚为主的人，还有失眠、多梦、心悸、健忘的兼证；胃阴虚为主的人，多见胃脘隐痛，饥不欲食，口燥咽干，大便干结，或脘痞不舒等；肺阴虚表现为干咳无痰或咯血；肝阴虚的人多见双目干涩，手指、指甲干涩不润，腿抽筋、血压升高等；肾阴虚多见头晕耳鸣、腰膝酸痛，男子精液稀少，女子月经量少、经闭等。

养生秘籍

五脏之中，肝藏血，肾藏精，因此阴虚体质者养生关键在于补阴清热，滋养肝肾。

第一，饮食调养

阴虚体质宜食：凡阴虚体质者，宜食甘凉滋润、生津养阴的食品，宜吃新鲜蔬菜水果或纤维素及维生素较高的食物，宜吃富含优质蛋白质的食品。如鸭肉、猪皮、鸡蛋、银耳、燕窝、牛奶、甲鱼、海参、牡蛎肉、鲛鱼、蚬肉、淡菜、蹄筋、豆腐、菠菜、青菜、黄芽菜、山药、银耳、蘑菇、金针菇、草菇、平菇、西米、糯米、黑木耳、番茄、枸杞、绿豆芽、甘蔗、酸梅汤、葡萄、百合、水煮花生、雪梨、橘子、橙子、草莓、柚子、无花果、香蕉、西瓜、蜂蜜、蜂王浆、芝麻等都适宜食用。

阴虚体质忌食：忌吃辛辣刺激性食品、温热香燥食品、煎炸食品。如狗肉、羊肉、雀肉、海马、海龙、獐肉、锅巴、炒花生、炒黄豆、炒瓜子、爆米花、荔枝、龙眼肉、佛手柑、杨梅、大蒜、韭菜、芥菜、辣椒、薤白、胡椒、砂仁、草豆蔻、花椒、肉桂、白豆蔻、大茴香、小茴香、丁香、薄荷、白酒、香烟、红参、肉苁蓉、锁阳等温补的食物都少吃或不吃。

滋阴药膳

（1）生地黄粥：生地黄汁150毫升（或干地黄煎浓汁150毫升）、大米100克。大米煮粥，粥熟加入地黄汁，搅匀食用。

（2）天门冬粥：天门冬60克、大米100克。天门冬煎浓汁去渣，加入大米煮粥，作早餐食用。

（3）百合粥：鲜百合50克、大米100克、冰糖适量，先将大米煮粥，将熟时放入百合，煮熟，冰糖调味后食用。如无鲜百合，可用干百合粉30克，与米同煮粥亦可。

（4）双耳汤：银耳10克，黑木耳10克，冰糖30克。将银耳、黑木耳用温水发泡，并摘除蒂柄，除去杂质，洗净，放入碗内，加水适量，放入冰糖。置蒸笼中，蒸1小时，待木耳熟透即成。

第二，起居调养

阴虚体质人虽形体瘦小，但内热较重，因为他们常常会感手足心潮热，口咽干燥。所以对于他们来说，夏热难以忍受，反倒是寒冷的冬天感觉很舒适。所以，这种体质的人，如果有条件的话，在炎热的夏季应注意避暑。每逢夏季，可到海边、林区、山区去旅游休假。日常住房最好选择靠山而建、环境安静、坐北朝南的房子，这样的房子夏天比较阴凉，而且通风很好。

规律的生活对阴虚体质的调节也有很大的作用。中医认为"久视伤血"，平时养成良好的看书学习和工作习惯，不可用眼过度。晚上按时上床入睡，不通宵玩乐或工作，不过度消耗心血，节制房事，保精育阴，工作生活劳逸结合。

第三，运动调养

阴虚体质的人，是由于体内津液精血等阴液不足造成的，所以运动的时候往往容易出现口渴干燥、面色潮红、小便少等症状。所以阴虚体质的人，只适合做中小强度、间断性的身体练习。比如散步、踢毽子、瑜伽、气功、冥想等，都是适合阴虚体质人的运动，尤其是瑜伽、气功、冥想等，还能使阴虚之人躁扰的心神安静下来。阴虚体质的人大部分消瘦，容易上火，皮肤干燥，所以，这种人可以经常去游泳，经常泡在水里能防止皮肤干燥，减少皮肤瘙痒。但是游泳池中的水含有消毒剂，对皮肤有损害，游泳之后，要注意彻底清洁。

第四，精神调养

《黄帝内经》中讲长寿者都是"恬淡虚无"、"精神内守"的人。阴虚体质的人性情较急躁，常常心烦易怒，这是阴虚火旺，火扰神明之故，所以这种人要加强自我涵养，做到遇事不慌、冷静沉着，使自己的精神和情绪不过度起伏变化。平日起居要有规律，日常生活中不比较、不计较，正确看待物质和人的生活的关系，消除过度追求物质生活的欲望，防止心神进一步受到躁扰。在工作中，不急于求进，做事有条不紊，不因为名利等身外之物而情绪不稳、脾气暴躁。对非原则性问题尽量不与人争执，多欣赏悠扬舒缓的音乐，对于睡眠也十分有利。

∽∽ 养生知识问答 ∽∽

福建周先生：我经常感觉烦热口渴，中医说我是阴虚体质。我平时非常喜欢喝茶，请问像我这种体质适宜喝什么茶？

专家答：茶叶种类很多，红茶、绿茶、花茶、白茶等，一般来讲，阴虚体质的人最好不要喝温热的红茶和苦寒的绿茶，比如普洱茶和苦丁茶。前者温热，热灼阴液，后者苦寒，苦能化燥伤阴，所以两者都不适合阴虚体质的人饮用。平时应喝一些性质比较平和的茶，如乌龙茶、花茶等。

湿热体质：护养肝胆，祛湿清热

因于湿，首如裹，湿热不攘，大筋緛短，小筋驰长，緛短为拘，驰长为痿。

——《素问·生气通天论》

因为湿邪伤害人体，头部像有物蒙裹一样沉重。若湿热相互胶结而不得排除，则伤害大小诸筋，从而使筋出现短缩或弛纵，筋短缩导致四肢拘挛，筋弛纵则导致四肢痿软不用。

养生阐释

湿热体质的人，在中医上指湿热在体内胶结，从而对人体的一些生理功能有所影响。湿有外湿和内湿的区分。外湿是由于气候潮湿或涉水淋雨或居室潮湿，使外来水湿入侵人体而引起；内湿是一种病理产物，常与脾虚有关。脾主运化水湿，若体虚消化不良或暴饮暴食，吃过多油腻、甜食，则脾就不能正常运化而使"水湿内停"，而脾虚的人也易招来外湿的入侵，外湿也常因阻脾胃使湿从内生，所以它们的产生是互为因果的。所谓热，则是一种热象。湿热体质的人，热是与湿在体内同时存在，像油和面互相糅合在一起一样，很多是因为夏秋季节天热湿重，湿与热合并入侵人体，或者气湿在人体久留不除而化热。

湿热体质的人的体形偏胖或消瘦，但都感觉肢体沉重，这种沉重感并不因出汗而减轻，走路抬不起脚。而且脸上总是油光满面，不论怎么洗，总让人感觉脸很脏。很多这样的人脸上或后背都长有痤疮、粉刺甚至臀部也会经常起一些脓包痈疖类的皮肤感染性病灶。湿热内蕴，人总是感觉口干口苦，小便多发红发黄，并且短少，大便或者干燥或者黏滞难以排出。这种体质的人，口气很重，气味难闻，伸出舌头，你会看到，他们的舌苔往往都是厚厚的一层，而且又黄又腻。这种体质的男性经常性阴囊潮湿，而女性常有带下增多、黄稠黏腻。

湿热体质形成的原因多样，主要有以下几个方面。

（1）自然环境的影响：人类的生存环境随着经济的发展日趋恶

化，温室效应、环境污染已经成为人类健康的大敌。温室效应使气候的变化以阳气旺盛为主要趋势，这是形成阳热体质的气候条件。

（1）社会环境的影响：社会环境激烈的竞争，给许多人带来了前所未有的心理压力，升学、就业、医疗、养老等问题波及到不同年龄段，使人们的情绪经常处于压抑、忧愁、思虑、焦虑的状态中，其中压抑、郁怒、忧愁、思虑最容易造成人体气机郁滞。气滞日久化火，引起津液代谢的不畅通，水停生痰湿，日久形成湿热体质。

（3）生活方式的影响：中国人的体质更适合以素食为主的杂食饮食结构。但随着人们生活水平的提高，中国人的饮食习惯也有了很大的变化，人们过食肥甘厚腻（高热量、高蛋白、高脂肪），或者恣食辛热香浓。《黄帝内经》讲："肥者令人内热，甘者令人中满。"长期过食肥甘厚味、恣食辛辣香浓使人蕴热蒸痰，日久形成湿热体质。而这种体质也是现代社会中广为流行的以高脂血症、高血压、高血糖等一系列代谢综合征产生发展的温床。

养生秘籍

湿热体质为火和湿结合，为患体内，所以调养应清化湿热，分消走泄。

第一，饮食调养

湿热体质宜食：要想改变湿热内蕴的体质状态，宜食用清凉泻火、化湿利水的食品。比如薏苡仁、带心莲子、赤小豆、蚕豆、绿豆、绿豆芽、鲫鱼、海带、紫菜、黄豆芽、绿豆芽、木瓜、田螺、牡蛎、海蜇、虾、冬瓜、丝瓜、苦瓜、黄瓜、绿叶蔬菜、香菜、荆芥、山药、野菜、莲藕、产自北方的时令水果、瘦猪肉等。

湿热体质忌食：忌食辛辣油腻、温燥滋补、肥甘厚味的食物。辣椒、大蒜、荔枝、芒果等温热蔬果应当少吃，白酒、奶油、动物内脏、狗肉、鹿肉、牛肉、羊肉均应忌食。生姜、大茴香、桂皮等香料，具有祛寒、除湿、发汗等功效，每天做饭时适当放一点有温中祛湿的作用。

清热利湿的中药：藿香、车前草、淡竹叶、滑石、溪黄草、鸡骨草、木棉花等，这些都是偏寒凉的，不能久服。而用佩兰、艾叶、竹叶和荷叶泡茶喝，偏于温性的艾叶、佩兰，可以除湿，偏于凉性的竹叶、荷叶可以清热。常见的中成药有甘露消毒丹、君太口服液、清热祛湿冲剂、溪黄草冲剂等。但因其偏性，这些都不能久服。只要小便不再黄短、舌苔不再黄腻，就可以停服。

湿热体质膳食。

（1）绿豆藕：清热解毒，明目止渴。

原料：粗壮肥藕1节，绿豆50克。

制法：藕节去皮，冲洗干净。绿豆用清水浸泡后取出，装入藕孔内，放入锅中，加清水炖至熟透，调以食盐即可食用。

（2）凉拌三皮：清热、利湿、减肥。

原料：西瓜皮、黄瓜皮、冬瓜皮各200克，盐适量。

制法：西瓜皮刮去外皮，冬瓜皮刮起绒毛外皮，均洗净，与黄瓜皮一起，在沸水锅焯一下，晾凉，切成条，盛入盘中，加少许盐拌匀即可。

（3）黄瓜薏苡仁粥：健脾清热利湿。

原料：黄瓜1条，薏苡仁50克，粳米100克。

制法：先将薏苡仁、粳米煮成粥，加入黄瓜片煮2～3分钟，可作早晚餐食用。

第二，起居调养

湿热体质的人以体内蕴热，容易上火为特征，起居上应注意养阴除湿，通泻蕴热之气。湿热体质应当规律作息，早睡早起，早晚睡前静心调神，尽量不熬夜，熬夜伤肝胆，会非常影响肝胆之气的生发，容易生湿热。居住室内清爽通风，尽量避免在潮湿的环境中工作或居住，勤换衣被、勤洗澡，买房子的时候尽量不要买低层，否则如果房子阴暗潮湿的话会加重你的湿热体质。

烟、酒、辛辣厚味食物容易加重体质湿热，努力戒除烟酒等不良嗜好、保持饮食清淡。冬季不能跟风大量进补，不要去吃那么多火锅，不然越补体质偏颇性越明显。湿热体质往往比较耐受寒冷，衣着随气候变化加减，因为这种人的皮肤特别容易感染，所以最好穿天然纤维、棉麻丝绸的衣服。

湿热体质的人可以经常做一些拔罐刮痧等，改善小便发黄，烦躁不安。改善湿热体质的最好方法就是刮痧和拔罐，湿热蕴结全身，会导致肌肉酸痛，尤其是颈肩部的肌肉特别酸痛。这时刮痧加走罐，有清热利湿的功效，人往往感觉浑身很舒畅而轻松，走路也会幽静很多。

第三，运动调养

湿热体质的人体内有蕴热和水湿，适合做强度较大、运动量较大的体育项目，如对抗性较强的球类比赛、游泳、爬山、长跑、自行车、武术、拳击等，大运动量、高强度的训练可以消耗体内过多热量和脂肪，帮助湿热之邪泻出体外。运动时间宜在饭后一小时以后进行。湿热体质的人运动时往往会大量出汗，因此应保证水分和电解质的补给。但是湿热体质的人不适合在高温环境下运动，所以这种人在运动时应当躲开暑热环境，金秋时节最佳，秋高气爽，登高而呼，躲避漫热，舒利关节，有助于调节脾胃。而现下流行的高温瑜伽就不适合这类体质。

第四，精神调养

湿热体质者都有性情急躁，外向好动、活泼的性格特征，这都是体内内热作怪，常常心烦易怒。五志过极，皆可化火。如果放任这种情绪，热邪伤阴，会进一步加剧过多火邪的产生，形成恶性循环，从而会加重湿热体质中热邪的偏颇。中国自古重视修身养性，道家和儒家的一些文化典籍包含丰富的文化内涵，应当注意汲取，以培养自身的文化底蕴。因此湿热体质的人，出现不良情绪时，应注意心理的自我调适，根据情况分别采用节制、疏泄、转移等不同的方法，使不良情绪得到化解或释放，达到心理平衡、提升心理素质。

养生知识问答

湖北张小姐： 我最近白带发黄，呈豆渣样，已经做过白带常规，两次结果都正常，问别人说可能和湿热有关，请问是这样吗？我应该怎么办？

专家答： 黄带有可能是由于湿热下注导致的，除了这个症状，你可能还会伴有小便发热，臭味明显，便溏，舌苔黄等，检查结果正常，可不用抗生素。日常生活中应注意个人卫生，避免抓挠，保持外阴清洁干燥；勤洗换内裤，不与他人共用浴巾、浴盆，不穿尼龙或类似织品的内裤，患病期间用过的浴巾，内裤等均应煮沸消毒。饮食宜清淡，忌辛辣刺激，按时休息。也可以用薏苡仁和赤小豆加山药煮粥清热利湿健脾，这样对你恢复健康会很有帮助。

痰湿体质：远离肥甘厚味，坚持适度运动

何以度知其肥瘦？膏者多气而纵缓，故能重腹垂腴。

——《素问·奇病论》

怎么样来衡量这个人是胖还是瘦？肥胖的人多气但其肌肉、皮肤多不紧致，因此这种人常常腹围较大，腹部下垂。

～～ 养生阐释 ～～

痰湿体质是现代社会比较常见的一种体质类型，当我们看到大腹便便、没有肌肉或肌肉很少的胖子时，就可以联想到这种体质。这种人性格偏温和、稳重，多善于忍耐。中医认为这种体质多见于肥胖人，或素瘦今肥的人，是脏腑、阴阳失调，气血津液运化失调，生成痰湿。该体质的人常表现为体形肥胖，腹部肥满松软，腰部、腹部和臀部都比较突出。容易出汗且黏腻，面部皮肤油脂较多，面色淡黄而暗，眼泡微浮，常有胸闷、痰多的症状，容易困倦。平素舌体胖大，舌苔白腻或甜，自觉身体沉重，走路无力。喜食肥甘甜黏，大便正常或不实，小便不多或微混浊。皮肤经常出现各种皮疹、瘙痒，甚至可见渗出物分泌；关节肌肉酸痛、关节行动不利；消化功能紊乱，常有腹部胀满、不思饮食、大便变稀、四肢怕冷、身体沉重疲乏、恶心欲吐等症状。

痰湿体质跟个人先天禀赋有关系，就是和遗传基因有关，但是从调查中发现，更多的是后天饮食失调，就是那些更重口福之欲

的人，容易形成痰湿体质，痰湿体质多有外湿和内湿两种原因。由外界环境侵犯人体的称为"外湿"，很多人淋雨蹚水后没有及时采取措施、行走在潮湿的空气中、穿衣盖被寒冷潮湿、长期居住在潮湿的环境中，或者大量出汗后洗冷水浴等，导致湿气从皮肤而入，困阻体内。人体一旦被湿邪侵犯，早期主要的感觉是头重而闷，有被毛巾包裹住的感觉，全身肌肉酸痛沉重、胸闷不适、口黏腻或有甜味、舌苔变厚。"内湿"多因贪食生冷饮料及瓜果、辛辣荤腥食物、酗酒等，以及此人素有脾胃虚弱，水液代谢障碍，而在人体内部产生各种有害物质。脾胃功能正常情况下，脾胃的痰湿是应该排出体外的，暴饮暴食，饮食没有规律，或者是肥肝厚肉吃得过多，损害了脾胃的运化功能，但是多余的东西又排不出去，这样就会形成内湿。

痰湿体质的人特别容易犯困，到哪儿都容易打瞌睡，而且呢，喉头老是有痰湿，最明显的是，比如他在睡觉的时候，有时候甚至觉得喉咙上有一块痰堵在那儿似的，而且口中总是发甜，容易出现痤疮、黄褐斑、皮肤油腻、毛孔粗大、体味较浓、脱发、眼袋等，因此爱美的女士要注意健脾利湿，防止体内湿盛，既影响健康，又影响美容。

痰湿体质的人体内有害物质较多，有易患高血压、糖尿病、肥胖症、高脂血症、哮喘、痛风、冠心病、代谢综合征、脑血管疾病等疾病的倾向。现代医学研究发现，痰湿体质者的总胆固醇（TC）、甘油三脂（TC）、极低密度脂蛋白（VLDL-C）、血糖及胰岛素水平显著高于非痰湿体质者。

⚘ 养生秘籍 ⚘

痰湿体质养生以健脾利湿、祛痰化浊为主，日常尽量杜绝甜食和酒，不能暴饮暴食和进食速度过快，最好学会细嚼慢咽，多吃味淡、性温平的食物，少吃糖类。

第一，饮食调养

痰湿体质宜食：扁豆、红小豆、包菜、山药、薏苡仁、冬瓜仁、芥菜、韭菜、大头菜、香椿、辣椒、大蒜、葱、生姜、蚕豆、木瓜、荸荠、紫菜、洋葱、枇杷、白果、牛肉、羊肉、狗肉、鸡肉、鲢鱼、鳟鱼、带鱼、泥鳅、黄鳝、河虾、海参、鲍鱼、杏、荔枝、柠檬、樱桃、杨梅、石榴、槟榔、佛手、栗子等。

痰湿体质忌食：限制食盐的摄入，不宜多吃肥甘油腻、酸涩食品，如高脂肪、高蛋白食物，饴糖、石榴、红枣、柚子、砂糖等少吃或不吃。此外，杏仁霜、莲藕粉、茯苓饼对该体质者是不错的食补选择。

健脾化浊的中药：茯苓、白果、半夏、薏苡仁、白术、黄芪、枳壳、藿香、佩兰、葛根、木香等。痰湿体质者多发咳嗽、哮喘、痰多、头晕、肠胃不适、呕吐等症状，因此痰湿体质者可通过温燥化痰药物进行调养。若因脾不健运，湿聚成痰者，当健脾化痰，方选平胃散；若因肺失宣降，津失输布，液聚生痰者，当宣肺化痰，方选二陈汤；若肾虚不能制水，水泛为痰者，当温阳化痰，可选金匮肾气丸。

痰湿体质膳食。

（1）黄芪山药薏苡仁粥：益气养阴，健脾化痰。

原料：黄芪、山药、麦冬、薏苡仁、竹茹各20克，冰糖适量，粳米50克。

制法：先将山药切成小片，与黄芪、麦冬、白术一起泡透后，再加入所有材料，加水用大火烧开后，再用小火煮。

（2）莱菔子粥：止咳化痰。

原料：莱菔子15克，大米50克，冰糖少许。

制法：把大米淘净，煮粥，待粥将成前，放入莱菔子，煮至成粥，放入冰糖，搅匀即成。

（3）橘皮粥：理气健脾。

原料：橘皮15克，粳米100克。

制法：粳米洗净，放入锅内，加清水适量，煮至粥将成时，加入橘皮，再煮10分钟即成。

（4）山药冬瓜汤：健脾，益气，利湿。

原料：山药50克，冬瓜150克。

制法：将上二味放入锅中，慢火煲30分钟，调味后即可饮用。

（5）赤豆鲤鱼汤：健脾除湿化痰。

原料：活鲤鱼1尾（约800克）去鳞、鳃、内脏，赤小豆50克、陈皮10克、辣椒6克、草果6克。

制法：将赤小豆、陈皮、辣椒、草果填入鱼腹，放入盆内，加适量料酒、生姜、葱段、胡椒及少许食盐，上笼蒸熟即成。本品对于痰湿导致疲乏、食欲不振、腹胀腹泻、胸闷眩晕效果很好。

第二，起居调养

（1）不宜在潮湿的环境里久留，所居居室应该朝阳，保证室内通风和采光，保持居室干燥。在阴雨季节要注意加强防雨措施，避免湿邪的侵袭。夏季痰湿体质之人多难耐炎热，出汗过多时应注意补充水分，切莫贪凉损伤脾胃。慎吹空调，以免汗出不彻，壅遏生热。

（2）嗜睡者应逐渐减少睡眠时间，多进行户外活动，享受日光浴，让日光使得身体机能活跃起来，借助自然界之力宣通人体之阳气，以利于体内痰湿的排出。

（3）洗澡应洗热水澡，程度以全身皮肤微微发红、通身汗出为宜。也可以适当做桑拿，在一定程度上有减肥和帮助排痰湿的作用。但做桑拿每次时间不宜过长，时间控制在40分钟以内，也不能过于频繁，一周1到2次即可。

（4）痰湿遇热则行，遇寒则凝，所以痰湿体质的人应注意保暖防寒。穿衣尽量保持宽松，面料以棉、麻、丝等透气散湿的天然纤维为主，这样有利于汗液蒸发，祛除体内湿气。

（5）痰湿体质的人平时还应定期检查血糖、血脂、血压，防止心脑血管疾病的发生。

第三，运动调养

痰湿之体质，多形体肥胖，肌肉松弛，身重易倦，可选的运动形式多种多样，运动时间宜在下午2～4点阳气极盛之时最好，以力量性或耐力性的有氧运动锻炼为佳，散步、慢跑、球类、游泳、武术、八段锦、五禽戏，以及各种舞蹈，均可选择。活动量应逐渐增强，让疏松的皮肉逐渐转变成结实、致密之肌肉。也可进行气功锻炼，以动桩功、保健功、长寿功为宜，加强运气功法，可以强健脾肾。

痰湿体质者应坚持长期运动，每次运动应做到全身汗出，面色发红，出汗后不宜马上洗澡，可先用干毛巾擦遍全身，保持身体干燥，等运动的潮红退了之后，再用热水洗澡冲凉。运动后马上洗澡，容易加重湿气。

第四，精神调摄

痰湿体质者性格外向，脾气温和，谦恭忍耐，精神情志一般不会过度，心理健康程度较高。但这种体质的人，长期压抑情感和情绪，会导致不同程度的气虚、阳虚。因此这种体质的人应适当参加社会活动，广交朋友，培养广泛的兴趣爱好，开阔眼界。平时要多听一些激情高亢的音乐，多看一些表现力量、对抗性强的体育比赛，多回忆自己辉煌的过去等，以助于阳气的生发。条件允许的情况下，合理安排休闲、度假和旅游，在名山大川中陶冶情操，帮助全身气机通畅，利于排湿化痰。

养生知识问答

河北姚女士： 我生完孩子后，一直比较胖，还总是感觉很疲乏，走路也没有什么力气，去看医生的时候，说我是痰湿体质，建议我减肥。但我没有毅力，不能长期坚持运动，也不想吃减肥药，怕副作用太大。我想在家里自己按摩减肥，请问，我这种体质的人，按摩什么穴位比较好啊？

专家答： 痰湿体质的经络调养也是以健脾益气、利湿化痰为基础。可以健脾益气的穴位有脾俞、胃俞、足三里、气海，可以利湿化痰的穴位有中脘、足三里、丰隆（见图9、图10、图11），这些穴位都可以按摩、针刺或者艾灸。 平时看电视的时候也可以手掌摩腹，每日睡前用手掌在脐下丹田的位置，伴随均匀有深度的呼吸频率，反复按摩，直到小腹微热为佳。另外，还可艾条灸或隔姜灸足三里、气海，也可达到健脾益气的功效，每次15分钟，隔日一次为佳。

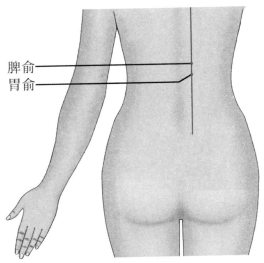

图9　脾俞、胃俞

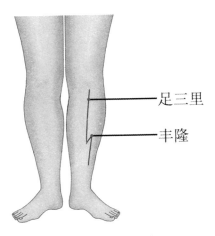

图10　足三里、丰隆

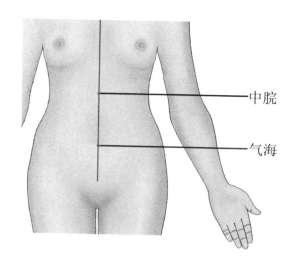

图11 中脘、气海

瘀血体质：多做运动和保健按摩

气血者，喜温而恶寒，寒则泣（涩）而不行，温则消而去之。

——《素问·调经论》

人体的气血，喜好温热的环境而不喜欢寒冷的环境，寒冷血液凝滞不通，瘀阻于内，温热的环境中瘀血可以消融而得到祛除。

养生阐释

瘀血体质的形成多半是因为情绪意志长期抑郁，或者久居寒冷地区，以及脏腑功能失调所造成，以身体较瘦的人为主。瘀血体质行血迟缓不畅，常见有头发易脱落、肤色暗沉、唇色暗紫、舌有紫色或瘀斑、眼眶暗黑等症状，脉象细涩。此类型的人，很年轻就会出现老人斑，有些常有身上某部分尖锐疼痛的困扰，女性生理期容易痛经，经血以血块为主，男性身上有瘀青或者身体不同部分莫名疼痛的症状。

　　血行不畅，瘀积成块，不同的部位有不同的表现，在面部瘀积，则面色晦滞，口唇色暗，眼眶暗黑，肌肤干裂而黑，有人还有易出血倾向，这就是很多瘀血体质的女性朋友反而月经增多的原因，很多人不能辨别，当成虚或热来治，都效果不佳。此时有经验的医生会看舌头，更厉害的搭脉就能得知体内瘀血的状况。舌紫暗或有瘀点就是很好的辨别症状。血瘀体质的人，血液不像别的人一样流动滑利，这种的脉象往往很涩滞，像是费了很大的劲才挤出一点点一样，用中医的话讲，就是像轻刀刮竹一样的感觉。大家可以想想，一种液体的运行感觉和金属与木头之间的摩擦相似，那这种液体的运行肯定不通畅，有阻滞，而血液中的阻滞，就是瘀血。瘀血重的人，瘀血的疼痛不是隐隐作痛，也不是钝痛，而是一种刺痛，这种疼痛感位置几乎不变，而且一到晚上就加重，所以很多瘀血体质的人常常有失眠的毛病。

　　瘀血体质的人一般都比较黑瘦，严重的口唇都会出现青紫。瘀血阻滞脉络，血液常常不循正常渠道而走，因此瘀血的人也爱出血，常见到的就是吐血、便血等，这种便血，不是肉眼能看得见的血液，而是一种黑黝黝的大便，俗称柏油便，在实验室中一看，很多血细胞。瘀血体质的女人不仅月经有问题，时间一久，盆腔和卵巢都会长东西，如比较典型的就是卵巢巧克力囊肿。所以女性瘀血体质要积极调养或治疗，否则可能对生育造成影响。

根据《黄帝内经》的理论，瘀血体质的形成一般和气郁、寒冷有关。气郁就是老生气，别人不气的他气，别人能让的他不能让。气是血液流通的元帅啊，元帅不行，血液肯定不同，如果女性的瘀血体质是因为生气造成的，那么除了盆腔的症状，她很可能还有乳腺的问题，而男性就对于性生活有很大影响，容易不举或早泄。体内寒气较重，是很多偏性体质形成的主要原因。寒是凝固收涩的，这对于人体不断运动的内环境来说，是最强的敌人，寒的力量更胜过气郁，毕竟气的本性是通、是散的，寒气能使机体生成各种疾病。因此，在日常生活中，不能过度执著，总是生气，更不能贪凉，要时刻注意抵御寒邪对人体的侵害。

～～ 养生秘籍 ～～

第一，饮食养生

瘀血体质宜食：玉米、粳米为主，小麦、黄豆、黑豆、牛肉、猪肉、鸡肉、荠菜、香菜、胡萝卜、佛手、生姜、洋葱、大蒜、黑木耳、紫皮茄子、竹笋、魔芋、藕、山楂、桃子、桃仁、龙眼肉、栗子、橘子、红酒、糯米甜酒、芸薹菜、各种菇类、红糖等。但注意生藕、黑木耳、竹笋、紫皮茄子、芸薹菜、魔芋、小麦这些食物比较偏凉，适合瘀血体质或瘀血间夹湿热、阴虚内热体质的人吃，体质偏寒的人少吃，或配合大蒜、生姜等温热类食物来吃。玫瑰花、茉莉花泡茶喝，有疏肝理气、活血化瘀之功。

瘀血体质忌食：瘀血体质的人不宜吃收涩、寒凉、冰冻的东西。如乌梅、苦瓜、柿子、李子、石榴等，高脂肪、高胆固醇的食物也不可多食，如蛋黄、虾、猪头肉、奶酪等。

活血化瘀的中药：桃仁、红花、当归、田七、川芎、益母草等，都是常用的活血化瘀的中药，它们加减可以组成桃红四物汤、血府逐瘀汤、生化汤等活血化瘀的名方，桃红四物汤多用于女性瘀血导致的月经不调；血府逐瘀汤多用于胸部的瘀血阻滞；生化汤多用于产后瘀血不下，恶露淋漓不尽。另外，现代人也常用灵芝、三七、山楂同煮饮汁来治疗体内瘀血。

中药膳食。

（1）人参三七鸡：补气活血。

原料：人参5克，三七6克，生姜3片。

制法：将人参、三七、鸡肉放炖盅，加入适量清水，隔水炖2小时，食盐调味。服食。每周2～3次。

（2）海带绿豆汤：活血化瘀，软坚消痰。

原料：取海带15克，绿豆15克，甜杏仁9克，玫瑰花6克，红糖适量。

制法：先将玫瑰花用布包好，与洗净的海带、绿豆、甜杏仁一同入锅，加水适量，煮汤至熟，去玫瑰花，加入红糖调味即成。每日食用1次，连续食用20～30天。

（3）当归瘦肉盅：活血补血。

原料：瘦肉100克，当归10g，味精、食盐适量。

制法：将瘦肉洗净，切成小块；当归洗净、切片；将瘦肉与当归装入钵内，酌加清水、食盐，入笼屉中蒸1个半小时，加入味精，即可食用。每周2次。

（4）桃仁粥。

原料：桃仁30g，粳米150g。

制法：先把桃仁捣烂如泥，加水研汁，去渣，放入粳米煮为稀粥，即可服食。每周2～3次。

第二，起居养生

瘀血体质的人要避免寒冷刺激，尽量使人体气机活跃。春天要穿宽松的衣服，忌穿过紧的衣服、头发扎得很紧、终日呆坐。冬天多穿衣服保暖防寒，夏天少用空调，让自己多出汗，让气血运行更通畅。日常生活中应注意动静结合，不可贪图安逸，加重气血郁滞。不宜在烈日下暴晒，瘀血体质的爱美女性，出门宜擦防晒霜，有防止面部斑点加重的效果。避免熬夜，应在晚上11点前卧床休息。长期对电脑工作的人，要有良好的坐姿和习惯，过一个小时，要到处走走，如果常常含胸驼背，或长时间坐在电脑前，这样对心肺功能的负面影响较大，更容易产生瘀血。另外经常做头部、面部、脚部保健按摩消散瘀血。

第三，运动养生

"流水不腐，户枢不蠹"是对瘀血体质的人最好的忠告。这些人应想法让自己动起来，哪怕是多走几步，多爬几层楼，体质都会有明显改善。瘀血体质的人经络气血运行不畅，通过运动使全身经络、气血通畅，五脏六腑调和。瘀血体质的人一般心血管功能较弱，不宜进行大强度、大负荷的体育锻炼，而应该采用中小负荷、多次数的锻炼。各种舞蹈、步行健身法、徒手健身操等，都是一些有益于促进气血运行的运动项目，坚持经常性锻炼，也能达到改善体质的目的。老年性瘀血体质的人，适合步行健身法促进全身气血运行，振奋阳气。

另外，瘀血体质的人在运动中，有胸闷或绞痛，呼吸困难，特别疲劳，恶心，眩晕，头痛，四肢剧痛，足关节、膝关节、髋关节等疼痛，两腿无力，行走困难，脉搏显著这些感觉之一时，应当停止运动，到医院做进一步检查。

第四，情志养生

瘀血体质的人多有肝郁的情况。因此改善体质首先要从情绪上调理，需要培养乐观、开朗、欢乐的情绪，不苛求他人，在非原则问题上，得理让人，让自己恬淡超然，因为精神愉快气血就和畅，反之，苦闷、忧郁则会加重血瘀倾向。有困难不能独自生闷气，应主动寻求他人和社会的帮助，多交朋友，大笑，大唱使心肺畅达。知足常乐，树立正确的名利观，培养自己的兴趣爱好，在做喜欢的事情时气机会更通达，气散则血行，血行则不瘀。

❧❧ 养生知识问答 ❧❧

湖南刘女士：我的眼睛周围长期都有黑眼圈，我很注意睡眠，没有熬夜，用了很多贵重的护肤品都没有效果，请问我这究竟是怎么回事？

专家答：这有可能是妇科疾病的信号，很可能是由痛经或月经不调引起的。中医认为，痛经或月经不调多因情志不遂、忧思悲怒、肝郁气滞、瘀血阻滞所致，或由起居不慎、经期感受风寒湿冷引起。而黑眼圈正是气血运行受阻在面部的表现。经血量过多或患功能性子宫出血的女性，也易出现黑眼圈。所以建议你去正规中医院就诊，检查妇科健康情况。

此外，你也可以双手对搓至热，快速用手掌心按压双眼热敷，如此反复十余次，每天数遍。也可以用大拇指按压太阳穴和涌泉穴（见图12）3～4分钟，每天2～3次。或于每晚临睡前再用热水泡脚，都有活血祛瘀的效果。

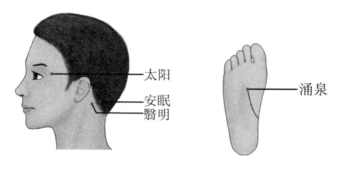

图12 太阳、涌泉

气郁体质：调理气血，畅达情志

百病生于气也。

——《素问·举痛论》

百病的产生都和气不能正常运行有关。气郁的人，体内气机因为各种原因而郁滞，这种郁滞，也会导致多种疾病产生。

养生阐释

当人体的气不能正常运行外达而结聚于内时，便形成"气郁"。气郁体质的人性情急躁易怒，易于激动或者经常闷闷不乐，忧郁寡欢，胸闷不舒，无缘无故地叹气或流泪。但气郁于内的时候，这是机体的一种自我调节的反应，叹气可以让气行更顺畅一些。气机不通，心神不定，所以气郁的人经常心慌，容易失眠。

　　气郁体质的人总体特征是以神情抑郁、忧虑脆弱为主要表现，并且对外界环境适应性差，季节变化或人事更替，都会引发其莫名的感伤，严重者，甚至可以致病。气郁体质的人易患脏躁、梅核气、忧郁症等疾病。病则胸胁胀痛或窜痛；或乳房小腹胀痛，月经不调，痛经；或咽中梗阻，如有异物；或颈项瘿瘤；或胃脘胀痛，泛吐酸水，呃逆嗳气；或腹痛肠鸣，大便泄利不爽；或气上冲逆，头痛眩晕，昏仆吐衄等。气郁体质是一个产生抑郁症的温床，特别是女性气郁体质者容易患抑郁症。但是气郁体质不等于抑郁症。也可以说抑郁症必然是气郁体质，而气郁体质不一定都患抑郁症，二者体病相关，但不等同。所以，判断一个气郁体质的人是否患有抑郁症要慎重，不能随便下结论，以免加重患者的精神负担，从而使其气郁更甚。

　　气郁体质的人大多比较文静、瘦弱，面色发黄，且没有光泽，干性皮肤多见，这是因为气机郁滞，不能推动气血津液布散以濡养全身，故多见干性皮肤、毛发干枯等症状。

　　气郁体质主要是由人后天的精神、情绪因素造成。《红楼梦》中充满才情却又一身是病的林妹妹就是气郁体质的典型代表。现代社会中气郁体质的人不少，据专家称，100个人里面起码有七八人是气郁体质。气郁体质的形成与一个人的幼年生活、心理健康有着莫大的联系。幼年时经历过大的不良事件的人很有可能形成这种体质。一般来说，父母早亡，父母离异，长期寄人篱下，上学时候不被老师同学喜欢，自尊心、自信心受到挫伤的人，很容易在后天成为气郁体质。现代社会中，因为工作压力大，身体或心理调适不佳，很多女性患有慢性疲劳综合征，她们经常感到疲劳、想要多休息；睡觉时间越来越短，醒来也不解乏；开始忘记熟人的名字；做事经常后悔、易怒、烦躁、悲观；经常头痛、耳鸣、目眩，调查显示，这类人多为气郁体质的人，气郁体质的人抗压能力差，所以压力对其产生的影响更大。

从中医上来讲，气郁的人最重要的就是养肝。在人体内，肝脏被称为"将军之官"，主谋略，在人体中起到疏泄、解毒的作用。在中医看来，肝脏藏血，人体的生发之机全部依赖肝脏的疏泄功能。气郁的人最容易伤肝。

养生秘籍

气郁体质的人总的调养原则是疏肝理气，改变不良的世界观、人生观及其所产生的心理状态。

第一，饮食调养

气郁体质宜食：气郁体质者具有气机郁结而不舒畅的潜在倾向，应选用具有理气解郁、调理脾胃功能的食物，如大麦、小麦、荞麦、高粱、刀豆、蘑菇、豆豉、黄花菜、西红柿、丝瓜、香椿、韭菜、马兰头、苦瓜、萝卜、洋葱、海带、柑橘、金橘、枇杷、樱桃、水蜜桃、松仁、山楂、菊花、玫瑰、葱、蒜，多吃海带、海藻、萝卜等具有行气、解郁、消食、醒神的食物。可以服用逍遥散、舒肝和胃丸、开胸顺气丸、柴胡疏肝散、越鞠丸调节。

气郁体质忌食：气郁体质者应少食收敛酸涩之物，如乌梅、南瓜、泡菜、石榴、青梅、杨梅、草莓、杨桃、酸枣、李子、柠檬等，以免阻滞气机，气滞则血凝。亦不可多食冰冷食品，如雪糕、冰淇淋、冰冻饮料等。

疏肝理气解郁的中药：佛手、香附、乌药、川楝子、小茴香、青皮、郁金疏肝，何首乌、白芍、当归、阿胶等养肝柔肝。气郁体质的人容易导致上火，但是消热不能太凉，太凉性的食品反而容易伤肝，关键是要舒展肝气，养足肝血，此时用养肝柔肝的白芍、生地、菊花、决明子等都可以。再有，行气的药大多是芳香的，不能久用，用时间长了，很容易动阴耗气，对人体的阴液和气都会产生副作用。因此在使用行气药的时候，加一些人参、白芍、菟丝子、山萸肉等来补气滋阴。

常用的疏肝理气解郁方剂有逍遥散、舒肝和胃丸、开胸顺气丸、柴胡疏肝散等。肝气郁结，应疏肝理气解郁，宜用柴胡疏肝饮；气滞痰郁，应化痰理气解郁，宜用半夏厚朴汤；气郁导致心神失养，应养心安神，宜用甘麦红枣汤；气郁日久，心肾阴虚，应滋养心肾，宜用补心丹和六味地黄丸；若气郁引起血瘀，应理气化瘀，使用血府逐瘀汤等药。

气郁体质膳食。

（1）百合莲子佛手汤：理气健脾，安神养心。

原料：干百合100克，干莲子75克，佛手瓜75克，冰糖75克。

制法：将百合浸泡一夜后，冲洗干净。莲子浸泡4小时，冲洗干净，将新鲜佛手瓜清洗干净后，切块。将百合、莲子、佛手瓜置入清水锅内，武火煮沸后，加入冰糖，改用文火继续煮40分钟即可。

（2）川芎糖茶饮：行气活血行郁。

原料：川芎、绿茶各6克，红糖适量。

制法：将上述原料装入砂锅中，清水一碗半煎至一碗时，去渣饮用。

（3）橘皮粥：理气运脾。

原料：橘皮50克，研细末备用。粳米100克。

制法：将粳米淘洗干净，放入锅内，加清水，煮至粥将成时，加入橘皮，再煮10分钟即成。气郁体质者感觉脘腹胀满，不思饮食时，服用此粥最佳。

（4）玫瑰鸡肝汤：疏肝清热，健脾宁心。

原料：银耳15克，菊花10克，玫瑰花10克，鸡肝100克洗净切薄片备用，调味品若干。

制法：将银耳洗净，撕成小片，玫瑰花、菊花、茉莉花用清水浸泡洗干净。将水烧沸，先入料酒、姜汁、食盐，随即下入银耳及鸡肝，烧沸，撇去浮沫，待鸡肝熟，调味。再入菊花、茉莉花稍沸即可。气郁偏热的人宜食。

第二，起居调养法

气郁体质者住处宜安静，不应在闹市或人流较多的地方居住。其室内温度宜适中，环境应保持整洁，装修风格素雅大气。如果有条件，室内的光线宜暗，避免强烈光线刺激。注意劳逸结合，作息规律。早睡早起，保证充足的睡眠时间。

气郁体质的人生活比较有规律，不愿随便打破平稳的节奏；他们注意细节，能按部就班完成工作；他们缺乏开拓创新能力，不适宜从事要求大刀阔斧的职业。他们适合做办公室和后勤等突变性少的工作。典型的职业有高级管理者、秘书、参谋、会计、银行职员、法官、统计、研究人员、行政和档案管理，以及与图纸、工程等打交道的工作。

气郁体质的人，平时可以按摩和温灸足三里、膻中、三阴交、气海、商丘、太白、内庭、期门、内关等穴位，对于行气、消胀都有不错的效果。另外，就是每晚在睡觉前或者坐在沙发上看电视的时候，两手搓热，按摩自己的两侧胁肋，搓到两侧发热，如果有灌满热水的感觉是最好的。

第三，运动调养

气郁体质的人，应该尽量增加户外活动，多参加体育锻炼及旅游活动。因为体育锻炼和旅游活动均能运动身体，运通气血。尤其是旅游，既欣赏自然美景，调剂了精神，又能呼吸新鲜空气，沐浴和煦阳光，增强体质。平时可坚持较大量的运动锻炼。大强度大负荷的练习是一种很好的发泄式锻炼，有鼓动气血、抒发肝气、促进食欲、改善睡眠的作用。如跑步、登山、游泳、击剑、打羽毛球、打篮球、武术等，气郁体质的人应该有意识地学习某一项技术性体育项目，定时间进行练习，从提高技术水平上体会体育锻炼的乐趣。

气郁的人常常伴有一种焦虑状态，经常失眠，因此气郁体质的人也适合进行比较舒缓的运动，如下棋、打牌、气功、瑜伽、打坐放松训练等，这些运动能促进人际交流，分散注意，调理气机。常常打太极拳、五禽戏，睡觉前摩面、叩齿、甩手等，能调息养神，有助于睡眠。

第四，精神调养

气郁体质者性格多内向，缺乏与外界的沟通，情志不达时精神便处于抑郁状态，而这种忧思郁怒、精神苦闷是导致气郁血结的原因所在。气郁体质者尤其要注意心理卫生和精神调养，《黄帝内经》认为"喜胜忧"，所以让自己打开心结，重新快乐起来是气郁体质精神调养的法宝。

多参加社会活动、集体文娱活动，多和周围的人进行交流和互动。在一些小问题上不坚持，能容纳别人的意见和观点。在名利上不计较得失，胸襟开阔，不患得患失，知足常乐。

经常看富有鼓励和激励意义的电影、电视剧，喜剧、滑稽剧也能使心情阳光起来。勿看悲剧、苦情剧以及一些带有哲学思维的影片；多读积极向上的、鼓励的、富有乐趣的、展现美好生活前景的书籍，这种书能让人心里充满温暖，从而性格也变得开朗、豁达起来；多听轻快、明朗、激越的音乐，不听或少听哀婉、悲伤的音乐或歌曲，以避免对情志的刺激。

养生知识问答

南京吕女士：我最近老觉得胸口很闷，总想大口喘气或者长叹一口气，心情也很低落，脾气比较烦躁，看什么都不顺眼，晚上睡眠也很差，吃饭胃口、体重也开始下降，去医院检查也没什么病，我这是怎么了？该怎么办？

专家答：你这种情况，就是中医中所说的肝郁不舒，人的周身气血运行紊乱，出现各种不调的症状。这种情况要及时制止，防止其过度发展，否则长此以往，就会成为气郁体质的人。肝郁不舒一般都是主观因素导致的。

首先，应该找到病因，是什么事情或人让你产生了这种感觉，找到之后，对亲朋好友进行倾诉，让其帮你开解。

其次，要注意饮食调养。可吃一些养肝柔肝、疏肝理气的食物，使肝的疏泄功能恢复正常，使气机通畅。

最后，要积极进行户外运动，以帮助肝气疏泄，使心情开阔。心情舒畅，则百病不生，身体健康。

特禀体质：处处留心，益气养血

金木水火土运行之数，寒暑燥湿风火临御之化，则天道可见，民气可调，阴阳卷舒，近而无惑。

——《素问·六元正纪大论》

大自然有五行、有六气，其风、寒、暑、湿、燥、火，加于人体，但人却能安稳地度春秋，这是因为天地运行有其规律，人以其规律而生，顺其规律而行，自然阴阳调和，没有大碍。

养生阐释

中医讲的特禀体质，其实就是我们现代社会的过敏体质或者先天身体很差的人，这是一种和大部分人不同的体质。对别人无害的东西，对这些人来说，可能就有致命的伤害。特禀体质一般都是先天的。特禀体质包括三种情况。

第一种是过敏体质，有过敏性鼻炎、过敏性哮喘、过敏性紫癜、湿疹、荨麻疹等过敏性疾病的人大多都属于这一类。这种体质的人，有时也会遗传。平时和正常人一样，有一定的过敏源就会发作。第二种是遗传体质，就是有家族遗传病史或者是先天性疾病的体质。这种体质的人，疾病一旦出现，则很难治愈，一般都会遗传给后代。比如血友病、舞蹈症等。第三种是胎受体质，就是母亲在妊娠期间所受的不良影响传到胎儿所造成的一种体质。胎儿在母体内会遗传到父母双方的一些特征，同时受到其他一些因素的影响，比如药物、污染的空气等。而这种体质，多与在胎中受外在因素影响有关。比如孕妇服用禁忌药物后导致胎儿畸形或某种功能缺失，还有受射线影响等对胎儿造成的影响等。这种体质一般不遗传。

而这里的特禀体质，我们主要指过敏体质而言，其调养养生，也主要对过敏体质而言。这种体质的人，平时很容易出荨麻疹或者老百姓说的风疙瘩；没有感冒也会打喷嚏、流鼻涕，也发生鼻塞；很容易因为季节的变化或遇见特别的异味引起咳嗽；皮肤用钝物划过之后，红痕长久不退，有的人皮肤会出现紫色血痕；多对一些食物、药物、花粉或者某个季节过敏。一旦发生过敏现象，无论症状轻重，都要注意休息，积极查找引起过敏的原因，消除过敏刺激。如果是由于药物引起，应立即停止使用；如果是食物过敏，应查清是何种食物导致过敏，并避免再次食用。

过敏反应有时还会损害到心脏，并且其过敏的轻重和心脏损害程度成正比。在人们的认识中，很难把过敏和心脏联系起来，因此即使出现心脏"过敏"现象，也很容易被忽视。有心血管病的老年人，要尽量防止过敏的发生。如因为使用某种食物而出现心慌、胸闷、气短，应积极就医，如果是过敏引起的心脏不适，经过抗过敏治疗后，心脏症状会随之消失。如果过敏是因为感染引起的，还要加用抗生素。

研究还表明，遗传性过敏反应常常不只在一个器官发生，而是多种组织器官同时或相继发病。因此，不同的年龄，可以发生各个不同过敏反应，有些孩子出生不久就表现出多种过敏性症状，如新生儿、婴儿期可以出现湿疹、过敏性眼结膜炎、哮喘性气管炎，或因牛奶过敏而出现反复腹泻等，3岁后又会发生过敏性咳嗽、过敏性哮喘、过敏性鼻炎；上学前后则又会出现过敏性紫癜。目前的研究确认，如果家族中的多位成员患有过敏性疾病，那么其后代成为过敏性疾病患者的可能性就比正常人群大得多，当父母都有过敏体质时，其子女可以有70%获得过敏体质；单纯母亲是过敏体质，其子女有50%的遗传机会；单纯父亲是过敏体质，其子女有30%的遗传机会。因此患有过敏性疾病的父母一定要及早治疗，千万不要遗传给下一代。

养生秘籍

特禀体质的人一般免疫力都很低下，从中医来看，多为气血不足之人，因此对于这种体质的人，其养生原则就要从益气养血、祛风固表上来考虑。

第一，饮食调养

特禀体质宜食：小白菜、番茄、柑橘、柠檬、卷心菜、花菜、香菇、茶树菇、平菇、金针菇、猴头菇、银耳、黑木耳、海带、紫菜、葡萄、蓝莓、茶、芝麻、苹果、生姜、薏苡仁、红豆、扁豆、黑豆、小米、小麦、鲤鱼、芹菜、竹笋、丝瓜、蜂蜜等能提高体质或含抗氧化物丰富的食物。

特禀体质忌食：少食荞麦、蚕豆、牛肉、鹅肉、鲤鱼、虾、蟹、茄子、牛奶、黄豆、花生、蛋、鱼、香蕉、酪梨、奇异果、栗子、木瓜、酒、辣椒、浓茶、咖啡等辛辣之品、腥膻发物及含致敏物质的食物。

益气养血固表的中药：黄芪、枸杞子、白术、红枣、当归、百合、杏仁、川贝、淮山药、龙眼等。玉屏风散是抗过敏常用的中成药物，有益气固表的功效。

除了内治法，中医根据天人相应的原理，在季节转换的节点——夏季三伏以及冬季三九，择时外治。即将渗透性强的特定药物贴敷孩子体表的特定穴位，辅以离子导入法，使药物沿"腧穴——经络——脏腑"途径渗透并放大药效。通过冬夏有序的治疗，顺势调整特禀体质者自身的阴阳，调整肺、脾、肾等脏腑功能，调节"神经——内分泌——免疫系统"轴，扶助正气、抗御病邪、抑制机体的过敏状态。

特禀体质膳食。

（1）固表粥：养血消风，扶正固表。

原料：山药15克，黄芪20克，当归12克。

制法：放砂锅中加水煎开，再用小火慢煎成浓汁，倒掉浓汁后，再加水煎开后取汁，用汁煮粳米100克成粥，加冰糖趁热食用。

（2）胡桃党参猪骨汤：益气补肾，健脾开胃。

原料：猪骨200克，胡桃肉50克，党参20克，无花果15克。

制法：将胡桃肉、党参、无花果洗净，猪骨洗净斩小块，一起入锅内，加水用武火煮开，改用文火煮50分钟，调味服食。每周1~2次。

（3）黑木耳粥：益气强身，滋肾养胃。

原料：黑木耳5克，粳米100克，红枣50克。

制法：将黑木耳放入温水中泡发，摘去蒂，除去杂质，撕成数瓣后放入锅内；另将淘洗干净的粳米和红枣一并放入锅内，加水适量，用急火煮沸后，改用文火炖熬至黑木耳烂熟，并加入适量冰糖即可，分3餐服完。

（4）人参红枣粥：益气养血，固表强体。

原料：人参10克，红枣8枚，粳米100克。

制作：人参切片，红枣去核，粳米淘净。一起入锅，加水适量煲粥，服食。

第二，起居调养

及早到医院进行过敏原测试。筛选出过敏物质，花粉、粉尘、螨虫、动物皮屑等吸入性过敏原或牛奶、鸡蛋、鱼虾、牛羊肉、一些蔬菜、水果、坚果等食物性过敏原以及青霉素、疫苗、蚊子或蜜蜂等昆虫叮咬液等注射性过敏原。同时平时注意观察如果每次发作都与某一固定物质和环境有关，如冷空气、热空气，可能它就是过敏原。如果更换生活居住地发生过敏症状，可能地域环境是导致过敏的因素。睡觉时打喷嚏、流清水涕，可能与床上用品甚至床的材料有关。

中医讲究"三分治疗七分养"，日常保健对改善体质很有帮助。生活有规律，睡眠要充足；在症状缓解期，坚持适宜的体育锻炼。平时在家中可以洗冷水浴、用干毛巾擦身，提高免疫力。另外在人体背部的足太阳膀胱经上有许多腧穴，是体内五脏六腑的对应点，位于脊椎左右各旁开一寸半，经常按压这些穴道可以调节脏腑功能。加强按压肺俞、脾俞、肾俞，可以改善过敏体质。一般自行按摩以每个穴道按3~5分钟为宜，有酸胀感觉即可，按摩完后再喝杯温开水，做几次深呼吸。

第三，运动调养

特禀体质的人一般身体虚弱，身体抵抗力差，经常运动能增强人体免疫力，多出汗也有助于体内排毒。可以跑跑步，练习一下太极拳，调理一下身体，可以改善过敏程度。隔天慢跑一次，每次40分钟就行了。天气晴朗暖和的时候，可适当去户外快走，充分热身后也可在洁净的游泳池中游泳。刮大风的时候，在朝阳的房间进行室内锻炼。

科学研究表明，在一年之中，只有夏天和秋日的空气是最清洁的，冬天、三春的头一两个月空气污染最厉害；而在一天之中，午时和下午的空气较为清洁，早上和晚上的空气污染较严重，晚上7点至清晨7点为污染的高峰时间。有雾的天气中也不适合运动，雾中含有很多对人的身体有害的物质，当许多人在雾中运动时，有害物质大量吸入体内，就有可能导致气管炎、喉炎、眼结膜炎并且诱发疾病。

所以运动的最佳时间在上午和下午，具体情况因人而异。对特禀体质者而言，在花粉季节，出门时要戴上口罩。如要出门踏青或在户外运动，不要选择晴天和风大的天气，最好选择花粉指数最低的时候出门。

第四，精神调养

特禀性体质的人，体质差，容易患病，影响工作和学习，长此以往，容易使人产生各种不良情绪。因此这种体质的人，应注意自身的心理卫生，多和家人朋友交流，多参加一些积极向上的活动，看一些催人上进的电影和文学作品。如果是小孩，家长平时要与孩子多沟通，经常进行亲子活动，使其心情开朗，避免情绪激动，积极配合，坚持治疗。

养生知识问答

天津王小姐：我现在为了治病，正在服用逍遥丸。可我是个过敏体质，逍遥丸说明书上说过敏体质禁用，但不喝药无法治疗疾病，喝了又怕过敏，我该怎么办？

专家答：过敏体质者属于体内缺少一种酶，一般是不能治愈的，只能尽量远离过敏原。你可以先到医院查出你对什么过敏，一般对中成药过敏的比较少，逍遥丸过敏的就更少了，如果有担心，可以使用小剂量的逍遥丸服用，一般可以用正常剂量的十分之一，如果没有过敏，可以逐渐增加剂量。

第七章

饮食养生秘籍

饮食是人安身立命之本，俗话说"人是铁，饭是钢"，没有饮食，就没有健康可言，但若饮食不合理，同样与健康越离越远。饮食为健康所系，生命所托，因此，饮食养生，是健康长寿中最重要的一环，吃对了东西，延年益寿唾手可得；胡吃滥喝，再健壮的身体，也会像布满蚀洞的高楼大厦一样，终有一天轰然倒塌。

饮食为人生存的根基

天食人以五气，地食人以五味，五气入鼻藏于心肺，上使五色修明，声音能彰，五味入口藏于肠胃、味有所藏，以养五气，气和而生，津液相成，神乃自生。

——《素问·六节脏象论》

天供给人们以五气，地供给人们以五味。五气由鼻吸入，贮藏于心肺，其气上升，使面部五色明润，声音洪亮。五味入于口中，贮藏于肠胃，经消化吸收，五味精微内注五脏以养五脏之气，脏气和谐而保有生化机能，津液随之生成，神气也就在此基础上自然产生了。

养生阐释

民以食为天。解决温饱之后，人们对于各种美味中所隐藏的神奇奥妙愈加关注。为了从日常饮食中获取更多的营养，或是改变自身的健康难题，人们开始对食物越来越挑剔、越来越苛求，因为一分一厘的取舍对于我们来说都至关重要，直接影响着人类的健康。"养生之道，莫先于食。"利用食物的营养来防治疾病，可促进健康长寿，食补能起到药物所无法起到的作用。在我国，早在2000多年前先民就已经认识到了饮食养生的重要性，在宫廷里已配有专门从事皇家饮食的"食医"，即专门进行饮食调养的医生。

现代生活节奏越来越快，尤其是年轻人，总认为"前三十年用命挣钱，后三十年用钱买命"，虽然这样的话通俗易懂，但不免让人伤感。健康永远是第一财富，失去了健康，任何价值都不值一提，人们在追求美的过程中往往忽视科学饮食的重要性。老年常见病、多发病，往往在壮年时期就已开始，到了中年以后，由于肌体逐渐衰老、退化，各组织器官的生理功能减退，新陈代谢功能降低，尤其是胃肠道消化功能减弱。如果饮食不合理，会使体内新陈代谢受到影响，使身体营养失去平衡。营养过剩，会导致心血管疾病、脑血管疾病以及糖尿病等。所以，在青壮年时期就应注意饮食合理，营养平衡。

许多癌症的发生与饮食密切相关。大量的实验表明，长期不合理的饮食习惯，是导致癌症的最直接因素。胃癌、食道癌和宫颈癌与维生素A缺乏有关；食管癌和胃癌与维生素C缺乏有关；食管癌与长期患缺铁性贫血有关；甲状腺癌症与食物中缺碘有关；肝癌与维生素B_6缺乏有关。饮酒过度不仅容易导致肝硬化，也能引起肝癌、胃癌、结肠癌、直肠癌等，如果酗酒、吸烟，还会增加喉癌、口腔癌及肺癌的发病率。所以，合理调整膳食结构，平衡营养，对防癌抗癌有积极的意义。

正所谓"老从口入"，不合理的饮食会使营养不平衡，从而影响身体内环境，破坏体内生物代谢过程，加速肌体衰老。其实头发、颜面、皮肤、四肢、指（趾）甲和身材的健美，均与机体的营养状况有关。健康无病的人应该是白里透红、光泽、丰腴而富有弹性。体弱多病、营养不良或失衡的人皮肤不是苍白无华就是黑暗油垢，且多皱、生斑、粗糙、无弹性。很多女孩子迷恋化妆品，但其实仅仅依靠皮肤来吸收化妆品中的营养，而不注意膳食营养显然是本末倒置的。爱美的人不仅要注意仪表、讲究美容，还应知晓有关营养保健知识，这样才能做到"表里一致"，身体健康、精神焕发、容颜靓丽，呈现自然之美。

养生秘籍

第一，杂食为宜

人对一切食物原料和酸、甜、苦、辣、咸各种味道的食物都要品尝食用而不要有所偏嗜，这样才能使体质平和，没有偏失。现代营养学家也要求人们博取食物，混合摄入，以期营养互补均衡。《黄帝内经》认为食物有湿、热、寒、凉、平、咸、酸、苦、甘、辛以及补、泻等性味之分。只有杂食，才有可能从各种食物中获得平衡而足够的多种养分，以满足人体的多方面需要。另外，少吃油炸食物，少喝碳水化合物饮料，少吃膨化食品，少吃辛辣食物，少喝酒。

第二，熟食为主

有人做过研究，煮熟的蔬菜，失去了一部分营养素，但是由于加热分解，有利于吸收所含养分。熟食可以增进美味，祛除恶味，高温熟食，可以杀菌消毒，一部分不利于人体的成分经过分解化合，可以消除。同时，食物内部的有效营养成分释放出来，利于消化吸收。以熟食为主，是我国自古以来的饮食习惯，除了极少一部分可以生吃的食物外，别的食物，古人都强调"断生"、"断红"，以熟食为宜。

第三，热食为佳

和西方人不同，中国人注重热食，这同中医保健思想有关。中医认为：人的阳气是有限的，人之热腹不宜承受过多的冷食，用热脏腑去暖冷食，过度消耗阳气，于人体无益。即使盛夏，也不主张冷食。现代研究也表明，温热食物一般于人体无害，而对一些身体虚弱或者患有消化系统疾病的人来说，冷食常常有害于人的健康，甚至会加重病情。

第四，食宜缓细

古人云："食不厌精，脍不厌细。"精致细软的饭菜有利于吸收，加上细细咀嚼，这样利于人体对营养的吸收。现代研究也证明，细软的食物对人体健康有利，而细嚼慢咽的生活习惯能保护脾胃，滋养肝脏。

第五，专心进食

古人云："食不言，寝不语。"这不仅代表了一种中国传统的餐桌礼仪，而且对人体健康有利。很多人边吃饭，边说话，影响会咽的正常开合，常常一不小心食物会进入气管，发生呛咳事件，这样不仅仪态尽失，而且对人体健康不利。

第六，注意水分的补充

水是人体的主要成分，成年人体内含水量为体重的58%～67%。当人体水分减少时，会使皮肤干燥，皮脂腺分泌减少，从而使皮肤失去弹性，甚至出现皱纹。正常人每日饮水量应不少于800毫升。

✦ 养生知识问答 ✦

陕西贾先生：人家都说老年人要经常喝水，我爸爸今年70岁，不管家人怎么劝，总是不喜欢喝水，总说自己不口渴，是不是每个人情况不同，有些人天生就不需要那么多水呢？

专家答： 中老年人应特别注意补充水分，不渴也要喝水。因为当感到口渴时，机体水分往往已经失衡，处于脱水状态。因为人在活动、呼吸、排泄时都会丧失水分，从而导致血液里电解质浓度不断增加，进而刺激体内血液里的化学感受器，通过神经传递给大脑，产生"渴感"，提示人们喝水。但随着年龄的增加，老年人各种器官功能都有所减退，老人对各方面感觉比年轻人迟钝，表现在化学感受器上也是如此，于是就会出现身体缺水却不"口渴"的现象，缺水会使血液黏稠，输向大脑的血液受阻变缓，发生卒中的概率自然增高。一般来说，每天喝1000～1500毫升的温水为宜。由于一次喝水过多会削弱消化功能，因此最好量少而饮水次数多。

有些老年人为了避免夜尿多，养成了睡前少喝水甚至不喝水的习惯，但这样其实对健康很不利。医学专家在分析心脏病及脑部疾病等老年人的重要死亡原因时发现，一天当中清晨是最容易发生意外的时段。心肌梗死通常是在起床后的两三个小时之内，脑梗死则是在天亮快起床前或刚刚起床后的时间。而这两类疾病的发生都与血液浓缩引起血栓形成、将血管堵塞有关。而老年人体内缺水是血液浓缩最直接的原因。

和谐五味，过则为灾

阴之所生，本在五味；阴之五宫，伤在五味。

——《素问·生气通天论》

人体的物质基础——阴精的产生，来源于饮食五味；储藏阴精的五脏，也会因五味而受伤。

ᕯᕢᕯᕢ 养生阐释 ᕢᕯᕢᕯ

五味指中医中归纳的酸、苦、甘、辛、咸五种味道，分别入于不同的脏腑，在人们日常饮食中，这五味搭配合理，则人身轻体健，五脏和谐，如过食或偏嗜，则五脏不调，疾病转踵而至。

《淮南子·秦族训》用负责君主饮食的伊尹来说事："伊尹忧天下之不治，调和五味，负鼎俎而行。"治大国若烹小鲜，调五味而知人生。

"本在五味"说明人体依赖五味之滋养而生存，人体的物质基础阴精的形成在于五味。

中医讲"酸生肝"，酸味食物有增强消化功能和保护肝脏的作用，常吃不仅可以助消化，杀灭胃肠道内的病菌，还有防感冒、降血压、软化血管之功效。尤其是在中国北方，水硬，碱性大，为了帮助食物更好地消化，在做菜时就会经常用到醋，并以此增加食欲。酸还能去腥解腻，在口味偏浓重的宴席上，往往配有酸味菜肴。以酸味为主的乌梅、山萸肉、石榴、西红柿、山楂、橙子，均富含维生素C，可防癌、抗衰老，防治动脉硬化。

中医认为"苦生心"，"苦味入心"，古有良药苦口之说。中医中苦味物质能泄、能燥、能坚阴。泄有通泄、降泄、清泄之意。在炖肉煮肉时加上陈皮、丁香、杏仁这些略带苦味的调料，可以去除腥膻气，激发出肉的香味来。中医理论还认为苦味有健胃生津、除湿和利尿的作用，像橘皮、苦杏仁、苦瓜、咖啡、苦菜、苦荞麦、绿茶、苦丁茶等都属于苦味物质。

中医认为"甜入脾"，食甜可补养气血，补充热量，解除疲劳，具有调胃解毒、和缓、解痉挛等作用。饮食中，如咸、酸、辣、苦太重，都可用甜味中和。如白糖、红糖、龙眼肉、蜂蜜、米面食品等。

中医认为"辣入肺"。辣味是五味中最富刺激性、最复杂的一味。辣味物质有发汗、理气之功效。有时"辛辣"连用，葱、蒜、姜、辣椒、胡椒，均是辣味物质，而实际上辛与辣有很大的区别，辣是味觉，对舌头、咽喉、鼻腔产生强烈的刺激，而辛则不仅仅是味觉，还包括嗅觉的成分。辛味主要是从姜中获取，而辣味一般指辣椒、胡椒的味道。这些食物中所含的"辣素"既能调理气血、疏通经络，又能保护血管，防止血管堵塞。辣味入肺，通皮毛，经常食用可预防风寒感冒。

中医认为"咸入肾"，咸味为五味之冠，令人百吃不厌，没有盐，什么山珍海味都无法呈现其鲜美滋味。中医中咸味物质有泻下、软坚、散结和补益阴血等作用。现代医学中咸味有调节人体细胞和血液渗透、保持正常代谢的功效。呕吐、腹泻、大汗之后宜喝适量淡盐水，以保持正常代谢。如盐、各种海味等。

《黄帝内经》同时又讲"伤在五味"，认为五味"过用"，又反过来对人体造成伤害。五脏会因五味而受伤，告诫人们："久而增气，物化之常也；气增而久，夭之由也。"过食酸味，会使肝气溢盛，脾气衰弱，出现肌肉粗厚皱缩而口唇干裂的情况；过食咸味，会使腰脊受损，肾气劳伤，肌肉痿弱，心气受伤，人的血脉会慢慢凝滞不通，面色变黑；过食甘味，会使心气烦闷，胸腹胀满，肌肤色黑，肾气失衡，人会出现脱发、骨骼疼痛的情况；过食苦味，脾气不得濡润，胃气不舒，人的皮肤得不到濡养，自然全身上下很干燥；过食辛味，筋脉活动受阻，弛伸而不屈曲，人的手指甲干燥灰白，没有血气的濡润，而精气与心神也会受到损伤。调和五味，才会使骨骼正直，筋脉柔和，气血流畅，腠理固密，这样才能骨气精健。

养生秘籍

第一，五味入五脏

酸入肝，苦入心，甘入脾，辛入肺，咸入肾。根据这一观点，我们可用本味来补养本脏。因为酸能补肝，所以肝虚血枯者，宜食酸味；苦能泻火，所以心火较重，口舌生疮、小便不利者，宜食苦味；甘能补脾，所以脾虚的人，可以适当吃一些甘甜的食物；辛味入肺，所以肺气不振，容易感冒咳嗽的人，可以适当吃一些辛窜的食物；咸味入肾，所以肾虚的人，适当吃一些咸味的食物。古人认为，小麦、狗肉、李子、韭菜等食物入肝；麦、羊肉、杏、薤等食物入心；粳米、牛肉、枣等食物入脾；小米、鸡肉、桃、葱等食物入肺；大豆、猪肉、栗子等食物入肾。

第二，根据五行补益

除了本脏五行属色入本脏外，还可以五行相生相克关系食其所益，调养身体。因为肝属木，咸归水，水生木，故食咸可以益肝。心属火，木生火，故食酸对心有益。脾属土，火生土，所以食苦对脾也有益。肺属金，土生金，所以食用甘味食物对肺有益。肾属水，金生水，所以食用辛味食物对肾有益。但同时，中医也有"见肝之病，知肝传脾，当先实脾"的说法。肝属木，木克土，所以肝气过盛的时候，知道脾会受伤，因此，此时以健脾为主，其余四脏依次类推。

如五脏、五体有恙，即使素有嗜好某味食品，也必须有所节制，以期缓解病情。对于五脏而言，肝属木，辛属金，金能克木，肝病忌辛味；心属火，咸属水，水能克火，心病忌咸味；脾属土，酸属木，木能克土，脾病忌酸味；肾属水，甘属土，土能克水，肾病忌甘味；肺属金，苦属火，火能克金，肺病忌苦味。对于五体而言，肝主筋，筋病勿多食酸；心主血，血病勿多食苦味食物；脾主肉，肌肉病勿多食甘味食物；肺主皮肤，皮肤疾病勿多食辛；肾主骨，骨病勿多食咸味食物。

第三，灵活搭配五味

一般来讲，辣味加酸味，甜味加咸味，酸味加甜味，苦味加辣味，这样搭配，可防止对各个脏腑的不良影响。从中医上来讲，五味中常用配伍作用如下。

辛与甘的配伍：从阴阳属性上看，辛甘同属于阳，所以有"辛甘合化为阳"之说。辛甘配伍，可以助阳气，祛寒邪。如果单纯食用辛味的食物，虽然可以发散行气和血，但使用太过则会损伤人体正气，配伍甘缓的食物，则可以防止辛散太过。如果单纯食用甘味的食物，虽然可以和缓补养，但补益之剂多有滋腻之性，有助邪恋邪之弊，配伍辛味的食物，则可以达到补而不腻的目的，做到"补中有行，补中有散"。辛和甘配伍应运，会起到"散而不伤正，补而不留邪"的作用。

辛与苦的配伍：辛属阳，苦属阴，辛能散，苦能泻，以苦寒配伍辛温，则可清热燥湿，辛开苦降，相反相成，相得益彰。

酸与甘的配伍：酸属阴，甘属阳，酸可敛阴，甘可补虚。二者相配，可治疗中焦脾胃不足，气血亏损，津液缺少的阴虚证。

辛与酸的配伍：辛可发散，酸可收敛，辛酸相配，既可防止辛散之力过猛，发散太过，又可防止酸性敛邪之弊。

在日常生活中，芥末常需用醋来调，四川菜的辣也常和酸相配。食品中含糖分较多时，可加些盐、酱油等就可使味道中和。苦味的食品较少，如苦瓜、茶、咖啡、猪肝等。炒苦瓜时，可加点葱、姜，炸猪肝时加点椒盐，做鸡肝汤加点姜丝等，都是我国的美食的传统做法，也是灵活调味的很好的例子。多饮咖啡对血压不利，外国人在咖啡中加点白兰地酒，有独特的风味，同时也纠正了咖啡的偏性。

根据我国古代医书记载，将常见食物的五味特性列表如下（表1）。

表1　食物的五味特性

性味分类	酸	甘	苦	咸	辛
果实	梅子、李子、橘子	红枣、柿子、桃子、覆盆子、甘蔗、樱桃、胡桃	软枣、枇杷叶、杏仁	栗子	槟榔、豆蔻、柚子、芋头、李核仁
菜蔬	葫荽子、韭菜	青瓜、冬葵子、苋菜、甜瓜、竹笋、荸荠、小蓟根、蓝菜	枸杞叶、苦菜、苜蓿、野苣、茴香菜、蘸、薄荷、荆芥、苦菜	海藻、海带	芥菜、葱、香菜、小蒜、蜀椒、干姜、生姜、茼蒿、香薷、青蒿
米谷	荞麦	薏苡仁、赤小豆、青小豆、小麦、黄粱米、饴糖	大豆豉、陈玉米、糯米	大麦、盐	粳米
鸟兽	雄鸡肉、驴肉、狗阴茎、虎肉、豹肉、蟹壳	人乳汁、马牛羊酪、牛肉、乌雄鸡肉、乌雌鸡肉、雁肉、熊肉、鳝鱼肉、鲤鱼肉、鲫鱼、鳖肉	鸳鸯肉	原蚕雄蛾、乌贼鱼骨、野鸭肉	兔肝

养生知识问答

湖南张先生：我高血压好多年了，请问平时吃饭应该怎么注意？

专家答：高血压患者在饮食上必须秉持"五味不过"原则。第一，饮食不能过咸。成年人每天盐的摄入量不宜超过6克，限制酱油、咸菜等高盐食物的摄取。第二，饮食不能过甜。淀粉类食物少吃，主食、蔬菜、水果合理搭配，炒菜少放糖类调味品。第三，饮食不能过酸。酸类食物在中医中有收敛作用，对于肝阳上亢的高血压患者有一定的调节作用。但过食酸类食物，肝气太盛，木郁乘土，也会影响高血压的控制。第四，饮食不过辛。过食辛类食物也会加重高血压症状，尤其是酒类。因此男性高血压患者不提倡饮高度烈性酒，每天饮酒量即葡萄酒小于100～150毫升，啤酒小于250～500毫升，白酒小于25～50毫升。女性则减半，孕妇不宜饮酒。第五，饮食不过苦。苦味寒凉，过食则损伤脾胃，导致食欲不振或腹痛腹泻等，影响食物的消化吸收。

另外，脂肪过高饮食也应有所限制。高血压患者少吃动物油脂、奶油糕点等高脂肪和蛋黄、动物内脏、鱼子、鸡皮、鸭皮等高胆固醇食物。每天肉食以瘦肉为主，肉类控制在75克以内。

选择适合自己的食物

夫精明五色者，气之华也。赤欲如白裹朱，不欲如赭；白欲如鹅羽，不欲如盐；青欲如苍璧之泽，不欲如蓝；黄欲如罗裹雄黄，不欲如黄土；黑欲如重漆色，不欲如地苍。

——《素问·脉要精微论》

人的精气充盛的时候，精气见于目，五色现于面，这都是内脏的精气所表现出来的光华。赤色应该像帛裹朱砂一样，红润而不显露，不应该像赭石那样，色赤带紫，没有光泽；白色应该像鹅的羽毛，白而光泽，不应该像盐那样白而带灰暗色；青色应该青而明润如碧玉，不应该像蓝色那样青而带沉暗色；黄色应该像丝包着雄黄一样，黄而明润，不应该像黄土那样，枯暗无华；黑色应该像重漆之色，光彩而润，不应该像地苍那样，枯暗如尘。

‹‹‹‹ 养生阐释 ››››

谷物、蔬菜、水果、肉类等滋养着人体，使人五脏精气充盛，从内而外透发着夺目的光彩。这就是为什么人小时候，都是肌肤柔嫩，唇红齿白，眼珠黝黑。十多岁豆蔻年华的女孩，即使不施粉黛，也是光彩照人，那份美丽叫人不能忽视。因此，要留住青春和美丽，就要留住脏腑的精气，要留住脏腑的精气，饮食是非常重要的一个环节。中医提倡五谷、五畜、五菜、五果养生，其分别所指如下。

五谷含的营养成分主要是碳水化合物，其次是植物蛋白质，脂肪含量不高。古人把豆类作为五谷是符合现代营养学观点的，因为谷类蛋白质缺乏赖氨酸，豆类蛋白质缺少蛋氨酸，谷类、豆类一起食用，能起到蛋白质相互补益的作用。

"五谷"在我国历史上的说法并不一致。一种说法是指黍、稷、菽、麦、稻，见于古书《周礼·职方氏》；另一种说法是指麻、黍、稷、麦、豆，见于古书《淮南子》。当时人们把大麻子当食物，所以麻归于粮食类；后来麻主要以纤维织布，便不列为粮食类。

　　"五谷"之说逐渐形成的习俗，是指稻、麦、黍、稷、菽五种粮食作物。黍指玉米，也包括黄米，稷指粟，菽指豆类。如今，"五谷"已泛指各种主食食粮，一般统称为粮食作物，或者称为"五谷杂粮"，包括谷类（如水稻、小麦、玉米等）、豆类（如大豆、蚕豆、豌豆、红豆等）、薯类（如红薯、马铃薯）以及其他杂粮。

　　"五畜"一般指畜、禽、鱼、蛋、奶之类的动物性食物。肉类食物含有丰富的氨基酸，可以弥补植物蛋白质的不足。

　　"五菜"是指各类蔬菜，能营养人体、充实脏器，使体内各种营养素更完善、更充实。蔬菜种类多，根、茎、叶、花、瓜、果均可食用。它们富含胡萝卜素、维生素C和B族维生素，也是膳食纤维的主要来源。

　　"五果"系指枣、李、杏、栗、桃等水果、坚果，有助养身和健身之功。水果中含维生素、纤维素、糖类和有机酸等物质，还能帮助消化。故五果是平衡饮食中不可缺少的辅助食品。

ᕦ 养生秘籍 ᕦ

　　对于这五类食物，美国著名的"自然疗法"专家彼德-达达姆医生在他的《吃适合你血型的食物》一书中提出，食物对人体的作用是因血型而异的，人的血型决定了身体如何利用不同的食物。他指出每一种血型都具有一定的抗原，以不同方式对不同物质发生作用，如果人食用了含有与血型不兼容的血凝素的食品，该物质就会寻找其他栖身之地。例如，停留在某一器官中，将其周围血液凝固，生出肿块，长期下去就会生病。

　　O型血在人类学上是一种非常古老的血型，O型血的人对高蛋白质食物非常适应，而对谷物胃口极差，所以对瘦肉和蔬菜消化得非常好。O型血的人可以靠瘦肉、动物肝脏、海鲜和绿叶蔬菜来控制体重。如果靠谷物、豆类、卷心菜、土豆之类减肥的话，那将是徒劳的。作者称，爱斯基摩人绝大多数是O型血，他们以肉食为主，很少吃蔬菜和瓜果，但罹患心血管疾病和癌症的很少。

A型血是第二种最多见的血型。A型血的人的祖先是最先从事农耕作物的，相当适应以素食为主的食谱，豆腐、黄豆及蔬菜对他们非常合适，某些植物蛋白质如大豆蛋白质是他们最佳的健康食品，常吃可预防心血管疾病和癌症。

与O型和A型相比，B型却是人类学上较晚出现的血型。这类人是最早习惯于气候和其他变迁的游牧民族。所以，此类血型的人对肉类和蔬菜都极适应，鸡肉、玉米、西红柿以及大部分坚果和种子并不适合B型人食用。

AB型为最晚出现、最稀少的血型，占总人口不到5%。这类人拥有部分A型血和部分B型血的特征。他们既适应动物蛋白，也适应植物蛋白，其消化系统较为敏感，每次宜少吃，但可多餐。鱼、豆腐、绿叶蔬菜和奶制品是他们的健康食品。

~~ 养生知识问答 ~~

河北郑先生：糙米是什么谷物？有什么营养？

专家答：我们平常吃的雪白柔软的米饭，叫做精白米，糙米是在加工过程中经过精磨、去掉大米外层部分得到的产品。相对于精白米而言，脱壳后仍保留着一些外层组织，如皮层、糊粉层和胚芽等。糙米具有很高的营养价值。我们平时吃的大米虽然洁白细腻，营养价值已经在加工过程中有所损失，再加上做饭时反复淘洗，外层的维生素和矿物质进一步流失，剩下的就主要是淀粉和部分蛋白质。

糙米中的米糠和胚芽部分含有丰富的B族维生素和维生素E，能提高人体免疫功能，促进血液循环，还能帮助人们消除沮丧烦躁的情绪，使人充满活力。此外，糙米中钾、镁、锌、铁、锰等微量元素含量较高，有利于预防心血管疾病和贫血症，同时还有利于提高胰岛素的敏感性，对糖耐量受损的人很有帮助。糙米中还保留了大量膳食纤维，可促进肠道有益菌增殖，加速肠道蠕动，软化粪便，预防便秘和肠癌；膳食纤维还能与胆汁中的胆固醇结合，促进胆固醇的排出，从而帮助高脂血症患者降低血脂。

饮食有节，颐养天年

五谷为养，五果为助，五畜为益，五菜为充，气味合而服之，以补精益气。

——《素问·脏气法时论》

人的饮食以谷类、水果类、肉类、蔬菜类组成，其中五谷是饮食中的主要方面，这四类食物中的营养物质相合，对人体的精气有很好的补益作用。

养生阐释

人们在自觉与不自觉之间，把吃饱作为人生的基本目标。据世界卫生组织老龄委专家近十年来的研究发现，在不同经济条件下的25个国家的1250名百岁以上的老人中，70%以上的老人有节制饮食的习惯，而且具有饮食规律、不偏食、不暴饮暴食、以摄取新鲜、清淡和低热能膳食为主的特点。由此表明，节制饮食有益健康长寿。在肉丰鱼盛粮菜充裕的小康社会中生活，节制饮食延年寿的养生之法就显得更为重要。

第一，饮食自倍，肠胃乃伤

"适中"是中医学十分重视的尺度，超过一定限度的东西，无论是外界的还是自身的都会产生不良影响。脾胃是一身气机升降的枢纽。脾胃枢纽瘫痪，就会形成一系列疾病。胃满则肠虚，肠满则胃虚。当胃中的食物进入肠道之后，胃则变成空虚状态，进行休整，等待接纳下一批食物。如果超过一定量限制暴饮暴食，就会损伤肠胃的消化传导功能，吃得过饱所带来的直接危害就是胃肠道负担加重，消化不良。出现胀满不适，不想进食，甚至恶心、呕吐等。此外，人体胃黏膜上皮细胞寿命较短，每天就应修复一次。如果上顿还未消化，下顿又填满胃部，胃始终处于饱胀状态，胃黏膜就不易得到修复的机会，胃大量分泌胃液，会破坏胃黏膜，极易发生胃穿孔、胃糜烂、胃溃疡等疾病。中国台湾科学家发现，消化系统得不到休息和调整，脂肪堵塞在肠道里，会造成肠阻塞，大便黑色、带血。

吃得过饱，会引起大脑反应迟钝，加速大脑的衰老。人们在吃饱后，身上的血液都跑到肠胃系统去帮助消化，大脑缺血，容易让人长期处于疲劳状态，昏昏欲睡。日本科学家指出，吃得太饱会造成抑制细胞癌化因子的活动能力降低，增加患癌概率。日本有关专家还发现，有30%～40%的老年痴呆患者，在青壮年时期都有长期饱食的习惯。饱食易使骨骼过分脱钙，患骨质疏松的概率会大大提高。饮食过量会伤害人的泌尿系统，因为过多的非蛋白氮要从肾脏排出，势必加重肾脏的负担。晚餐吃得过好过饱，加之饮酒过多，很容易诱发急性胰腺炎。晚餐过饱，鼓胀的胃肠会对周围器官造成压迫，使兴奋的波浪扩散到大脑皮质其他部位，诱发神经衰弱。澳大利亚专家的研究得出结论：如果人类时常保持两分饥饿，其寿命将增长。

第二，膏粱厚味，足生大丁

体重增高，血压高、血脂异常，血糖高看似不同的病证，但其发病机制却有其相同的地方，是人体代谢出了问题。在肥胖症和糖尿病急剧泛滥的背后，不是遗传基因的变异，而是生活饮食方式发生了变化。古人说"膏粱厚味"，就是偏嗜各种肥甘厚腻之物，多吃这种食物，在内就体现为以血压高、血脂异常、血糖高为表现的代谢综合征，在外就表现为痤疮、疔、痈等各种皮肤疾病。

古代的养生家认为人要长寿，不能吃太多肉，民间更有"晚上多食肉，会损一日之寿"的说法。中国古来就是农耕社会，自古以来都是以素食为主，只是逢年过节或祭祀活动时才能有稍许的肉类。从有文字记载，古时的癌症、心脏病属罕见疾病。新中国成立后开始营养卫生研究，动物蛋白和维生素类是人体必需的营养物质已深入中国人心。北京协和医院的调查，北京大肠癌每10万人的发病率，1970年小于10人，1980年20余人，1990年24人，2000年60人，患病率快速增长。美国康乃尔大学的终身教授柯尔·坎贝尔七年时间追踪调查六千五百多人，通过血液分析结果指出素食越多，肉食越少者，健康状况越好。

膏粱厚味包括禽、畜、鱼、虾、蟹等，还包括蛋、奶动物蛋白质类等，实验室和临床观察证实，动物蛋白有促癌作用，可以促使癌细胞生长，吃肉越多，患癌率越增高，肉类是癌细胞生长发育的温床，再加上致癌物，如黄曲霉素、亚硝酸盐等更易导致大量癌细胞生长，终于在人体发展成为癌症。

第三，有毒，不可食之

医圣张仲景在《黄帝内经》基础上提出新鲜饮食对人体健康的重要性。"秽饭、馁肉、臭鱼，食之皆伤，六畜自死，皆疫死，则有毒，不可食之。"由于客观条件，或不注意饮食卫生，食用腐败霉变的食品，或常吃腌制熏烤之物。毒邪屡屡损伤肌体肠胃，则气机不利，邪滞不化，久伏体内，而致恶变。而新鲜食物是指存放时间短的食物，例如收获不久的粮食、蔬菜和水果，新近宰杀的畜、禽肉或刚烹调的饭菜等。储存时间过长就会引起食物的内在质量及感官品质的变化，即食物变质。导致食物变质的主要原因有微生物的生长繁殖、化学反应以及食物自身的代谢作用。某些水果和蔬菜放置一定时间后可以发生一定程度的糖化作用。使酸涩味变小而甜度增加，这种有意识储存引起的良性改变不属于食物变质的范围。食物放置时间过长就会引起变质，可能产生对人体有毒有害的物质。另外，食物中还可能含有或混入各种有害因素，如致病微生物、寄生虫和有毒化学物等。吃新鲜卫生的食物是防止食源性疾病、实现食品安全的根本措施。

现代社会很多人都在吃反季节食品。动植物在一定的生长周期内才能成熟，含的气味才够。违背自然生长规律的菜，违背了春生夏长秋收冬藏的寒热消长规律，会导致食品寒热不调，气味混乱，成为所谓的"形似菜"。没有时令的气质，是徒有其形而无其质。在中医看来，食物和药物都是由气味组成的，食物和药物一要讲究"气"，二要讲究"味"，而它们的气味只有在当令时，即生长成熟符合节气的时候，才能得天地之精气。《黄帝内经》中有一句名言叫做"司岁备物"，就是说要遵循大自然的阴阳气化采备药物、食物，这样的药物、食物得天地之精气，气味淳厚，营养价值高。

所以人们应该吃节气菜，吃药也最好服用野生草药。

孔子的名言曾说："不时，不食。"不符合节气的菜，尽量别吃。夏天的白菜，外表可以，但味道远不如冬天的；冬天的西红柿大多质硬而无味。这些反季节菜，被添加了化学物质催熟、保鲜的问题水果，含激素太多，长期食用的话，对人体有害无益。

养生秘籍

第一，规律进食

若要生活健康，一定要按规律进食，特别是早餐，哪怕是一点点也要吃下去。不规律进食的危害是过度饥饱，会对胃黏膜造成刺激和损伤，可导致胃肠功能紊乱，甚至发生胃和食管溃疡，长期如此容易出现低血糖现象，表现为心慌、头晕、出冷汗、无力。实验证明，每日三餐，食物中的蛋白质消化吸收率为85%；如改为每日两餐，每餐各吃全天食物量的一半，则蛋白质消化吸收率仅为75%。固体食物从食道到胃约需30～60秒，在胃中停留4小时才到达小肠。因此，按照我国人民的生活习惯，一般来说，每日三餐，每餐间隔4～5小时，还是比较合理的。

中医学认为，一日之中，机体阴阳有盛衰之变，白天阳旺，活动量大，故食量可稍多；而夜暮阳衰阴盛，即待寝息，以少食为宜。因此古人有"早餐好，午餐饱，晚餐少"的名训。一日三餐的科学分配是根据每个人的生理状况和工作需要来决定的。一般来说，起床后活动30分钟再吃早餐最为适宜，按食量分配，早、中、晚三餐的比例为3：4：3，如果某人每天吃500克主食，那么早晚各应该吃150克，中午吃200克，晚上吃150克比较合适。

我们强调"按时进食"，也不能完全排斥"按需进食"。"按需进食"，是适应生理、心理和环境的变化而采取的一种饮食方式。但它不是绝对地"随心所欲"，零食不离口；也不是毫无规律地随意进食，而是于外适应变化的环境，于内适应变化的需要，使饮食活动更符合内在规律。

第二，科学饮食

营养学家认为，人每天的主食应有多种食物，以谷类为主，每天应摄入的主食量按人的体重来比照，1千克应摄入4~6克主食。即一个体重60千克的人每天应吃250克左右的主食。要多吃新鲜蔬菜和水果，每天摄入的水果应在200~400克，品种在3种以上。鱼类也要一周安排两次，鸡蛋则一天一个已足够。此外，一天保证两袋250ml的牛奶。炒菜用的植物油，不要总吃一种，可以用2~3种油，比如葵花子油、玉米油、色拉油、大豆油等换着吃，这样营养比较全面。

早餐的科学搭配：营养专家认为，早餐是一天中最重要的一顿饭，每天吃一顿好的早餐，可使人长寿。早餐要吃好，是指早餐应吃一些营养价值高、少而精的食物。因为人经过一夜的睡眠，头一天晚上进食的营养已基本耗完，早上只有及时地补充营养，才能满足上午工作、劳动和学习的需要。早餐宜选择易消化、吸收，纤维质高的食物为主，要有足够的碳水化合物、膳食纤维和蛋白质，包括粗粮谷物、蔬菜水果及蛋奶制品或豆制品。营养专家建议，成人早餐的主食热量应为700千卡左右。

午餐要荤素搭配好，尽量吃饱，可在米饭、面制品（馒头、面条、大饼、玉米面发糕等）中间任意选择。菜品可为肉、蛋、奶、禽类、豆制品类、海产品、蔬菜类等，按照科学配餐的原则挑选几种，相互搭配食用。一般宜选择50~100克的肉禽蛋类，50克豆制品，再配上200~250克蔬菜，保证下午营养和热量供应，为了营养均衡，还应经常变换菜色，但是不宜吃太油腻的食物，以免影响下午的工作。

晚餐可根据自己的喜好，以富含碳水化合物的食物为主，而蛋白质、脂肪类吃得越少越好。晚餐尽量在晚上八点以前完成，若是八点以后任何食物对身体都无益。晚餐肉类最好只有一种，晚餐后请勿再吃任何甜食，以免增加脏腑的负担。

第三，健康饮食

饮食宜新鲜，不吃隔夜的饭菜。隔夜的饭菜受到细菌污染，会大量繁殖，很容易引发胃肠炎，食物中毒。一些高蛋白高脂肪的剩菜，更是如此，空气中的有害细菌在2小时内会附着在剩菜上开始繁殖，蛋白质和脂肪在细菌的作用下，大部分都会产生有害物质，如硫化氢、胺、酚等，长期吃剩菜容易致癌。有些隔夜的绿叶蔬菜，会产生致病的亚硝酸盐，而且蔬菜中亚硝酸盐的生成量随着储藏时间延长和温度升高而增多，但这并不等于把蔬菜放进冰箱就完全可以放心了；时间长了，亚硝酸盐的含量仍然会增加。炒熟后的菜里有油、盐，隔了一夜，菜里的维生素都被氧化，使得亚硝酸的含量大幅度增高，进入胃后变成亚硝酸盐，亚硝酸盐虽然不是直接致癌的物质，但却是健康的一大隐患。亚硝酸盐进入胃之后，在具备特定条件后会生成一种称为NC（N-亚硝基化合物）的物质，它是诱发胃癌的危险因素之一。不同种类的蔬菜在相同储藏条件下，亚硝酸盐的生成量是不一致的。通常茎叶类蔬菜最高，瓜类蔬菜稍低，根茎类和花菜类居中。因此，如果同时购买了不同种类的蔬菜，应该先吃茎叶类的，比如大白菜、菠菜等。如果准备多做一些菜第二天热着吃的话，应尽量少做茎叶类蔬菜，而选择瓜类蔬菜。

刚腌不久的蔬菜含有大量亚硝酸盐，尤其是加盐量少于12%、气温高于20℃的情况下，可使菜中亚硝酸盐含量增加，第7～8天达高峰，一般于腌后20天降至最低。另外，很多腌肉制品容易加入过量硝酸盐或亚硝酸盐，如腌腊肉、熏腊肉、烤肠、火腿肠、烤肉等。

饮食除了要新鲜，不含有毒物质之外，应选择应季食物。很多过敏体质的人，医生就建议食用当季蔬菜，这样能减少过敏概率，对人体健康有利。

常见四季应季食物一览

春季：葱、春韭、菜心、茼蒿、莴苣、豆苗、蒜苗、油菜、菠菜、卷心菜等；水果有番石榴、青枣、枇杷、桑椹、樱桃、莲雾。

夏季：黄瓜、藕、西红柿、茄子、豆角、苦瓜、丝瓜、洋葱、南瓜等；水果有桃子、杏子、李子、草莓、莲雾、西瓜、菠萝、芒果、柠檬、百香果、火龙果、杏、荔枝、猕猴桃、香蕉、椰子、樱桃。

秋季：平菇、胡萝卜、藕、大葱、豆角、黄瓜、西红柿、茄子等；水果有柚子、梨、柿子、木瓜、苹果、甘蔗、葡萄、火龙果、杨桃、番石榴、橘子、红枣、山楂、核桃。

冬季：大白菜、萝卜、豆芽、黄芽白、椰菜、芥蓝、芥兰花、春菜、椰菜花等；水果有橙子、橘子、柚子、甘蔗等。

养生知识问答

新疆郑先生：我的孩子很喜欢喝饮料，饭前喝，饭后喝，渴的时候喝。为了健康，我给他买了很多维C含量较高的果汁饮料，但是也有人说，孩子喝这些东西不好。我想问一下，孩子喝哪些饮料比较好，还是光喝水比较好？

专家答：目前市场上的饮料可谓是五花八门，各种各样的饮料吸引着孩子。大多数的饮料公司都声称其产品具有诸如保健、益智、营养等功能，但真正有益孩子健康的东西，还是水。水是人体六大营养素之一，是人体重要的组成成分，是保持人体内环境稳定的基础，人体内如果缺少水，轻则易于疲劳，代谢障碍；重则出现代谢紊乱，甚至危及生命。

碳酸类汽水是由糖、水、柠檬酸、小苏打制成，亦有含二氧化碳的，在其中还会添加不同的香精和色素。常喝碳酸饮料不利于孩子对钙的吸收，可乐型饮料中还含有咖啡因，对孩子更不宜。果汁分为原果汁和果味型饮料两种，原果是鲜水果直接压榨而来，由于来源受限，故而价格高、品种少。包装好的原果汁饮料在制作过程中，通常要加入一定的防腐剂。大多数名为果汁的饮料都是果味型果汁，是由水、糖、乳化果味香精及相应的色素制成。有时，在这些饮料中也会加入少量的原果汁，但由于制备和运输过程中，其中的氨基酸和维生素损失许多，已没有什么营养。乳酸菌饮料也存在着这种问题，活菌在制备和运输上都比较复杂，所以，经常可遇到的是加乳酸而非含乳酸活菌的饮料。某些添加微量元素的功能饮料，也不宜让孩子常喝，因为微量元素，人体所需的量很少，多喝无益，人体缺乏时，又不能鉴别饮料中的含量是否符合孩子需要。所以人工饮料，在孩子成长健康方面，不如白开水。

食后保健妙法

水谷入口，则胃实而肠虚，食下，则肠实而胃虚，故曰实而不满，满而不实。

——《素问·五脏别论》

人们进食之后，食物先积存在胃里，通过胃搅拌磨碎，成为食糜之后，胃吸收一部分，其余大部分食糜从胃进入小肠，通过小肠吸收进入人体。所以食物在胃和肠里是交替存在的。食物在胃里的搅拌和磨碎这一过程非常重要，只有磨碎的食物才容易为人体所吸收，如果因为某些事情，影响了胃功能，则对人的整个消化过程都会产生不同程度的影响。

～ 养生阐释 ～

我们平常进食的时候，食物的消化是从口腔开始的，食物在口腔内以机械性消化（食物被磨碎）为主，因为食物在口腔内停留时间很短，故口腔内的消化作用不大。

食物从食道进入胃后，即受到胃壁肌肉的机械性消化和胃液的化学性消化作用，此时，食物中的蛋白质被胃液中的胃蛋白酶（在胃酸参与下）初步分解，胃内容物变成粥样的食糜状态，小量地多次通过幽门向十二指肠推送。食糜由胃进入十二指肠后，开始了小肠内的消化。

小肠是消化、吸收的主要场所。食物在小肠内受到胰液、胆汁和小肠液的化学性消化以及小肠的机械性消化，各种营养成分逐渐被分解为简单的可吸收的小分子物质在小肠内吸收。因此，食物通过小肠后，消化过程已基本完成，吸收的营养物质也主要是在小肠里，由血液运送到身体各处，供给组织细胞需要。留下难于消化的食物残渣，从小肠进入大肠。大肠内无消化作用，仅具一定的吸收功能。

食物在消化系统不同部位的吸收情况如下。

食道：几乎不吸收任何物质。

胃：吸收少量的水、无机盐、全部酒精。

小肠：消化和吸收的主要场所。

大肠：吸收少量的水、无机盐和部分维生素。

在这个消化过程中，胃液情况对消化过程的完成起着举足轻重的作用。纯净的胃液是一种无色而呈酸性反应的液体，PH值为0.9～1.5。正常人每日分泌的胃液量约为1.5～2.5L。胃液的成分包括无机物如盐酸、钠和钾的氯化物等，以及有机物如黏蛋白、消化酶等，通常男性的胃酸分泌多于女性。胃液分泌的量多，酸度高，胃蛋白酶的含量高，对食物的消化力也就强。

人体的血液扮演了一个很重要的角色。消化液的分泌和消化器官的血液供给有密切关系。消化器官的血液多，消化液分泌也多，消化器官的活动就进行得活跃，消化、吸收也就好。因为消化液的原料靠血液供给，消化活动所需的供能物质和氧气也由血液供给，已消化物质的吸收也要靠血液来完成。

∽∼ 养生秘籍 ∼∽

第一，饭后不适

吃饭后，不是所有的人都甘之如饴，通过一些身体的蛛丝马迹，我们能发现消化系统隐藏的一些疾病或疾病倾向。

（1）进食时有胸骨后受阻、停顿、疼痛感，且时轻时重者。这往往提示患者可能有食管炎、食管憩室或食管早期癌。

（2）饭后饱胀或终日饱胀、嗳气但不反酸，胃口不好，体重逐渐减轻，面色轻度苍白或发灰，中老年人要考虑到慢性胃炎，特别是慢性萎缩性胃炎、胃下垂。

（3）饭后后出现泛酸、烧心、嗳气、胸骨后痛（平卧或身体前屈或腹压增加时更明显），要考虑胃食管反流病。

（4）饭后上腹痛，或有恶心、呕吐、积食感。症状持续多年，常在秋季发作，疼痛可能有节律性，如受凉、生气，或吃了刺激性食物后诱发，可能是胃溃疡。

（5）常常于饭后2小时胃痛，或半夜痛醒，进食后可以缓解，常有反酸现象。可能有十二指肠溃疡或炎症。

（6）饭后腹部胀痛，常有恶心、呕吐，偶会呕血，过去有胃病史近来加重，或过去无胃病史近期才发，且伴有贫血、消瘦、不思饮食、在脐上或心口处摸到硬块，则考虑为胃癌。

（7）吃东西不当或受了凉后发生腹痛、腹泻，可伴有呕吐、畏寒发热，可能是急性胃肠炎、急性痢疾。

（8）饭后立即腹泻，吃一顿泻一次、稍有受凉或吃东西不当就发作，时而腹泻时而便秘，腹泻为水样，便秘时黏液较多，有时腹胀有便意而上厕所又无大便，数年并未见消瘦，则患慢性过敏性肠炎可能性大。

（9）稍吃辛辣油腻、生冷食物、饮酒，或一进餐即会腹泻，有的在腹泻时或腹泻前伴有腹痛、肠鸣，腹泻后腹痛感会减轻，则可能是肠道功能紊乱。

（10）吃了油腻食物后有右上腹胀痛并放射到右侧肩部的，可能是患了胆囊炎或胆石症，尤其是喜食油腻食物、肥胖、不吃早餐的人更要注意。

第二，饭后保健

很多人饭后急着做一些事情，严格来讲，这些对消化系统健康都没有好处的。食物在胃内停留时间，糖类为1小时左右，蛋白质为2～3小时，脂肪为5～6小时，所以至少应该是饭后1小时才能从事一下这些活动。

1.不急于吸烟

饭后吸烟的危害比平时大10倍。这是由于进食后的消化道血液循环量增多，致使烟中有害成分大量吸收而损害肝、脑及心脏血管。

2.不急于洗澡

俗话说"饱不剃头，饿不洗澡"。有人就误以为刚吃饱饭是洗澡的最佳时间，其实不然，刚吃饱饭的时候，大量血液集中于胃部，其他器官的血液相应减少，如果这个时候洗澡，周身的皮肤和肌肉血管扩张，血液流量加大，就会使供给消化器官的血液减少，从而影响消化吸收，所以饭后不宜马上洗澡。应先休息一两个小时后再洗澡。

3.不急于散步

饭后"百步走"，会因运动量增加，而影响消化道对营养物质的消化吸收。饭后适当休息30分钟，待胃内的食物适当消化后，再活动较为适宜，这样也不会对消化系统产生太大的影响。吃饭的时候和饭后不要做运动。吃饭的时候应该安静而专注，才不会伤到肠胃；饭后宜静坐30分钟再活动，不要立即蹦蹦跳跳，做剧烈的运动，以免增加胃肠负担，影响消化功能。

不少人尤其是年轻人，吃过晚饭后，马上去打篮球、踢足球或进行剧烈的运动。其实，这是一种不好的生活习惯。剧烈运动时，四肢血流量增加，影响胃肠道的血液供应，影响胃液的分泌，使食物消化不好。同时饭后胃体积变大，加上运动就会造成胃下垂。

4.不急于饮茶

茶中大量鞣酸可与食物中的铁、锌等结合成难以溶解的物质，无法吸收，致使食物中的铁质白白丢失。而且饭后立即饮茶，茶水会冲淡胃液，影响胃内食物的正常消化。此外，茶水中含有的单宁酸还会促使胃内的物质凝固，影响蛋白质的吸收，从而增加了胃的负担。在吃饭一小时内最好不要饮茶，应待饭后一小时胃内食物适当消化后再饮用茶水。

5.不急于吃水果

"饭后一只果"被奉为金科玉律。随着人们生活水平的逐渐提高，人们的保健意识也随之增强，许多人认为饭后吃点水果是现代生活的最佳搭配。无论是在餐厅、饭店，还是在家里就餐，许多人都喜欢饭后吃点水果爽爽口，其实这是一种错误的生活习惯，因为饭后马上吃水果会影响消化功能。最好在饭后1~2小时再吃水果。

6.不急于睡觉

俗话说："饭后躺一躺，不长半斤长四两。"饭后立即上床容易发胖。饭后至少要休息20分钟，再上床睡觉。哪怕是午睡也应如此。但是对于那些有心脑血管疾病的人，饭后躺一躺，对心、脑供血很有好处。

7.不急于开车

事实证明，司机饭后立即开车容易发生车祸。这是因为人在吃饭以后胃肠对食物的消化需要大量的血液，容易造成大脑器官暂时性缺血，从而导致操作失误。

8.不急于松裤带

饭后放松裤带，会使腹腔内压下降，这样对消化道的支持作用就会减弱，而消化器官的活动度和韧带的负荷量就要增加，容易引起胃下垂，出现上腹不适等消化系统疾病。

9. 不急于唱歌

民间有句俗话叫"饱吹饿唱"，这句话是正确的。吃饱后人的胃容量增大，胃壁变薄，血流量增加，这时唱歌会使膈膜下移，腹腔压力增大，轻则引起消化不良，重则引发胃肠不适等其他病证。

10. 不急于多饮水

饭后立刻饮水后胃内压会增加，容易造成胃肠道疾病。我们吃饭时常常喝些汤，这对于软化食物多少有些好处。吃饭时牙齿把食物嚼碎，掺入唾液，唾液中含有能消化碳水化合物的淀粉酶，当淀粉质食物在口腔内反复咀嚼时，就会因一部分淀粉被水解为麦芽糖而产生甜味。食物到达胃部，胃部分泌胃液和胃酸来消化食物，这时大量饮水，就会冲淡消化液，降低消化能力。如果形成习惯，就可能引起消化不良，影响健康。但这也要灵活掌握。例如，有口渴感时，饭后就应喝点水，不能生搬硬套。

11. 不急于喝汽水

汽水进入胃部后冲淡胃液，影响消化，降低食欲，产生二氧化碳，增加胃内压，导致急性胃扩张。

12. 不急于吃糖

糖容易转化为脂肪，造成肥胖。糖还能使胰岛分泌功能减退，促进糖尿病的发生。

13. 不急于看书

饭后立刻看书会使胃肠道血液量相对减少，影响胃液分泌，时间一长，就会发生消化不良，胃胀，胃痛等症状。

14.不急于泡脚

饭前、饭后30分钟都不宜进行泡脚，由于泡脚时，足部血管扩张，血容量增加，造成胃肠及内脏血液减少，影响胃肠的消化功能。饭前泡脚可能抑制胃液分泌，对消化不利，饭后立即泡脚会造成胃肠的血容量减少，影响消化。

15.不急于房事

人体在安静情况下各部分血流量分布差异很大。以每分钟血流量计，肾脏1200毫升，肝、脾等内脏1500毫升，脑和脊髓750毫升，骨骼肌850毫升，皮肤450毫升，心肌250毫升，其他350毫升，共约5400毫升。身体还具有随时调节血流量的能力，哪里紧急需要哪里的血流就多些。饭后胃肠道工作量骤然增加，身体便调动更多的血液去胃肠道，以便帮助消化。房事时性器官广泛充血，则会对胃肠道或全身血液调节功能带来不利影响。而且，假如原先就有冠心病，在饭后房事中容易发生心肌供血不足，诱发心绞痛或心肌梗死。

养生知识问答

浙江于女士： 有的人说"饭后百步走，活到九十九"，有的人也说"要活九十九，饭后不要走"，我们饭后究竟应该怎么样才会健康呢？

专家答： 这两种说法都有道理。前者说的是饭后休息一段时间后走，比如休息10分钟之后，起来缓缓而行，不能剧烈运动，不能大量出汗。这对于平时活动较少、长时间伏案工作、形体较胖或胃酸分泌过多的人尤其适宜。而体质较差、体弱多病，患有心脑血管疾病，如高血压、胃下垂等疾病的患者饭后不能散步，以防止心、脑供血不足，出现危险状况，这些人饭后应坐着或躺着休息半个至一个小时，待胃中食物进入肠道，胃供血没有那么多时，才可起来活动活动。

第八章

经络养生秘籍

　　经络连着五脏六腑，是五脏六腑交换信息的主要通道，穴位则是通道上的重要驿点，以其位置、精气储蓄及所过经脉不同而各司其职。经脉是精气物质运行的通道，同时也是邪气的由内而外或由外而内的通道，所以人体健康状况可以通过经脉表现出来，而人体受邪、功能失调的状况也可以通过经络的调节来达到平衡。经络养生，方式多样，且多简、便、廉、验，是最适合日常家居的保健养生方法之一。

疏通十二经脉，百病难侵

　　夫十二经脉者，人之所以生，病之所以成，人之所以治，病之所以起。

——《灵枢·经别》

　　十二经脉是人体中的主要经脉，就像城市中的主干交通一样，在人体中发挥沟通传递脏腑信息及维持脏腑平衡的作用。"成也萧何，败也萧何"，人体的变化亦是如此，十二经脉在人体的生长发育、疾病生成与治疗以及最后疾病的缓解、恢复健康方面都扮演着至关重要的角色。

～～ 养生阐释 ～～

　　经脉在中医中是人体的一个重要构成系统，但是现代医学经过解剖，没有发现经络的存在，仅仅承认经络穴位是一些神经感应点组成的。经络穴位是古人在长期的劳动生活中发现的，其范围远远大于神经的范畴。古代科技不发达，但是古人很早就认识到"不通则痛"是出现疾病的主要原因，所以开始古人常是哪里疼痛按摩哪里，久而久之，他们发现了一些地方按压了之后，对某些疾病有特别的作用，很多点连起来，就成了线，这就是萌芽状态中的经络系统。

还有一种说法是，古代一些修道之人，达到一定境界之后，就具有了"内景反观"的能力，通过观察自己身体内部的情况，发现了穴位和经络，并且把这些运用到疾病的治疗当中。比如在《史记·扁鹊列传》中就记载了扁鹊的这种能力，后世唐代的孙思邈也被大家认为是可以使用内景反观的医家。

以上这些或许都是传说，但经络敏感人却是实实在在存在的。所谓经络敏感人，是指有些人在扎针的时候，如果取穴正确，并且运用手法使之得气，在他的身上就会沿着该穴位所在的经络出现一条红色或青色的线。一些中医院的老师就曾经见过这样的经络敏感人，甚至有的中医院的学生就因为自身是经络敏感人，疑惑于这种现象而投身于中医的学习中的。

十二经脉是人体的主要经脉，贯穿于人体全身，包括手、足经脉各六条。手上的经脉，循行于手臂外侧的是手太阳小肠经，手阳明大肠经、手少阳三焦经；循行于手臂内侧的是手太阴肺经、手厥阴心包经以及手少阴心经。脚上的经脉，循行于腿外侧的是足太阳膀胱经、足阳明胃经以及足少阳胆经；循行于腿内侧的是足太阴脾经、足厥阴肝经以及足少阴肾经。

十二经脉分属不同的脏腑，它们的存在，使脏腑之间彼此相连，互相影响。十二经脉及其支络首尾相贯，遍布全身，形成一个纵横交错的联络网，通过有规律的循行和复杂的联络交会，把人体五脏六腑、肢体官窍及皮肉筋骨等组织紧密地联结成统一的有机整体，从而保证了人体生命活动的正常进行。就如城市的主要干线一样，承担着连接城市各个重要街区、输送生产物资的任务，并且这些主干还有支线，使城市中的各种交流能够顺利完成。所以说，没有经脉的存在，人的脏腑就无法协调运作，人的各种生理功能也无法顺利实现。

但同时经脉之间因为相同，所以一个经脉有病邪时，也会传到另一个经脉，使另一经脉所属脏腑同样受邪。比如手少阴心经和手太阳小肠经，分别位于手臂内外侧的最下端，它们就是一对互为表里的经脉，当心火旺盛之时，可以通过经脉之间的连接传到小肠，使小肠分清泌浊的功能失调，出现小便减少或小便色黄等症状。

在中医中，经脉和脏腑处于同样重要的位置，而且因为经脉穴位在体表简单可寻，调节手法多样，针灸、火罐、药熨等都可进行，而且后两种方法，简单方便，不限制地点，所以即使不是针灸医生，亦可施行。所以防病治病中，通过经络调节气血阴阳是吃药之外的另一种重要手段。

‿‿⁓⁓ 养生秘籍 ⁓⁓‿‿

第一，十二经脉重要保健穴位

1. 手太阴肺经

经穴见图13。

尺泽穴：肘横纹外侧凹陷处。治疗咳嗽、气喘、咽喉肿痛、肘臂处痉挛疼痛、急性吐泻、中暑、小儿惊风。

太渊穴：腕横纹外侧，即医生搭脉处靠外的凹陷中，为血脉的精气交会的腧穴。可治疗感冒、咳嗽、气喘，或者无脉症等。

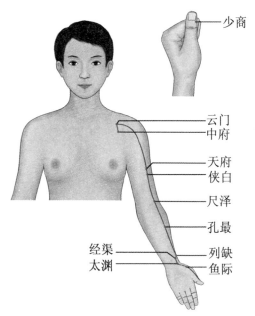

图13 手太阴肺经

孔最穴：在尺泽和太渊连线的中点偏上约一横指处。治疗咳血、鼻出血、急性咽喉痛等。

鱼际穴：位于拇指掌骨的中点上，治疗咽喉肿痛、咳嗽、咯血、小儿疳积。

少商穴：手心向上平举时，大拇指甲外侧下角旁，可用于放血治疗咽喉肿痛，用三棱针轻轻点刺挤出一滴血来，会缓解咽喉症状。

2.手阳明大肠经

经穴见图14。

商阳穴：手心向上平举时，位于食指外侧下指甲角，可以治疗齿痛、咽喉肿痛、热性昏迷。

...

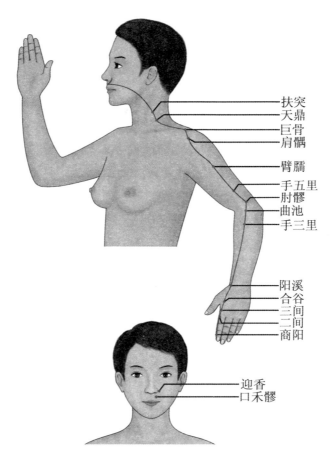

图14 手阳明大肠经

合谷穴：以一手的拇指指骨关节横纹，放在另一手拇、食指间的指蹼缘上，拇指尖下的位置就是合谷。可以治疗头痛、目赤肿痛、流鼻血、口眼歪斜、耳聋等面部的病证；也可治疗闭经、滞产等妇科方面的病证。

曲池穴：手心向上屈肘时，肘横纹的外侧端点处。治疗手臂疼痛、上肢活动不佳的病证；治疗高血压和癫狂等病证；治疗腹痛、吐泻等肠胃病证；治疗咽喉肿痛、齿痛等病证；治疗各种皮肤病证，经常长痘的人可以常按这个穴。

迎香穴：鼻翼两旁，鼻唇沟中。可以治疗鼻塞、流鼻血等病证；刺鼻翼部还有治疗胆道蛔虫症的功效。

3.足阳明胃经

经穴见图15。

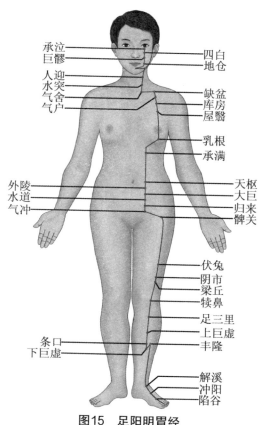

承泣
巨髎
人迎
水突
气舍
气户

四白
地仓

缺盆
库房
屋翳

乳根
承满

外陵
水道
气冲

天枢
大巨
归来
髀关

伏兔
阴市
梁丘
犊鼻

足三里
上巨虚
丰隆

条口
下巨虚

解溪
冲阳
陷谷

图15 足阳明胃经

四白穴：双眼正视时，瞳孔直下，下眼眶的骨头凹陷处。经常按摩这里可以使眼睛明亮，消除黑眼圈和眼袋。

地仓穴：双眼正视时，瞳孔直下和嘴角线相交的两点。常用于三叉神经痛和口角歪斜的治疗，在美容中，常按可以减缓法令纹的产生。

天枢穴：肚脐两旁旁开约二横指处，常用来治疗便秘、腹泻、痢疾等肠胃系统疾病，大肠功能不好的人，可以常按此穴位，对大肠有双向调节的作用。

梁丘穴：膝盖外上缘上约两横指处，点按可治急性胃痛以及乳房疼痛。

足三里：膝盖外下缘往下约四横指处。是人体常用的一个强壮穴，中医常说"肚腹三里留"，气血不足、胃肠虚弱造成的病痛，都可以按摩这个穴位，平时常按，可以增强人体免疫力。

丰隆穴：外踝尖和膝盖外下缘连线的中点处，小腿前突出的胫骨旁开两横指。丰隆穴去痰湿，痰湿体质的超重女士，可以按摩这个穴位减肥。

4.足太阴脾经

经穴见图16。

隐白穴：双脚站立，大脚趾内侧趾甲旁就是该穴，可以治疗脾气虚所造成的月经过多、便血、尿血等。

太白穴：沿大脚趾内侧往脚掌方向推，出现的第一个凹陷处。这个穴位是脾经经气最充足的地方，可以补脾养肺，干咳无力的人可以常按。

三阴交：内踝尖上约四横指处，在小腿骨即胫骨的后缘。三阴交是三条阴经的交接处，常按可以调节脾、肝、肾，对生殖及泌尿系统疾病以及阴虚诸证都有很好的疗效。但注意孕妇不可按压或针灸。

血海穴：一个人屈膝，另一个人左手掌心按于此人右膝髌骨上缘，二至五指向上伸直，拇指约呈45°斜置，拇指尖下就是血海。左膝处血海取穴同理。常配合曲池来治疗各种皮肤病。

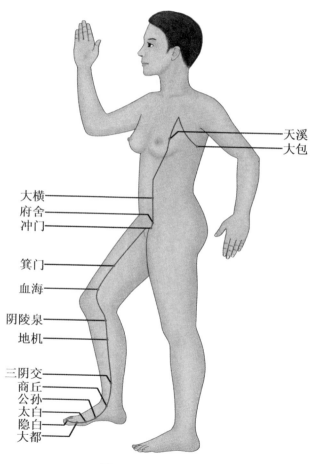

天溪
大包

大横
府舍
冲门

箕门

血海

阴陵泉
地机

三阴交
商丘
公孙
太白
隐白
大都

图16 足太阴脾经

5.手少阴心经

经穴见图17。

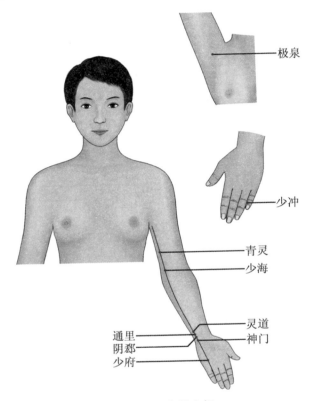

图17　手少阴心经

极泉穴：腋窝正中，腋动脉搏动处。可以调节心率，心慌心悸时也可按压此处。按压时避开腋动脉。

神门穴：双手平举，位于腕横纹内侧凹陷处。按压神门穴可以安神定志、改善脑功能和睡眠，老年人常按，可防止老年痴呆的发生。

少冲穴：手心向上平举，小指外侧指甲旁。常常三棱针点刺，放一滴血来治疗卒中、休克、癫狂等病证。

6.手太阳小肠经

经穴见图18。

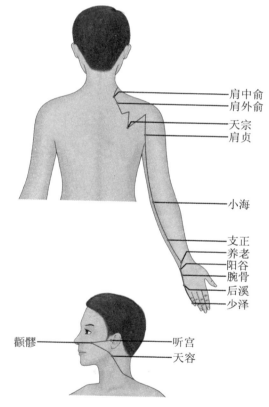

图18 手太阳小肠经

后溪穴：手掌向上握拳，小指指掌关节处。这个穴位和背后的督脉相通，所以可以治疗腰背疼痛、落枕等。对于不方便背部治疗的情况，这个穴位是首选。

　　养老穴：手背向上在胸前平放，和手腕连接处的手臂两个骨头之间。养老穴，顾名思义，就是可以防治老年性疾病的穴位，老年人常按，可防治老眼昏花、耳聋、半身不遂等。

　　支正穴：手背面小指端，腕横纹和肘横纹连线中点向下约一横指处。常用类治疗人体的赘生物，如瘊子、扁平疣、脂肪瘤等。

　　7.足太阳膀胱经

　　各穴见图19、图20。

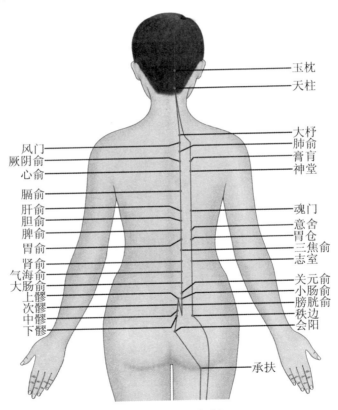

图19　足太阳膀胱经

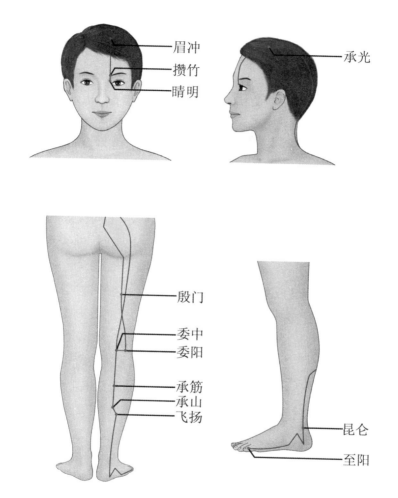

图20 足太阳膀胱经

晴明穴：内眼角和眉头之间的凹陷处。治疗各种眼睛疾病，同时也有治疗急性腰扭伤的功效。不可艾灸，按压的时候注意不要按到眼球上。

风门穴：人低头时，颈后突出的第一个椎突为第七颈椎棘突，往下数第二个突出为第二胸椎棘突，风门穴就在这个椎突下，旁开约一横指处。风门是风气进入人体的门户，所以凡是和风有关的病痛都可以选择这个穴位针灸、拔罐。比如感冒、风湿疼痛等。

肺俞穴：位于第三胸椎突之下旁开约一横指，凡是咳嗽、流涕、气喘、咯血等肺部疾病都可以选这个穴位。可点按、针灸，也可拔罐、刮痧。

厥阴俞、心俞穴：分别位于第四和第五胸椎棘突下旁开一横指，凡是和心脏以及神志有关的疾病都可以选择这个穴位。如心慌心悸、心绞痛以及失眠、癫痫等。可点按、针灸，也可拔罐、刮痧。

膈俞穴：位于第七胸椎棘突下，旁开约一横指处。是人身血液的精气汇聚的地方。主管和膈肌及血液有关的病痛。比如打嗝、呕吐、吐血以及贫血、各种皮肤病证等。可点按、针灸，也可拔罐、刮痧。

肾俞穴：两手手掌向内、手指向后沿盆骨上缘叉腰，双中指所平的棘突约为腰椎第四棘突，往上数两个棘突，即第二腰椎棘突下，旁开约一横指，就是肾俞所在的位置。治疗腰痛、生殖和泌尿系统疾病以及耳聋等的要穴。可点按、针灸，也可拔罐、刮痧。

委中穴：腿后腘窝的正中凹陷处。中医讲"腰背委中求"。凡是腰背及腿部的疾患，以及一些皮肤病，都可以选择这个穴位。可点按、针灸，也可拔罐、刮痧、放血。

至阴穴：小脚趾外侧下指甲角旁。此处穴位孕妇禁止按压或者针刺。胎位不正者艾灸可纠正胎位。

8.足少阴肾经

各穴见图21。

涌泉穴：足底部，卷曲脚时，足底前部凹陷处。按摩涌泉穴可引阳气下行。阳气上亢导致的高血压以及失眠，都可以按摩涌泉穴治疗，也可以用3克肉桂粉或吴茱萸粉敷贴涌泉穴治疗。体质虚寒的人可以艾灸此穴。

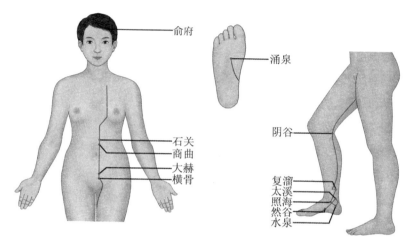

图21 足少阴肾经

太溪穴：脚内踝后侧凹陷处。是肾经的原穴，肾虚导致的各种疾病，都可以按压此穴保健治疗。

复溜穴：屈腿，循太溪穴直上，内踝尖和胫横纹连线约六分之一处。治疗下肢水肿或瘀血，如静脉曲张等。

俞府穴：在锁骨下缘，胸骨中线旁开约二横指处。按摩此穴，可以缓解肾虚、肾不纳气导致的气喘、咳嗽等。而与太溪、复溜配合按摩，可以梳理人体气血运行，具有积极的保健意义。

9.手厥阴心包经

各穴见图22。

天泉穴：腋前纹头直下约二横指处。按压此处可以治疗胸痛、心悸、莫名恐慌等症状。

郄门穴：腕横纹到肘横纹中点连线的一半往下约一横指处。是突发性心绞痛的急救穴位，可以调节心脏的血液供应。因为此穴位所处位置较深，所以按压该穴位时当用力。

内关穴：当腕横纹和肘横纹中点连线前三分之一再往下约一横指处。内关穴是内脏的关要之处，所以心痛、胃痛等与内脏相关疾病都可以取该穴按摩。

劳宫穴：屈指握拳时，中指指尖所点处取穴。有清心火、安心神的作用，可以用于心火旺盛导致的失眠。

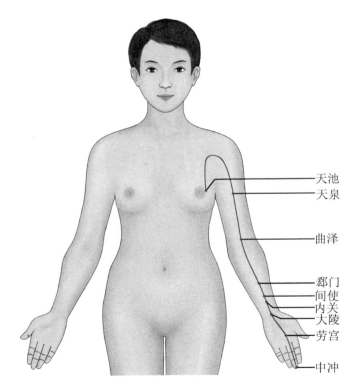

图22　手厥阴心包经

中冲穴：手中指末节尖端中央。中暑、昏迷时针刺放血有醒神作用；也可以用手指按压中冲穴用于心绞痛的急救。另外，中冲穴也是治疗脸腺炎的经验穴。

10.手少阳三焦经

各穴见图23。

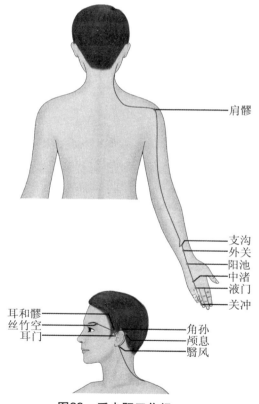

图23　手少阳三焦经

中渚穴：在手背部，第四掌指关节的后方，第四、第五掌骨间凹陷处。可以治疗头晕目眩、耳聋以及眼睛的疾患。

阳池穴：腕背关节横纹的中点处。阳池顾名思义就是阳气的聚集处，按摩此穴能激发人体阳气，对身体四肢的虚寒畏冷有缓解作用，严重者可艾灸。

支沟穴：阳池穴和肘尖连线上前四分之一处。可以治疗肋间神经痛、气机不舒畅等症状。同时支沟穴还是通便的经验穴。

翳风穴：在耳垂后边的凹陷处。可以用于治疗急性耳聋、耳鸣、面瘫、牙痛等。

丝竹空：在眉尾凹陷处。经常轻轻揉按，对眼袋、黑眼圈、黄褐斑以及鱼尾纹都有减缓作用。

11.足少阳胆经

各穴见图24。

瞳子髎：在外眼角凹陷处。按压此处可以治疗眼压过高、眼睛胀痛等。双手搓热后熨压此处，可以延缓鱼尾纹的产生。

率谷穴：耳尖直上约2厘米，略微凹陷的地方。按压此穴可治偏头痛。

风池穴：在后发际两侧凹陷处。对感受风寒引起的头痛、发热、鼻塞、流清涕、头痛等都有很好的治疗作用。按摩时闭上眼睛，意念集中，效果较佳。

带脉穴：在侧腹部，当第十一肋骨游离端下方垂线与脐水平线的交点上。这个穴位对腰腹部赘肉较多的肥胖以及腰腹部冰冷导致的妇科疾病都有很好的治疗作用。

风市穴：当垂手直立时，中指的指尖处。敲打按摩这个穴位对过敏性斑疹、风团、疔疮及其他皮肤瘙痒有较好的缓解作用。

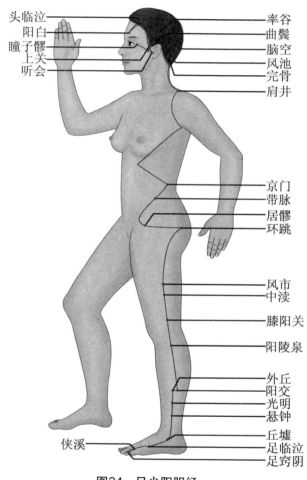

头临泣
阳白
瞳子髎
上关
听会

率谷
曲鬓
脑空
风池
完骨
肩井

京门
带脉
居髎
环跳

风市
中渎

膝阳关

阳陵泉

外丘
阳交
光明
悬钟

丘墟
足临泣
足窍阴

侠溪

图24　足少阳胆经

12.足厥阴肝经

各穴见图25。

太冲穴：沿大脚趾和二脚趾指缝往上推，到两骨相交之处就是太冲。人暴怒时按压这个穴位，可以起到疏调气机、缓和情绪的作用。

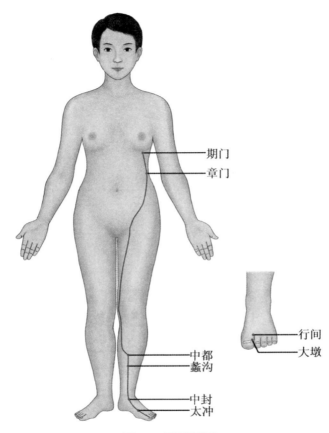

图25　足厥阴肝经

　　蠡沟穴：内踝与腘横纹连线的中点往下约二横指处。对阴部瘙痒、睾丸肿痛有很好的缓解治疗作用。

　　章门穴：垂肩屈肘，肘尖到达躯干侧面的位置即是章门穴。是内脏之精气汇集的地方，同时又是脾之精气在胸腹部最旺盛之处。按摩或艾灸章门穴，可以协调五脏的气机，同时有疏肝健脾的功效。

注：以上所讲的"横指"一般指自身一个大拇指的宽度，而"四横指"则是指食指到小指紧并，食指第二指关节到小指第一指关节连线的宽度。

第二，简单易行十二经脉梳理法

十二经脉遍布人身各处，每天按摩一遍不太现实，可操作性不强，古人在此基础上总结出一些简单易行、祛病延年之法，长期施行，对人体大有裨益。

1.头为诸阳之会，常梳头使阳气运行通畅

《黄帝内经》认为阳气与人体的精气都会上聚于头，使人的头脑保持清明的状态。因此，按摩头部就是对阳气的通道进行梳理，这样头部阳气运行正常、血脉通畅，人自然精神奕奕，虽年老而耳目头脑不衰。

2.脚是人体信息的承载，按脚等于按全身

脚一直有"人的第二心脏"之称。其实现在很多经络学家都认为，脚和人的耳朵一样，是一个人体全息器官，人体不同部位的信息在脚上都有所反应，所以很多脚部按摩师可以根据客人脚部按摩时的反应来判断其身体不同部位的健康状况。所以每晚睡觉前，用热水泡泡脚，舒活脚部血脉，之后再缓缓按摩脚部各处，刺激相应经络，长此以往，你会发现自己精力旺盛，全身上下都充满活力。

3. 吞咽唾液，健身延寿

古人很推崇吞咽唾液养生的方式，药王孙思邈就认为唾液是对人体有益的"金津"、"玉液"。唾液吞咽后储存于丹田，滋养十二经脉及奇经八脉，充盈于人体，化作对人体有益精气。现代研究证明，人的唾液可以快速止血、溶解细菌以及杀灭各种致病微生物，日本食品研究所发现"唾液可以消除从氧气和食物中产生的对人体十分有害的自由基"。所以古人推荐吞咽唾液养生，现代养生学家则主张每口饭最好咀嚼30次再吞咽，这样既利于消化，也对人体有益。

4. 健康的牙齿叩出来

牙齿为肾所主，经常叩齿，能强肾固精、疏通局部气血运行，保持经络畅通，从而达到保持阴阳平衡、身体健康的目的。现代医学也认为，经常叩击牙齿，能促进口腔、牙床、牙龈和整个牙齿的血液循环，增强牙周黏膜组织纤维结构的坚韧性，提高牙齿抗龋能力和咀嚼功能，从而使牙齿变得更加坚固、有光泽。

5.搓背捶背，强身健体

背部是人体阳气的主要循行之处，布满了重要的穴位，经常捶背或搓背可以刺激这些穴位，松解肌肉，舒缓神经，调节相应脏腑功能。搓背则适合洗澡时进行，效果与捶背相同。日本科学家研究发现，经常捶背或搓背可以促进人体抗病毒物质的分泌，并且对细胞变异的抑制作用加强，起到很好的防癌效果。

6.轻揉腹部，通气血调五脏

脾胃为后天之本。人体的消化系统几乎全居腹中，按摩腹部，可以调理脾胃，通和气血，为心、肺、肝、肾提供充足的给养，从而达到和体健身的目的。按摩腹部时应注意，太过饥饿或饱腹时不按，有不明原因的急性腹痛或者阑尾炎、肠梗阻、腹部肿瘤时不按。

7.敲打胳膊和腿部的外侧，保持人体气机通畅

胳膊外侧的主要经脉是手少阳三焦经，少阳三焦是人体气化及物质交换的通道，通道畅通，人体各种机制运行正常，通道瘀阻，气机不调，身体机能下降，人体中的"垃圾"就相应增多。双腿外侧循行的是足少阳胆经，少阳胆经从头到脚，其中寄存着人体的相火，所以敲打胆经是对全身的间接按摩。

养生知识问答

河南林小姐： 我办了养生套卡，几乎每天下班都会去做全身按摩，而且常会使用精油，有些人说每天都做按摩不太好，我想请问一下，这样做是不是真的对身体不好呢？

专家答： 每天按摩未尝不可，但前提是前往正规的按摩机构，按摩师具有相应的职业资格证，按摩手法正确，否则不正确的按摩手法可能会对皮肤或软组织造成损伤。

精油按摩是时下比较兴盛的一种按摩形式，是按摩机构根据客人情况配合不同的精油使用，这样对客人的不同亚健康状况有一定程度的缓解作用。但同样要注意精油质量以及调配师是否具有该方面的专业知识，如果精油选用不当，每天使用，也会对人体的健康造成一定的损害。

人体有大药，按摩穴位保健康

> 胆虚气上溢而口为之苦，治之以胆募俞。
>
> ——《素问·奇病论》

胆气虚弱的时候，其味上泛于口，人就会感觉到口苦，这种情况下，应该选择胆的募穴来治疗。

养生阐释

穴位是经脉上气血进出的部位，古人之所以把这些部位称为"穴"，就是因为穴位一般处于人体肌肉、骨头、筋腱的空隙之中，按压之下，有特殊的刺激感，或者是疼痛感，或者是过电似的麻木感。因为是气血输出或灌注的地方，所以古人也把穴位称为"腧穴"。

人体除了位于十二经脉上的穴位之外，还有很多经外奇穴和阿是穴。经外奇穴是古人在治病的过程中发现的对疾病有很好治疗作用的穴位，但是又不位于人体的经脉之上，多是一些专治某种疾病的穴位，比如落枕穴、安眠穴、闪腰穴等，在这些特定的疾病中，除了按五脏六腑、气血阴阳辨证来选择十二经脉的穴位，也可以合上这些经外奇穴一同治疗，起效更快、预后更佳。

"不通则痛"，所以很多以疼痛为主要表现的病证，如关节炎、扭伤等，多是取患者较疼痛处下针。医生取穴时按压到比较疼痛的部位时，患者会张口呼痛"啊……"，医生接着会问："是不是这里？"患者接口答道："是、是……"因此对于这种比较痛的部位，古人常形象地称为"阿是穴"。阿是穴没有特定的部位，哪里疼的比较厉害，按压一下有所缓解，哪里就是阿是穴。

中医的特点就是"取类比象"，古人常把大自然和人体结合起来思考，在疾病诊断、治疗、药物的选择上常常取类比象。比如肾病导致的双腿水肿，古人就认为和自然界中太阳不升，大地处处积水，甚至形成很大的湖泊、沼泽等情况相似，治疗就以补充肾中能蒸腾水液的元阳为主。补肾，什么东西入肾呢？肾脏像两颗卧在人体上的豆子，主黑色，所以黑豆就是补肾的佳品。

这种取类比象的思想也体现在古人对穴位的命名上。如气海穴，顾名思义，就是人体之气汇聚的地方，所以人体正气不足导致的疾病，就可以按压此处，以温阳、化湿、祛瘀等。还有日月穴，是胆经的募穴。日月是天地自然间的精华，一阴一阳，白天黑夜，周而复始。胆经是藏少阳相火的经脉，而日月这个募穴，是对胆经精气盈亏的调节之处，胆经相火太过旺盛、逆上不降，或人体相火虚损，胆经虚寒之，可以通过针刺或按摩日月穴调节来纠正这种状态。

穴位不仅可以用来治疗疾病，有经验的医师可以通过患者的穴位状态，获得患者初步的健康信息。比如患者求医时，告诉医生身上哪里有些疼痛，或者有酸、麻、胀感，医生找到这个部位，根据其所在的经脉，可以初步断定疾病所在的经脉和脏腑。假如病情以实证为主，就是患者的经络和脏腑痰、湿、瘀血等，相应的穴位上可以按压到局部硬结、条索状、圆状反应物等，如果患者的病情以虚证为主，气血虚弱、阴阳虚衰，则反映到穴位上常常是一种虚软的凹陷性状态。

～ 养生秘籍 ～

第一，常用的保健穴位

曲池穴：手心向上屈肘，外侧肘横纹头处。每日按压曲池穴1～2分钟，使酸胀感向下扩散，有预防高血压的作用。

合谷穴：以一手的拇指指骨关节横纹，放在另一手拇、食指间的指蹼缘上，拇指尖下的位置就是合谷。牙痛、感冒头痛以及流鼻血时，掐按此穴有缓解疼痛和止血的功效。

足三里：膝盖外下缘往下约四横指处。足三里对胃肠不适都有治疗作用，同时还是人体保健强身一大要穴。经常艾灸或按揉，增强免疫力，延年益寿。

睛明穴：内眼角和眉头之间的凹陷处。常用电脑一族，过一段时间，可以用右手的拇、食二指分别抵住两侧的睛明穴按揉，可以缓解眼疲劳，防止眼睛近视或干涩。老年人经常用温热的毛巾敷眼，有延缓眼睛衰老、防止老花眼的功效。

委中穴：腿后腘窝正中凹陷处。这个穴位对经常站立工作的人非常重要。"腰背委中求"，如果你腰酸背痛，腿部困乏，可用指头或者别的器物点压此穴。瘀血阻络者可在此处点刺放血，但最好去专门医疗机构进行。

内关穴：当腕横纹和肘横纹中点连线前三分之一再往下约一横指处。人体心胸处的各种不适，都可以找这个穴位解决。比如很多心血管疾病患者，常有胸闷、心痛、心律不齐等表现，此时就可以选择这个穴位艾灸或针刺，调节五脏机能，恢复阴阳平衡。

关元穴：脐下约四横指的地方。关元是人体的丹田之处，藏有真元之气，是补益功能最强的穴位，被称为"千年野人参"。常按揉关元，不仅对人体的生殖系统疾病如男性遗精、阳痿、早泄，女性月经不调、痛经等有很好的疗效，而且可以引阳气下行，内藏于肾府，固本培元、强肾健体。但是此穴孕妇慎用。

第二，常用的经外奇穴

印堂穴：在前额部，两眉头间连线与前正中线之交点处。可以清头明目，通鼻开窍。感冒或过敏性鼻炎造成鼻子堵塞，呼吸不畅时，按揉这个穴位可以得到缓解。

安眠穴：在项部，翳风穴和风池穴连线的中点。受失眠困扰的人，不妨试试这个穴位，经常按揉，使人镇静，晚上易于入睡。

定喘穴：低头时，有两个突出的骨头，第一突出的就是第七颈椎棘突，在这个棘突下旁开一点就是定喘穴。这个穴位的主要功效是止咳平喘，所以肺部和气管不适的人可以试试这个穴位，经常按揉对缓解咳嗽、气喘效果很好。

落枕穴：又叫外劳宫，在手背第二、三掌骨之间，掌指关节后

0.5寸处。落枕时，一边按摩双手的此处，一边轻轻转动脖颈，有很好的缓解、治疗作用。

腰痛点：手背，第二、三掌骨及第四、五掌骨之间，当腕横纹与掌指关节中点处，一手两个穴位，左右共四个穴位，对急性腰扭伤有很好的疗效。治疗时，同样一遍按摩，一边轻轻扭动腰肢，加强治疗效果。

第三，常用的急救穴位

人中穴：在人中沟的上1/3和中1/3交点处。人中穴常用于卒中、昏迷、中暑、晕厥等急救，常用针刺和指甲按压，不灸。掐人中的时候，不能没有节奏地一味按压，应强刺激几秒钟，松开一秒，再强刺激，交替进行。

涌泉穴：足底部，卷曲脚时，足底前部凹陷处。涌泉穴用于牙关紧闭、双手紧握的昏厥、中暑的急救，急救时常用针刺。

十宣穴：是十个手指的指尖处。急救时常用针刺放血，如很多卒中晕厥的患者，如果头面部很红，牙关禁闭，此时就适合在十宣穴针刺放血，放10滴血左右，这样可以减轻大脑的压力。

神阙穴：就是肚脐眼处。神阙穴用于急救常见于一些口张、手撒，脸色煞白、呼吸微弱的昏厥或卒中，这种患者的晕厥其实是一种虚脱现象，此时患者阳气非常虚弱，急需补充阳气、回阳救逆。此时可以点燃艾条熏神阙，借艾条温阳之力，恢复人体的阳气。

百会穴：两耳尖之上连接处。牙关禁闭、双手紧握的晕厥，用针刺这个穴位，平冲降逆。而口张手撒、呼吸微弱的晕厥，则用艾条熏蒸此处，升阳举陷。

第四，穴位治病举例

鼻炎虽然不是什么大病，但是每当季节变换、鼻炎发作的时候，鼻子堵塞，呼吸困难，人们常常觉得苦不堪言。服用药物作用时间不长，而且"是药三分毒"，长期服药对人体的健康也不利。所以很多鼻炎患者选择自然无害的针灸来治疗，但是因为其技术条件要求较高，患者不能自由施用。人体有大药，很多穴位对鼻炎的治疗和缓解都有较好的作用，并且不受时间和地点的限制。揉揉按按，让我们每天自由地畅快呼吸。

晚上睡觉前，用温热毛巾熨敷鼻子部位，之后用中指按揉两眉中的印堂穴约3分钟，再按压鼻翼两侧的迎香穴约3分钟。双手搓热，从印堂穴至鼻唇沟方向往复推搓100次，之后再用双手中指指腹轻揉承泣穴（眼球直下眼眶下缘）和四白穴（目下1寸，承泣穴下）各50下，最后搓热双手，轻轻熨搓整个面部，包括鼻子、额头以及面颊等。

✿✿ 养生知识问答 ✿✿

安徽王先生：我近几年患上了肩周炎，右臂活动不便利，经常抬不起来，很多人都说自己按摩按摩效果很好，请问我应该怎么按摩？

专家答：肩周炎患者可以选择患侧肢体的手三里穴位进行按摩。双手自然下垂，手心向里，手三里在手臂外侧拇指端，肘横纹头向下约二横指处，按压时通常会有强烈的疼痛感。用食指或拇指按住该穴，用力深压，向前后左右旋转揉动约3分钟，然后找到肩部的阿是穴，同样手法按摩，每天两到三次。

肩周炎的治疗通常都要配合一定的功能锻炼。常用的方法是面对墙壁而立，双臂伸直，做爬墙状，同时轻轻向下按压，力求每天爬在墙上的高度都有所上升。这个训练刚开始会很疼，忍住疼痛，做几天后，肩部的僵硬、酸胀感会慢慢消失，直至恢复正常。

养好任督二脉，身体自强健

任脉为病，男子内结七疝，女子带下，瘕聚……督脉为病，脊强反折。

——《素问·骨空论》

任脉不健康的人，男子会导致腹部疝气肿痛，女子则白带异常，体内出现肿物……督脉不健康的人，其表现则是脊柱的僵硬变形。

养生阐释

任脉和督脉属于人体的奇经八脉，连于十二经脉，和十二经脉的气血相互贯通，相互调节。任脉、督脉、冲脉都起于人体的内生殖器中，任脉从人体前正中线向上，男子从人体后正中线，沿脊柱向上。二者在嘴里交汇。任脉是人体的阴脉之海，人体六阴经汇于腹中，总系于任脉，任脉对阴脉有调节作用，任脉精气充足，则六阴脉精气充足，任脉精气虚弱，则六阴脉精气虚弱，反亦如是。督脉为阳脉之海，总督全身阳经，所以督脉和六阳经的关系同于任脉和六阴经。

任脉主阴，起于内生殖器中。所以从位置而言，任脉和人小腹及阴部病变相关，从功能而言，与生殖方面的病变关系尤其密切。比如女子的经、带、胎、产等方面的异常，无一不和任脉有紧密联系。世界卫生组织调查显示发达国家约有5%～8%的夫妻受到不孕不育症的影响，发展中国家一些地区不孕症的患病率可高达30%，而这种高概率的不孕不育的发生，和现代社会人们结婚普遍过晚、女性较高的就业压力以及环境、饮食等等都有关系，而这些因素归根结底，都影响了任脉和督脉的正常功能。

《黄帝内经》认为，女性到了49岁之后，任脉就会虚弱，内生殖环境产生了变化，男子56岁的时候肾脏衰弱，肾精虚少，身体的各个器官都急剧走下坡路，所以不能生育孩子。女子以血为重，男子以气为重，反映在生育功能中，也是如此。适孕阶段女性生育功能下降，为压力过大、夜生活过多、思虑过度、阴血消耗过量所致，而适育阶段男性生育功能下降，常见于精子数量少、活动度不够等，与阳气不足、督脉虚衰关系密切。

任脉、督脉除了影响人的生育功能，也对人体整体健康有着很大的影响。任脉在人体之前，督脉在人体之后，一阴一阳，两者的循行。正好形成了一个圆圈，和太极图形不谋而合，所以古人常常把气血循行任督二脉一周称为一个小周天。练武或修道之人，特别注重任督小周天的修炼，认为任督二脉畅通，有病可以疗疾，无病可以强身。武侠小说中更是夸张，常常把任督二脉的打通作为武功精进的标志，认为任督二脉一通，功力劲长，即使有点小伤、小病，也会很快痊愈。其实人体中的任督二脉本就处于通畅状态，但是人吃五谷杂粮，加上生活起居不佳之时，气机阻塞，各种代谢产物拥堵经脉，以致任督二脉不通，女子出现痛经、胞宫肿块，男子出现腹中肿痛或腰酸背痛等情况。

因此，任督二脉虽是人体的奇经八脉，但因其总督全身经脉的特殊性，在人体中也具有举足轻重的作用。任督为阴脉之海和阳脉之海，古人之所以这么定义任督二脉，就是认为其功能堪比现实中的海洋。大海是生命的发源地，江河湖泊之水归于大海，而大海之水通过天地阴阳之化，对陆地上的水又有调节和补充作用。大海和江河湖泊之间关系失调，就会造成各种自然灾害，而十二经脉和任督之间的关系失调，也会出现全身性的功能失常情况。所以调理任督二脉，保护海洋，就是保护我们自身的生存环境，任督协调，万物欣荣，任督失调，阴阳不济，则祸患无穷。而这也就是几千年来，任督二脉在修炼之中具有如此地位的原因之所在。

养生秘籍

第一，任脉的常见养生穴位

1. 关元穴

肚脐下四横指的地方。关元穴自古以来就是一个非常好用的保健穴位（见图26）。《扁鹊心书》讲道："人至三十，可三年一灸脐下三百壮；五十可两年一灸脐下三百壮；六十可一年一灸脐下三百壮，令人长生不老。"艾灸关元长生不老是一个美好的愿望，但延年益寿却是其很确切的功效，自古以来的医书多有记载。人活一口阳气，关元是人体真元储存之处，当人的身体机能减弱，调动元气不足人体所需、脏腑功能不能正常运行之时，就需要用一些特别的手段，来激发人体的储能，而艾灸就是很好的手段之一。艾灸温阳通经，其温热之性，引导元阳出关，通过经络，散布于人体各处，增强人体正气，使动力不足的脏腑功能恢复正常。而身体没有什么大碍的人，经常用手心按揉关元穴也是一种很好的保健方法。笔者的奶奶87岁高龄，除了作息规律，饮食节制之外，老人家常见的动作就是以手覆小腹，轻轻按揉。

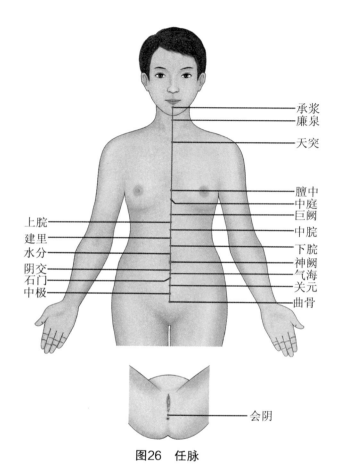

图26　任脉

承浆
廉泉
天突
膻中
中庭
巨阙
中脘
上脘
建里
水分
阴交
石门
中极
下脘
神阙
气海
关元
曲骨
会阴

　　青少年或儿童若非阳虚厥逆，应慎用关元穴。青少年和儿童，身体机能旺盛，阳气相对充足，妄用关元，恐阳盛阴弱，影响生长发育。另外想要怀孕的女性也慎灸该穴，因为关元之上1寸处为石门穴的位置，若艾灸范围过大，误灸石门，会产生避孕的效果。

　　2.气海穴

　　肚脐直下1.5寸处，大约一个半横指处（见图26）。气海穴顾名思义是补气的要穴，是任脉精气的发散之处，具有温阳益气、化湿理气的作用，古人有"气海一穴暖全身"的说法。对于阳气不足、生气乏源所导致的虚寒性疾病，气海穴往往具有温阳益气、扶正固本、培元补虚之功效。比如脘腹胀满、水谷不化、大便不通、疝气、月经不调、宫寒不孕、阳痿、腰痛等疾患，若是以虚、以寒为主要表现，都可以经常按摩气海穴，使脏腑温润、气血通畅。

另外，对于爱美的女士来说，气海穴是很好的减肥穴位。肥胖者体内脂肪较多，在中医看来，肥胖者往往气化不足、推动无力，体内水湿、痰饮等垃圾物质堆积较多，因此中医减肥多从温阳益气，祛湿化痰入手。现代研究发现，人体内有燃烧脂肪、控制体重的一系列化学物质，科学家们称为瘦素，体内的瘦素每增加1%，平均体重就会下降0.37千克，这种瘦素的作用和中医的气化功能在瘦身减肥中作用相似，而按摩气海穴，就能使体内的瘦素增加，或者增强其功能。

3.神阙穴

神阙穴位于肚脐的中间（见图26）。神阙穴为任脉上的穴位，但同时与督脉相通，又是冲脉经过之所。所以肚脐是人体经脉的总汇之处。内联五脏六腑，外达四肢百骸，治脐能调理脏腑，扶正祛邪。肚脐又是胚胎发育最后愈合的地方，担负着为胎儿提供营养及母体各种信息的作用。所以很多人也认为，神阙穴是人体和外界交换信息的重要场所，很多民族医学，比如回族医学中就有在肚脐神阙穴处，用一些特殊物体，吸附出人体中的阴寒之气，从而使疾病痊愈，人体恢复健康的治疗方法。

神阙穴有温补脾胃、回阳救逆、宁心安神、温通经络的功效，不能针刺，一般用艾灸。如卒中患者表现为口张手撒、大小便失禁的脱症时，常在神阙处填盐，用艾条隔盐而灸常有验效。小孩子脾胃虚寒，上吐下泻时，可在神阙穴敷贴肉桂粉而愈。

第二，督脉的常见养生穴位

督脉经穴见图27。

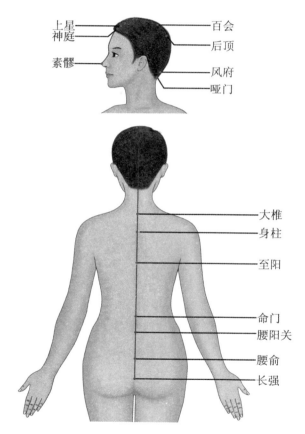

图27　督脉

1.命门穴

在后背脊柱上，第二腰椎棘突下凹陷中。两手拇指向后沿盆骨自然叉腰，拇指所及之处为第四腰椎，顺序往上数到第二腰椎下即是该穴（见图27）。命门穴是督脉上的要穴，位于后背两肾之间，与肚脐遥相对应。命门是另外一个保健长寿穴位，肾中阴阳从此出入，疏通命门穴，强健肾阴、肾阳之门户，使肾阴、肾阳得以安固，进可攻、退可守，在人体中充分发挥自己的力量。锻炼命门穴，可以用手常搓肾俞，使之发热，然后用意念固守命门穴3～5分钟，将肾俞的热量缓缓引至命门，温煦之，加固之，使肾中精华之门户，愈加高大而坚固，肾中精气不至妄泄而日益精臻。

人引天地之精华而生存，阳光灿烂的日子中，或坐或卧于阳台、沙滩等，背对太阳，意念集中于命门穴，感觉太阳的精华之气，源源不断地从命门而入，如此这般，既可强健命门，又可补充阳气，驱散腰腿、小腹、内脏等处之寒邪。

2. 大椎穴

在后背脊柱上，低头时，从上往下数，第一个突起的骨头之下的凹陷中（见图27）。大椎穴是督脉和手足三阳经交汇的穴位。因此六经阳气不平衡，阳热壅滞，人体发热，甚至出现高热抽搐、谵语，或者体表热性溃疡、脓肿时，都可在大椎放血治疗。而若六阳经热量不够、阳气不足的时候，出现寒性病证如风寒感冒、胃寒疼痛、胆小畏寒、胸口冷痛等，都可以选择在大椎穴艾灸，温阳散寒，用督脉的储备调节阳气在人体的输布。现代科学研究发现，艾灸大椎穴，能增加淋巴细胞的数量，提高机体细胞的免疫功能。

3. 百会穴

位于头部，在两耳郭尖端连线与头部前后正中线的交叉点上（见图27）。百会穴几乎位于人的头顶部，居高临下，上和宇宙信息相接，下与人体百脉相通，接受百脉朝会。所以古来修道者认为，修炼百会穴，到天人合一、物我两忘之境时，人体天门打开，宇宙中的自然能量就会从百会源源不断进入体，使人体真气充沛、青春永驻。所以修炼百会穴是古来仙家道行精进的不二法门。

中医认为，百会这个阳脉之海上的穴位，是阳中之阳，主管头脑的智慧和清明，所以头晕头痛以及各种原因导致的神志不清、愚钝等病证，都可以选择百会来治疗。百脉朝于百会，所以气血不足，不能正常上行，甚至导致局部组织下垂的病证，也可以找百会拨乱反正、重理朝纲。比如低血压、脱肛、阴道脱垂等病证，都可以通过艾灸百会穴来调理治疗。百会穴的调节是双向的，阳气虚弱，不能上升可以调节，阳气过亢、阴不涵阳导致的高血压、失眠也可选择百会穴来调节治疗。

～～ 养生知识问答 ～～

江西杨先生： 我前列腺增生好几年了，服用了一些药物效果也不是很明显，吃药的时候小便顺畅一点，一停药物，就排尿困难，非常痛苦。去西医院医生建议我手术治疗，但是我对手术有惧怕心理，不愿意动刀子，请问中医对于这个病有没有什么好的治疗方法？

专家答： 前列腺增生是中老年朋友的常见疾病，中医认为前列腺和任督二脉关系密切，现在除了可以辨证中药治疗之外，在任脉的神阙穴即肚脐中敷贴药物治疗，也是一个很好的治疗途径。肚脐敷贴药物现多用捣碎的桂附地黄丸或者吴茱萸、肉桂等。另外，也可以常常按揉或者艾灸神阙穴、关元穴、肾俞、命门等，都可缓解或治疗这种疾病。

刮痧治病显奇效

东方之域，其病为痈疡，其治宜砭石。

——《素问·异法方宜论》

中国的东边那些地方，多生脓痈肿疡治病，治疗适合使用砭石。

养生阐释

砭石是我国古代常用的一种治疗工具，多用石头制成，打磨成各种形状，比较尖锐的用来切割痈肿排脓，比较圆润的可以用来按摩或热熨穴位，而那些不厚也不锋利的就用来刮痧。河南新郑县韩城遗址曾出土过一枚砭石，一端卵圆，可用于按摩，另一端呈三棱形，可用以放血，似乎是两种功用针具的结合体。四川也曾出土过古代随葬的砭石，其后端呈手柄状，便于手持，前端尖锐，头部圆滑，可以对人体皮肌和穴位进行刮、按、点等治疗。

刮痧疗法最早在《黄帝内经》中就有记载，一般常用于突然间为疫疠所中造成的感冒发烧、腹泻等病证。刮痧可以使邪气随着痧气一起从人体中排除，从而达到祛邪扶正、恢复健康的目的。刮痧刚开始使用的工具是砭石，随着经济水平的提高和社会的不断发展，刮痧的工具逐渐演变成了犀牛角和玉石做的工具，用这两者做的刮痧板，光滑细致，不易伤害肌肤，同时因为这两种东西本身就有清热解毒的功效，用其进行刮痧，效果倍增。

　　用器物进行刮痧，只是出痧手段的一种，其实在古代民间，刮痧治疗运用广泛，根据不同具体情况，刮痧的形式也不尽相同。民间除了用器物比如竹板、铜钱等来刮痧，还会使用吮痧、揪痧、和刺络法等。吮痧就是用嘴吸出痧子，常用于婴幼疾病的治疗，医生可以根据孩子病情的不同，指导孩子母亲在患儿身体的相应穴位上进行吸吮、嘬出紫红痧，患儿病情就可得到减轻。人的嘴唇很柔软，吮痧尽可能把对孩子的伤害降到最低，同时因为是母亲对孩子进行吮痧，孩子以为与平常的嬉戏、亲吻无异，所以也不会产生恐惧、不配合心理。这种出痧法简单方便，不会对孩子造成伤害，体现了中国医学中极强的人文关怀。

　　揪痧也是老百姓常用的一种出痧方法。通常是弯曲右手的食指和中指，用第二指关节揪起穴位部的肌肤，如果患者体内确实有邪气，而且正气尚旺，正气就会推动邪气外出，形成体表的痧。很多人误以为揪痧就是要揪到疼痛，才能出痧，其实揪痧只是轻轻而为，像挠痒痒一样，患者只有很舒服的感觉。使用了很大力道揪痧，不仅使患者痛苦不堪，而且可以加重患者气血的损害，有时反而会诱使邪气深入。对一些本身没有很多邪气的患者，更是没有必要用很大的力气，这样揪出的是一些红色的痧，不是紫黑色，其实就是肌肤的无谓损伤。

　　刮痧适用于邪在体表肌肤的情况，正如大家所熟知的《扁鹊见蔡桓公》中描述的一样，疾病在腠理和肌肤中，通过外部的烫熨和石针就可以治疗。这两种治法就是古代刮痧治疗的具体体现，可以用砭石，也可以用炒热的药物包裹后熨烫，或者用较锐利的砭石刺络放血，疏导局部的气血使之畅通，而邪气也随所放之血而去。中医认为邪在体表肌肤的疾病，就相当于我们现在的皮肤、肌肉和关节的疾病，比如颈椎病、肩周炎、肌肉酸痛、皮肤黄黑斑等。而进入经络的疾病则当用针灸补泻经络之气，进入脏腑的疾病用药物治疗功效才能彰显。

现代社会生活节奏较快，无论什么病大家都喜欢吃药来解决，这种简化的治疗思路和辨病、辨证施治的理念不符。药物进入人体，往往先入于脏器，然后通过经络到达筋肉，最后到达肌肤，这个时候药力已几如强弩之末，对于邪气的驱逐和抵抗就不如作用于肌表的刮痧疗法来得直接和有效。但同样，刮痧因其不能太过深入，只宜在体表进行，所以对于脏腑和经络的疾病，也是鞭长莫及、不宜施治。所以中医的不同治法都有其不同的适应证，辨清病位深浅，选择不同的治疗方法，则事半而功倍，效果立竿见影。

养生秘籍

第一，刮痧的具体操作方法

1. 工具的选择

刮痧可选用的工具很多，只要有光滑面、不会割伤皮肤的东西都可。比如以前民间很多人常用铜钱、光滑的瓷汤勺或杯盖实施刮痧，现在专业的医疗机构多用塑料、石头、水牛角或玉石制成的刮痧板，一些较好的中医店铺都有销售。如果是揪痧的话，用右手的食指及中指第二关节就可施行。但是揪痧相对刮痧来说，疼痛感较强，对于身体虚弱的老人和小孩宜首选刮痧，婴幼儿也可选吮痧。

2. 刮痧前准备

刮痧前，先将刮痧的部位用温热毛巾熨热，使皮肤局部血流加快，防止刮痧时不易出痧，伤害皮肤。其次，要在刮痧部位涂抹上起润滑作用的油，比如护肤油、橄榄油，或者温盐开水，这样能减少刮痧板和皮肤之间的摩擦。不宜选用风油精及红花油等药物做润滑剂。

刮痧的时候，要顺一个方向进行，比如从上到下，从内到外等。刮痧使用的力道要依对象的具体情况而定，力度适中而均匀，不可忽轻忽重，一般有痧的时候，刮10~20下就可以出现紫红色的痧迹，没有痧的时候，不能为了强出痧而加重力道，这样不仅不能达到应有的效果，反而会影响气血的运行，损伤局部组织。

3.刮痧部位选择

刮痧一般选择身体上较平坦的部位进行，比如人们常刮的是背部。因为背部循行着足太阳膀胱经和督脉。督脉总督一身的阳气，足太阳膀胱经是人体的藩篱经脉，而且足太阳膀胱经背部的穴位多是脏腑的背俞所在。如第三胸椎棘突下旁开1.5寸是肺俞，是肺经精气在背部的积聚之处；第五胸椎棘突下旁开1.5寸处是心俞，第九胸椎棘突下旁开1.5寸是肝俞所在的位置，第十一胸椎棘突下旁开1.5寸是脾俞，第二腰椎棘突下旁开1.5寸是肾俞的位置。

选背部进行刮痧，一是背部肌肉丰厚、光滑平坦，易于刮走，二是背部刮痧，几乎顾及了人体所有的重要脏腑，调节其功能，适用于很多疾病的治疗，也能达到保健强身的目的。对于一些外伤和寒湿造成的局部组织损伤，刮痧常在受损部位进行，此时多选的是肩胛、两臂及腿部的重要穴位，比如肩部肩井、肩髃、天宗等穴，手臂部的手三里以及腿部的委中等。女性乳房疾病，可以选择在胸部肋骨间或乳房疾患处刮取。

第二，刮痧的适用范围

现在常用的刮痧方式就是用各种材质制成的较薄的刮痧板刮擦相应穴位或经络，使局部皮肤充血发红、行气活血。吮痧、揪痧以及刺络放血因为种种限制而很少使用。现在社会刮痧疗法的使用不仅仅局限于体表肌肤的病证，脏腑失调的亚健康状态或者大病愈后的康复阶段，都可通过刮痧来进行气血阴阳的调整，所以刮痧适应范围扩大，包括内、外、妇、儿、五官疾病的各个方面。

（1）内科病证：感受外邪引起的感冒发热、头痛、咳嗽、呕吐、腹泻以及高温中暑等；呼吸系统感染所致的咳嗽、气喘等；心慌、心悸等心血管疾病；卒中后遗症、泌尿系感染、消化系统炎症、脏腑痉挛性头痛、失眠等。

（2）外科病证：以疼痛为主要表现的外科病证。如落枕、慢性腰痛、急性扭伤、感受风寒湿邪导致的各种软组织疼痛，各种骨关节疾病等。

（3）儿科病证：小儿感冒发热、腹泻、遗尿、食欲不振、营养不良等病证。

（4）五官科病证：咽喉肿痛、牙痛、鼻炎、弱视、青少年假性近视、急性结膜炎等病证。

（5）妇科病证：痛经、月经不调、闭经、月子病、乳腺增生等。

另外刮痧还有消斑除痘、减肥、延缓衰老的作用。

第三，刮痧常见的注意事项

（1）患有出血性疾病的患者，不宜使用刮痧法保健治病。比如血小板减少症、白血病、过敏性紫癜症等疾病患者，否则容易加重病情。

（2）骨折的患者，骨折初期患部不宜刮痧，须待骨折愈合后方可在患部刮痧。外科手术后的患者，疤痕处在两个月以后才可局部刮痧。恶性肿瘤患者手术后，疤痕局部处慎刮。

（3）妇女月经期下腹部慎刮，妊娠期则禁止在下腹部刮痧。

（4）原因不明的肿块及恶性肿瘤部位禁刮。

（5）刮痧的时候避免被空调风扇直吹；刮痧后30分钟以内忌洗凉水澡，前一次刮痧部位的痧斑未退之前，不宜在原处再次刮拭出痧，两次刮痧时间需间隔3～6天，以皮肤上痧退为标准。

◢◣ 养生知识问答 ◢◣

云南林小姐：我不肥胖，但我的腿却很粗，穿裙子和靴子都不是很好看，最近美容院推出刮痧瘦腿的项目，我想去参加，但又怕没有效果白花钱，我想问一下，刮痧真的能瘦小腿吗？

专家答：刮痧瘦腿，不是适合所有的肥胖的类型，只有运动比较少，腿上脂肪比较多或者水分代谢不佳，晚上双腿稍有水肿的类型可以实施刮痧疗法，那些长期高强度运动，腿部肌肉发达形成的胖腿，用刮痧的方法瘦腿效果不是很好。

腿部刮痧的时候先摸上润滑油，按照由上至下的顺序轻轻刮拭，每条腿以刮出红色或紫红色痧点为宜，不宜太过，刮痧之后不要洗澡、不要喝冷水，如果觉得口渴，可以喝一点温水，每天一次，痧点没有消失之前不宜重复刮拭，月经期间慎刮。

适当拔罐，经络畅通身轻松

凡十二经脉者，皮之部也。是故百病之始生也，必先于皮毛。

——《素问·皮部论》

十二经脉通过络脉、孙脉和皮肤相连。疾病的产生，都是先起于皮毛，然后通过孙脉、络脉进入人体。

养生阐释

人体受邪，先中皮肤，之后再进入经脉、脏腑，相应地，脏腑功能不调，也会通过经络在体表有所反应，所以无论是外邪引起的健康失调，还是内因所致的人体阳气不振，都可以通过体表拔罐进行调整。

拔罐疗法，也是一种历史久远的中医疗法，古代拔罐疗法又称为"角法"，因为最初使用的罐是用野兽的角挖空制成，用来吸取人体疮疡的脓血。随着拔罐疗法的进一步发展，到后世及现代，就是用竹筒、玻璃等制成的火罐，其治疗范围也从单纯的皮肤表面病变演变到了对人体经络气血的调理。与刮痧不同，拔罐时的真空负压，能产生一种较强的吸拔之力，其作用力可从肌表直达经脉，加速经脉中气血的运行，使皮肤急速充血、毛孔充分打开，人体内的病理产物通过经脉、皮肤毛孔被吸出体外，从而使经络气血得以疏通，经络畅通，脏腑组织器官及皮毛得到充分濡养和温煦，使虚衰的脏腑机能得以振奋，脏腑功能得以调整，从而达到防治疾病的目的。

国外科学家研究发现，人体在火罐负压吸拔的时候，皮肤表面有大量气泡溢出，加强了局部组织的气体交换。负压也会使局部毛细血管通透性发生变化，毛细血管破裂，少量血液进入组织间隙，红细胞遭到破坏，血红蛋白释出，这对机体局部形成良性刺激，增强了白细胞和网状细胞的吞噬活力，提高了局部耐受性和机体的抵抗力。而拔罐法负压产生的吸力及温热感，通过神经末梢系统，作用于人体大脑皮层，对大脑皮层有双向调节作用，抑制状态的大脑皮层，通过刺激，可以变得兴奋，而过于兴奋状态的大脑皮层，通过刺激，也会出现相应的抑制状态，从而使大脑皮层对身体各种机能调节趋于正常，使人体的疾病逐渐痊愈。

不同的拔罐手法对人体的刺激作用不同，正如中医认为不同手法补泻功能不同一样。缓慢而较轻的拔罐手法，刺激性小，对人体神经系统具有镇静作用；急速而重的拔罐手法，对神经系统具有一定的兴奋作用；走罐疗法作用与按摩、刮痧相似，可促进周围血液循环，调整肌肉与内脏血液的分布和储备情况，增加肌肉的血流量，增强肌肉的活动机能，防止萎缩。同时走罐还可改善皮肤分泌、代谢状态，增强筋骨、关节的弹性和活动性，加快肠胃蠕动、增进消化系统功能的作用。

拔罐对人体有诸多好处，但这是建立在正确辨证、辨体质，正确取穴的基础之上的。如果基础判断偏离事实真相，补泻选用失当，则无论拔罐手法多好、技法多娴熟，也只是徒劳无功，甚至适得其反，雪上加霜。

～～～养生秘籍～～～
第一，拔罐的具体操作方法

在拔火罐前，应该先将罐洗净擦干，然后让患者舒适地躺好或坐好，暴露需要拔罐的部位。实施治疗的人，用左手持弯钳夹起一块蘸满95%的酒精的棉球，右手持火机点火，棉球引燃之后，放下火机，右手拿起火罐，左手弯钳迅速送燃烧的棉球入罐，在罐底晃几下后撤出棉球，同时右手将火罐扣压在要治疗的部位。

注意点火入罐时，罐子不能离治疗部位太远，燃烧的棉球一从罐中撤出，罐子就要马上扣到治疗部位上，如果罐子距离治疗部位太远，或者下扣不迅速，罐中的热气消散，罐中的负压就会消失，下扣之后就不能很好地吸附到治疗部位。但是同时要注意，燃烧的棉球在罐中晃的时间也不宜过长，撤出罐子之时在瓶口停留时间也不能过长，否则瓶口灼热，容易烫伤患者。

火罐在人体上留置时间也不宜过长，一般拔10~20分钟就可将罐取下。取罐时不能强行扯拉或转动罐体，这样会对患者造成一定的伤害。起罐时一手握住罐体，一手沿罐口边沿轻压皮肤，使空气经缝隙进入罐内，打破罐内的负压状态，罐子自然就会与皮肤脱开。

拔火罐时除了可以留罐，还可以走罐治疗。走罐是指拔罐前，先在欲走罐的部位涂上润滑剂，如甘油、橄榄油等，等火罐紧扣到人体上之后，用一只手或两只手抓住火罐，微微上提，推拉罐体在患者的皮肤上移动。可以沿着一个方向移动，也可以来回移动，引动到重要穴位之时，也可以停止留罐，这样做可以兼顾数个穴位，甚至整条经脉，加快了经脉中气血的流动。

闪罐也是拔罐的一种治疗方式。闪罐是点火入罐后迅速扣压在选定的部位，在火罐没有完全吸牢之前，又快速拔起，如此反复。闪罐法适用于人体不平整、肌肉不丰厚处，或者适用于身体虚弱、不能耐受强大吸力的老人和儿童患者。闪罐一般都选择小罐进行，且每闪几次，罐口灼热之后，就要换用别的火罐，以防烫伤患者皮肤。

第二，拔罐的不同反应

（1）拔罐后如果出现深红、紫黑斑纹，拔罐处红肿，触之微痛，同时兼有发热症状者，是热毒内蕴的表现。

（2）拔罐后出现紫红或紫黑色斑纹，没有红肿和发热现象，是患者气血运行不佳，瘀血阻络的表现。

（3）拔罐后皮肤上出现水疱、水肿和水珠状物时，表明患者体内湿气较重，如果出现的水疱色呈血红或黑红，这表明水湿日久，损伤经脉，血性补偿，出现夹瘀的病理反应。

（4）拔罐后皮肤无明显变化，手触无温热感，则表明患者体虚寒重。

（5）拔罐后皮肤微痒或者出现皮纹，是风气客于经络的表现。

第三，拔罐的注意事项

（1）拔罐时选择肌肉丰满的部位下罐，火罐的规格由选定部位的面积所定。

（2）火罐一般留置10～20分钟，身体较状的年轻人，留罐和吸附时间可以适当延长。体弱的老人和儿童，留罐时间宜短，或者用闪罐手法治疗。

（3）如果拔罐时不小心烫伤了皮肤或留罐时间过长导致皮肤出现水泡，小面积的用无菌纱布覆盖，防止擦破，较大面积的水泡，用消毒针将水泡刺破放水，涂以甲紫药水消毒，用无菌纱布包裹，以防感染。

（4）肺部有炎症如肺结核、肺脓肿、支气管扩张等疾病患者，不宜在胸背部拔火罐。有心脏病、血液病、皮肤病、皮肤损伤、出血倾向、肺结核及各种传染性疾病、精神病或神经质的人，以及骨折患者、体虚衰弱者、孕妇、月经期妇女，或者在过饱、过饥、过渴、醉酒等状态下，均应禁用或慎用拔罐疗法。

（5）拔罐斑痕消退之前，不能在同一部位重复拔罐。拔罐后不能马上洗澡，尤其不能洗冷水澡，拔罐5小时后可以洗热水澡。

养生知识问答

陕西林女士：我经常去美容院做拔罐保健美容，但是最近我发现拔完罐后反而更累，总是很疲乏，拔完罐都不想动，就想在那里好好睡一觉，请问这是为什么？

专家答： 拔罐的治疗机理就是通过火罐的负压吸力，把经脉气血集中调动到治疗的地方，以达到祛邪外出的目的。所以拔罐的时候对人体的气血状况有要求，如老人和身体虚弱的人就不建议拔罐，或者留罐时间太长，因为这样耗损气血，容易造成一过性的晕厥。拔完罐后觉得气虚乏力，说明自身气血较虚弱，此时应该就地休息，或者喝一些益气生血的汤品，以补充身体耗损的气血。如果多次拔罐都出现这种情况，则应该考虑换一种拔罐方式，比如闪罐等，也可以选择按摩等别理疗方法。

足部按摩，全身健康

阳气起于足五趾之表，阴脉者集于足下而聚于足心。

——《素问·厥论》

足三阳经循行于脚趾的背面，足三阴经集中于脚下，汇聚于脚心。足之三阳经为足阳明胃经、足少阳胆经和足太阳膀胱经；足之三阴经为足太阴脾经、足少阴肾经和足厥阴肝经，六条经脉相交于人体的双足部。

养生阐释

足部的三阴三阳经中，有人体先天之本所主的肾经，也有后天之本所主的脾经。脾、肾就是一个国家的天与地，即人们常说的气候地理环境。土地肥沃、矿藏丰富、风调雨顺的国家自然富足昌盛。脾经和肾经就是国家气候地理的调控因素，调控得当，则天地合德，自然之序井然，调控适当，则天崩地裂、洪水泛滥。肝经在人体中是藏血的经脉，调节着人体血脉的盈亏，而肝经的藏血功能是在脾、肾功能正常的基础上进行的。脾肾提供了丰厚的、可供利用的资源，肝把这些资源开采后合理储存分配，为机体的各种活动提供能源支持。脾肾提供的资源丰富，则肝供给与人体的能源就丰富，脾肾提供的资源贫乏，则肝提供给人体的能源也贫乏。

三阳经是从头走足的经脉，几乎贯穿了人体全身。胃经循行于人体前部，胆经循行于人体的两侧，膀胱经循行于人体后部，三条经脉，从上至下，汇聚于脚部，几乎涵盖了人体的全部信息。胃是水谷之海，胃经是人体中气血最充足的经脉，对其他经脉气血起着重要的补充调节作用。胆经为相火运行的通道，人体侧面，从头到足，和火有关的疾病，都可需求足少阳胆经来治疗。足太阳膀胱经，是人体的藩篱，其相关穴位和人体内脏及颈、腰、腿等人体重要关节密切相关。所以，脚和人体的健康关系重大，常常按摩脚部，就是帮助疏通这些经脉，提高人体的脏腑功能和御邪能力。

正如耳朵是人体的全息器官一样，很多老中医和针灸学家认为，脚也是人体的全息器官，集中体现着人体各部的健康状况，而时下流行的脚底按摩，很多都是以此为理论基础的。中医院中常常见到很多来医院要求做身体检查的人，起因多是按摩的时候发现脚底某个部位特别疼痛，按摩师告知是某某脏腑有问题等。经过中医辨证、四诊合参或现代医学检查，很多人发现确有其病，或者出现了脏腑功能的亚健康状态，从而得到及时治疗，预后较佳。中医认为多做脚部按摩，刺激相应穴位，可以调节人体气血阴阳的平衡。现代医学研究证明，脚是离心脏最远的器官，血液回流容易受阻，经常按摩脚部，促进血液循环，缓解下肢血液潴留造成的水肿，增加回心血量，保证心脏、大脑等重要器官的血液供应。

养生秘籍

第一，足部按摩的方法多样

足部相对于人体的其他部位来说，是一个肌肉比较丰厚、紧致的所在，而且远离脏器，所以足部的按摩可使用的按摩方式多种多样，不一而足，日常家居生活中可以视具体情况选择使用。

1. 按揉经穴

小时候，人的脚和身上任何一处一眼，按上去都是软而有弹性的，随着年龄的增长，脏腑功能的衰弱及代谢产物的沉积，人的脚部的经脉或穴位处常常会出现结节、硬块等，这是痰湿、瘀血等病理物质阻塞经脉的表现。经脉阻塞不通，气血运行不畅，导致脏腑功能受损，阴阳失去平衡。按压脚部的结节或硬块，可以刺激人体正气对经脉中"垃圾"的清理，长期坚持，随着脚部结节或硬块的消失，代谢或病理产物从经络或脏腑中排泄出去，疾病的隐患也会自然消除，机体恢复健康状态。

2. 揉搓脚板

脚底的涌泉穴是保健的一个重要穴位，属肾经，肾为先天之本，主骨，生髓，开窍于耳和前后二阴。常搓揉脚底板，通经补肾，有治疗遗精、祛除风湿、使步履强健、耳聪脑清的功效。中医古籍《石室秘录》中也记载："擦足心，乃长生之法。"揉搓脚板，覆及脚板的上下左右，促进脚部血液循环，疏通经络，使经脉之气运行无碍，则小病得除，大病不生，延年益寿。

3. 浸浴足部

脚部的保暖很重要，不注意脚部的保暖，寒从脚生，侵入人体，则会引发人体各部的疾病。现代医学研究表明，脚部适宜的温度是脚尖约为22℃，脚掌约为28℃。中医认为，脚尖发凉，头部易出现疾患，如头晕、卒中等；若是足跟部冰凉，多为肾虚的表现，如很多新产妇，除了腰痛，常常也出现足跟冷痛的症状；如果整个脚温都较低，则是气血虚弱，不能充盈经脉的表现。

晚上泡脚是疏通足部血脉、保持足温正常的很好方法。单纯用40℃～50℃的温水泡脚或者用加入活血化瘀、温经通脉的药物煎煮后泡脚，对一些经脉不通造成的病证，如静脉曲张、痛经、胸闷心悸、失眠等都有良好的效果。泡脚常用的中药有红花、艾叶、肉桂、白术、吴茱萸、川芎、丹皮、泽兰、熟附子等。

4. 走路益足

古人常说"饭后百步走，活到九十九"，其实何止饭后走路能延年益寿，平时人们就应该保持一定的步行量，这样才能保证身体的健康。人行走时脚部肌肉交替收缩与松弛，可以使足部静脉血管进行被动的扩张与收缩，从而使静脉血回流增多，回流到心脏的血液携氧量增加，保证人体重要脏器的血液和氧气需求，使其得以濡养，从而身健体康，延年益寿。正确的健身步行应当是挺胸抬头，以腹部的力量带动腿部前行，迈步宜大，每分钟步行速度在60～80米为佳。

为求健身的走路，不能穿高跟鞋，平底鞋最佳，鞋底软硬适度，有一定的弹性。如果刻意在鹅卵石地面行走的话，应选择鞋底较薄的鞋子，这样脚底才能感触到鹅卵石的按压，起到脚底按摩的效果。

第二，足部常用的主要穴位

1.足太阳膀胱经的穴位

昆仑穴：足部外踝后方，在外踝尖与跟腱之间的凹陷处取穴。

申脉穴：在足外侧部，外踝直下方凹陷中取穴。

至阴穴：在足小趾末节的外侧，距离趾甲角0.1寸处取穴。

2.足阳明胃经的穴位

解溪穴：足背与小腿交界处的横纹中央凹陷处。

内庭穴：足背，第二、三趾间，趾蹼缘后方赤白肉际处取穴。

厉兑穴：在足第二趾外侧，距趾甲角约 0.1寸处取穴。

3.足少阳胆经的穴位

丘墟穴：在足外踝前下方（与直下方约呈45°角）处。

足临泣：位于脚背第四、五跖骨结合前凹处。取穴时从第四、五脚趾间往后推，推到两骨结合的凹点处即是该穴。

4.足太阴脾经的穴位

隐白穴：双脚站立，大脚趾内侧趾甲旁。

太白穴：沿大脚趾内侧往脚掌方向推，出现的第一个凹陷处。

公孙穴：从太白穴往脚跟方向推，遇到阻力的地方即是公孙穴。

5. 足少阴肾经

商丘穴：足内踝前下方（与直下方约呈45°角）处。

涌泉穴：卷足，在足前部凹陷处取穴。

照海穴：足内侧，在内踝尖直下方凹陷处取穴。

太溪穴：足内侧，内踝后方，在内踝尖与跟腱之间的凹陷处取穴。

复溜穴：太溪穴直上2寸，在跟腱的前方取穴。

6.足厥阴肝经

大敦穴：大脚趾靠第二趾侧，趾甲下角旁约0.1寸。

行间穴：在足背的第一、二趾间缝连接处。

太冲穴：行间穴往脚背方向推，在第一、二跖骨结合部之前凹陷处。

第三，常见疾病的治疗

1.高血压的足部按摩

高血压患者多为阴虚阳亢，所以高血压患者足部按摩时可以重点按摩涌泉穴、太冲穴这两个穴位。涌泉穴补肾益精，补充肾阴之不足，水生木，肾阴充足，则肝阴不衰，阴能涵阳。太冲穴是肝经的原穴，能调节肝气，按摩太冲穴，使上逆的肝气下降，恢复正常轨道，左升而右降，则血压自然也就可以恢复正常。

2.失眠的足部按摩

失眠的原因很多，但总的来说，多是阳不入阴，不能回归所致。失眠可以选择涌泉、照海、行间、侠溪等穴位。照海是八脉交汇穴，会与阴跷脉，失眠者阴虚阳亢，调节照海，同时调节阴跷脉，使肾阴充足，不过分耗散，则阳归有处。行间穴和侠溪穴分别是肝经和胆经的穴位，一升一降，调节气机平衡，使阳气回归道路通畅。涌泉穴位于人体的最下端，又是肾经上的关键穴位，按摩涌泉穴调节肾阴肾阳，引火归元，使阳气安守于内，则人体进入睡眠状态。

3.脾虚所致月经不调的足部按摩

脾虚运化失职则人体气血虚弱，气血虚弱可导致月经后期或月经过少。而脾虚，脾不能统血时，会造成月经淋漓不尽或崩漏不止，此时从脾来论治最为得当，脚部的太白、隐白和公孙穴都是首选穴位，点压、按揉或艾灸，都有很好的效果，同时还可以解决食后腹胀、便溏等问题。

4.下肢水肿的足部按摩

治疗下肢水肿，足部多取解溪、太溪和复溜穴，这些穴位，顾名思义，都是和水有关的穴位，是解决水液问题的关键穴位。解溪为胃经的穴位，胃经为气血之海，按摩解溪，使气血活泛，促进水液代谢。肾主水，是人体气化功能之大主，所以水液不行所致的水肿和肾不行事关系密切。太溪和复溜是肾经的主要穴位，按摩或艾灸这两个穴位，可消除水肿，促进水液的气化和排泄。

5.牙齿肿痛、磨牙的足部按摩

胃经过人的面部，所以面部的疾病，多责之于胃经失调。牙齿肿痛、磨牙多为胃中火气循经上炎、胃气不降所致，因此，足底按摩时多选内庭和厉兑这两个胃经的穴位，也可针刺或点刺放血，通胃降气，泻火除热。

6.足部扭伤的按摩

足部扭伤可选穴位比较多，关节周围的穴位都可选择，如昆仑、申脉、解溪、足临泣、丘墟、照海等穴位，此时这些穴位的作用主要是疏通血脉，祛瘀消肿，使阻塞的经脉得以畅通，精微物质得以顺利运行，濡养伤处，药物的使用也会事半而功倍，损伤部位得以尽快好转。

第四，足部按摩的禁忌

（1）足部按摩的强度以个人承受力不同而相异。每个人的身体素质不同，对压力的承受力也不同，尤其是老人和小孩，不能承受很重的压力，否则会造成神经紧张，反而达不到预期的按摩效果。刚开始按摩时，指力应从轻至重慢慢尝试，以感觉安全、舒适的压力为佳。如果需要使用泻法的大指力时，也应慢而稳，否则会出现冒冷汗、痉挛等症状，甚至造成软组织挫伤，导致皮下出血等。

（2）妊娠期和月经期妇女不宜做足底按摩，会引起不规则出血或伤害胎元。

（3）足部皮肤出现脓疮、溃疡等不适宜按摩，容易导致皮肤病的加重。

（4）足部有新鲜或未愈合的伤口，或足部近期骨折时，不宜进行足部按摩。

（5）有出血性或出血倾向的疾病，如白血病、血小板减少等，不宜足部按摩。

（6）患者患有重度心脏病如出现心力衰竭者，肾脏病如出现肾功能衰竭者，还有高血压二级、三级患者，不宜做足部按摩，可能会造成对心脑系统的危害。

（7）极度虚弱者、精神极度紧张者、皮肤高度敏感者、精神病尤其是处于兴奋和狂躁状态时，不宜足部按摩。

（8）各种急、慢性传染病如活动性肺结核、消化系统的感染等疾病，不宜做足底按摩，否则容易造成感染范围扩大，甚至危及生命。

（9）极度疲劳、饥饿、饱胀的人不应马上做足疗。

养生知识问答

上海苏小姐：我做足底按摩的时候为什么有时感觉是酸胀酸胀的痛，有时候感觉是尖锐的刺痛呢？

专家答：按摩时的酸麻胀痛是一种正常的感觉，是经络和穴位受到刺激时的正常表现，而如果按摩的部位出现锐痛或刺痛感时，则是经络阻滞、气血循环不畅的表现。因此，当按摩部位出现异常的疼痛感时，应该警惕相应部位的疾患发生。按摩手法得当时，经络阻滞会渐渐得以疏通，锐痛的感觉慢慢消失，取而代之的就是经络穴位的正常酸麻胀痛。

常按经络，美体养颜

十二经脉，三百六十五络，其气血皆上于面而走空窍。

——《灵枢·邪气脏腑病形》

人体的十二主经脉、三百六十五条小脉络都上行于人的面部，和人的孔窍相连，所以人体经络气血的盛衰都在面部有所体现。

养生阐释

人体除了十二正经，还有奇经八脉，以及遍布人体各处的络脉、孙脉等，这些遍布的脉络，为大的经脉之间的精气交流提供了可能，同时也是自己领属地域肌肉、皮肤的营养输送和"垃圾"排泄通道。而经络的这种作用，在女人身上体现更加明显。

《黄帝内经》中认为，女孩到了14岁之后，冲脉充盛，任脉通畅，人体中主生殖的天癸形成，有了月经和孕育后代的能力。虽然《黄帝内经》在这里只提到了生育的能力，没有论述女孩其余的变化，但从《黄帝内经》对年龄三七、四七阶段头发、牙齿、肌肉筋骨等的叙述中可以看出，冲脉充盛、任脉通畅对女孩身体带来的变化，除了生育机能的成熟，更多的是外在皮肤和形体的变化，若非如此，也就不会有五七时的"面始焦"和"发始堕"了。

随着冲脉和任脉的盛旺，人体别的经脉中精气在肾元的滋养下也渐渐充盛，共同为人体的生长发育搭桥铺梁。正常发育的女孩从14岁开始，气血旺盛，体内雌性激素逐渐增多，皮肤变得红润有光泽，唇红而齿白，眼睛神采奕奕，头发乌黑茂盛，身体发育，第二性征明显出现，身材玲珑有致。而年龄的增长、不良的生活习惯或者精神压力过大都会导致经脉气血的衰弱，女孩就会出现以阴血不足为主要表现的衰老，如颜面变得晦暗无泽，或者布满黄黑斑和痘疹，头发干枯，掉发严重，甚至很多人生出了与年龄不相称的白发，眼睛中的神采也会逐渐暗淡等。经脉气血虚弱，运行缓慢，没有健旺的气机运动，除了无力滋养人体之外，还会使经脉正常的"垃圾"运送功能出现障碍，使得人体各处堆积了很多无法正常气化为人体所用的物质，因此人的身形会日渐膨胀，紧致和力量不再，取而代之的是松垮和臃肿。

日本医学家研究表明，38岁是女人外形改变的分水岭。38岁之后女性雌性激素大量减少，人体中各种矿物质和营养元素流失严重，随之而来的是女人容貌和体形较之以往的很大变化。而这个年龄和《黄帝内经》中提到的五七，也就是35岁，相差无几。《黄帝内经》认为，女性过了35岁之后，阳明经首先衰弱，所以表现最明显的就是肤色的改变。阳明为水谷之海，是人体后天的补养源泉，阳明虚衰，供给匮乏，则百脉受损。所以在岁月沧桑中，要想长久保持青春，拥有年轻靓丽的面庞和身姿，应该首先从保护经脉的年轻和健康做起，自己动手，勤加按摩经络穴位，清除不良产物，帮助经络恢复活力，打造属于自己的完美人生。

养生秘籍

日常洗脸后护肤时，用干净的手指轻轻拍打整个面部，从额头至下巴、颈部，激发阳明胃经和大肠经的活力，每次拍打200下左右，以自觉脸部发热为宜。在办公室工作的间隙，手握空拳，沿着大拇指背侧至肩部的大肠经方向，轻轻敲打。条件允许的话，还可以敲敲腿正面的胃经，重点按揉一下足三里，使阳明经经络通畅，气血充盈。

第一，活血通络，祛斑美颜

很多女性朋友颧骨周围或脸颊部有成片的斑点，除了天生的遗传因素之外，血液凝滞不通是一个很重要的原因。女性月经的生理特点以及怀孕、生子的人生使命的需求，决定了女人血虚为主的体质特点，加之现代社会，科学发展，生活便利，人们需求欲望也空前旺盛，无所不用其极。冷饮、空调、短装等，不良的生活方式使女性胞宫经络受寒，寒凝血瘀，反映于面部，就是斑点的形成和生长。

对于女性面部斑点的治疗，选穴多用合谷、膈俞、三阴交、太冲、足三里、四白、瞳子髎、关元。合谷、四白、瞳子髎穴这三个穴位的按摩，可以疏通脸部的经络，促进血液循环；按揉膈俞和三阴交，活血化瘀，滋阴养颜；太冲调理身体气机；关元和足三里强身健体，补足人体正气。

对于斑点较多、斑点形成时间较长的女性朋友，可以在耳朵的内脏及内生殖器相应部位贴王不留行子，刺激穴位，活血祛瘀，调节阴阳，帮助恢复各脏腑功能恢复正常。同时还可以在斑点较多部位抹上橄榄油等，用刮痧板沿皮肤纹理方向轻轻刮拭，刮至皮肤潮红有热度为佳，不可出痧，刮痧后要多饮温热开水，以促使经络排毒。

第二，养血除皱抗衰

1.消皱按摩总法

（1）沿阳明胃经，由上而下用刮痧板或软毛刷刷5遍，重点按揉足三里穴1分钟左右。

（2）沿脊柱正中的督脉，由上而下，用刮痧板或软毛刷做经络摩擦5遍。重点按揉肺俞、脾俞、胃俞、肝俞、肾俞各15～30次。

（3）双手由上而下推按腿部经脉5～10遍，重点按揉三阴交、血海各半分钟左右。

（4）以肚脐为中心，早晚各按摩腹部30次。

2.消除眼周皱纹的按摩法

（1）搓热双手，用手掌心包覆眼周，等掌心的温热消散之后，再重复如上动作，反复10到15次。

（2）用双手拇指分别向眉骨方向按压左右眼的睛明穴10到15次，动作轻柔，每次持续时间约1秒钟。

（3）用双手食指垂直按压眼眶下承泣穴10到15次，力量适中，每次持续约1秒钟。

（4）用双手食指按压双侧瞳子髎穴10到15次，可一边按压一边稍稍向上提升眼角，力量适中，每次持续约1秒钟。

3.消除脸部皱纹的按摩法

脸部按摩的方向一般是从下到上进行，按摩时先搓热双手，手掌覆于面上，沿着从下巴经面颊至额头，再从额头经脸侧而下的顺序粗略按摩脸部5次，然后用手指腹或指关节，沿着从下巴到耳垂、从嘴角到耳朵中间，从鼻翼两旁到太阳穴的顺序，画圆圈进行细致按摩，照顾到脸部的每一个凹凸和曲线部位，按摩时间视个体情况而定，以脸部皮肤微微潮红、面部自觉舒爽为宜，不求过长过频。

修复下垂嘴角，舒缓法令纹，常用的按摩穴位是地仓和颊车，消除眉间皱纹可常按摩攒竹和印堂，消除脸颊处的皱纹，宜沿着颧骨下缘周围，由中间到两边、自下而上进行按摩。

4.消除颈部皱纹的按摩法

颈部皮下脂肪较脸部薄少，加之颈部活动频率较大，所以颈部皮肤比脸部更容易产生皱纹，更需要细致周密的呵护。

颈部防皱抗皱，可以刮痧，也可以用手指按摩。刮痧时抹上按摩油，由下而上单方向刮拭，力度适中，以不感觉疼痛、不伤害皮肤为宜，出痧后即停止，痧退之后再行下次刮拭。

颈部手指按摩时，也要先擦上护颈霜，一手撑开已形成皱纹处，一手手指轻轻画圈按摩，全颈按摩完成之后，再轻轻拍打脖颈，直到颈部皮肤发热，即可疏通经络，促进血液循环和淋巴回流。

第三，清火排毒，散痘祛疮

现代社会很多年轻人脸上都会生痤疮，痤疮的生成，通常认为和三焦、胆经道路不通，相火不降，壅阻肺胃相关，所以痤疮的治疗多从这些经络入手。三焦经从手背中指沿手背、手臂外侧中线一直向上，胆经从身体的两侧下行，肺经在上肢手臂内侧大拇指端向上，胃经在人体正面，沿乳头至下肢前沿方向下行。

中医讲究离穴不离经，按摩时循大致经脉方向按摩即可，不用强求找穴的精准。因痤疮的形成多以火结为主，所以按摩时力度可以适度加大，沿经络循行的方向，疏经散结，导火随气机正常升降。火结较重，痤疮范围较大，红肿化脓，可以用软毛刷或刮痧板刷擦皮肤，加大经络的刺激力度，在不伤害皮肤的前提下，适当增加刷擦次数，另外注意，乳头不宜刺激，刷擦时应避开乳头。

如痤疮更加严重，红肿面积较大，颜色发黑、发紫，也可选择在大椎、曲池、梁丘、十指指尖、耳尖处针刺放血，每处放3到5滴，清火排毒，以促进痤疮消散。

第四，疏通经络，美体排毒

经络按摩不仅可以美容养颜，同时也具有排毒美体的功效，每天几分钟，按按手臂，按按腿，和水肿、臃肿说拜拜，轻轻松松，健体又减肥。

1.手臂按摩法

一手握住另一手臂，按揉手臂内侧的阴经时，拇指用力，从上至下，轻轻按揉，按压到特别疼痛的部位时，加大力道，多按揉几次。按揉手臂外侧的阳经之时，拇指之外的四指用力，从下至上，同按摩阴经一样，疼痛的地方或脂肪较多的地方，适当加大按摩力道，增加按揉次数。

腋下也是脂肪容易堆积的地方，所以按揉到肩部的时候，也适当推压、按揉一下腋下的脂肪，但注意因腋下淋巴较多，按摩力道较大，容易刺激淋巴结使之肿大，所以按摩时尽量避开淋巴结部位，同时按压以轻柔、不感疼痛为佳。

2.腿部按摩法

人的双腿每天承受着很大的重量，所以腿部的肌肉比较紧实，较身体其他部位肌肉健硕，如每天活动太多、负重太过，女孩常常会出现不太美观的"大象腿"或"蚯蚓腿"，而每晚只要花费几分钟，动动自己的双手，这种情况就会远离你，让你永远保持匀称的婷婷玉腿。

一手抓住小腿部的肌肉，由上往下用力捏揉，手中的肌肉好似面团一样随着手的用力而变形运动。揉捏3分钟后，两手相叠，包围住小腿肚，双手用力，将多余脂肪从脚踝向膝盖方向移动推揉，来回5次左右，之后手掌覆盖膝盖，大拇指沿着膝盖周围按压一圈。这样一套做完之后，能明显感到紧张的肌肉得到松解，同时经络疏通，气血活络，有利于潴留水分的代谢及血液的回流。

第五，常用美体穴位

中医经络按摩美体健身，常用的穴位有承浆、肾俞、丰隆、带脉、足三里、脾俞、中脘等。承浆穴在下嘴唇下的凹陷处，常常按摩可以抑制食欲，而位于腹中的中脘穴也有这种功效。按摩肾俞益气健身，可以改善体内的水液代谢。脾俞有健脾利湿的功效，常与丰隆这个祛痰利湿穴配合为用。带脉从腰而过，约束周身经脉，有防止腰部肥胖的作用。足三里能强身健体，常常按压，使人体经脉气血充足，自身清洁功能正常，垃圾不易在人体中堆积。

～～ 养生知识问答 ～～

四川郭小姐： 我一直想减肥，但是没有毅力长期运动，食欲很旺盛，也管不住自己的嘴。听朋友说针灸埋线能很好地减肥，不用节食，我想请问，这种减肥方法有没有什么副作用？减肥后是否容易反弹？

专家答： 穴位埋线疗法是用埋线器具将蛋白质磁化线植入相应的穴位，通过线体对穴位产生持续有效的刺激作用（线在体内15天至3个月自然被溶解吸收），起到疏通经络、调和气血的作用，从而达到治疗疾病的目的。穴位埋线减肥，根据体质选择穴位埋线，一方面能抑制肥胖者亢进的食欲和亢进的胃肠消化吸收减少其能量的摄入；另一方面可以刺激患者迟钝的自律神经，使其功能活跃，增加能量消耗，促进体内脂肪的分解。穴位埋线减肥，和针灸减肥同理，但作用周期更长，适合工作忙、不能定期扎针的人群，减肥后不易反弹。但是瘢痕体质及有出血倾向的人群不适合这种疗法。

艾灸让你的生活更美好

气盛则泻之。气虚则补之。以火补者，毋吹其火，须待自灭也。以火泻者，疾吹其火，催其艾火灭也。

——《灵枢·背腧》

人体内阳气亢盛时，就需要用泻法把过亢的阳气发散出去。而阳气虚弱的时候，就应该使用补法。用艾灸来调补的时候，不要吹旺其火，用其温和之气，徐徐灸之，至艾火自灭后为止。用艾灸进行泻法的时候，应不停地吹旺艾头之火，用其剽悍疾厉之气引热外出，艾头的热力减弱即灭火不灸。

养生阐释

艾灸的治疗养生作用，古来有之，中国几千年来用艾条治疗了无数的疾患，因此，艾叶这种毫不起眼的植物，在中国几千年文明中扮演了重要的角色。

艾叶性温，用于口服药中能宣理气血、温中逐冷、除湿开郁、生肌安胎、祛蛔安中等，而艾条点燃外用熏烤穴位经络，则能通十二经气血，祛风散寒、舒筋活络，同时还能强壮元阳，使脱垂的阳气回复。《黄帝内经》说针不能到达或者调理的地方，就可使用艾灸，艾的功力和能量可见一斑。艾点燃后生成的能量能直达人体内部深处，同时还能扫荡道路中的妖魔鬼怪，肃清人体通道。

古代中医大家常讲，有一些药材是中药中的大将，其上天入地、开疆辟土、翻云覆雨之能无药能及。反观艾叶，虽无这些"大将"之药的霸气，但也有披荆斩棘、开山拓路之勇，而且相对于"大将"之药而言，艾叶杀伐之气淡薄，易于为人所用而不伤及其主，是很多医家得心应手的看家之器，《神农本草经》也将其列为药材中无毒补益之上品。

现代医学研究证明，艾灸人体能加强脏腑功能，促进新陈代谢，增强人体免疫力，对血压、呼吸、脉搏、心率、神经、血糖、血钙及其他内分泌功能等均有不同程度的双向调节作用。而长期使用保健灸法的人，多神清气爽、精力充沛，血红蛋白、红细胞增加，胆固醇、甘油三酯降低，血沉沉降速率减慢、凝血时间缩短。

古人用艾叶进行熏灸时，常常选用陈年的艾叶打碎，然后制成大小不等的圆锥体艾柱或者卷成艾卷使用。现代社会在药店中就可以买到制好的艾条，点燃后在穴位上就可以直接熏灸。而古代人常说的"一壮"或"一大壮"，常指用艾柱而言，在一个灸疗穴位上燃烧一个艾柱叫做一壮。艾柱的大小常分为三种规格，小柱如麦粒大，可直接放于穴位上燃烧，中柱如半截枣核大，大柱如半截橄榄大，常用于间接灸。现在一般多用中型艾柱，柱高1厘米，柱底直径约0.8厘米，柱重约0.1克，可燃烧3~5分钟。制作艾柱时，取纯净陈久的艾绒置于平板上，用拇、食、中三指边捏边旋转，把艾绒捏成上尖下平的圆锥形小体，这样不但放置方便平稳，而且燃烧时火力由弱到强，患者易于耐受。

艾灸的方法常见有以下几种。

第一，悬灸

多用艾条进行，施灸者手持艾条或悬于穴位之上，也可以用艾灸桶把艾条固定于穴位之上，以灸至皮肤温热红晕，而又不致烧伤皮肤为度。

第二，直接灸：又分为化脓灸和非化脓灸

化脓灸：又称瘢痕灸。将黄豆大或枣核大的艾柱直接放在穴位上施灸，局部组织经烫伤后，产生无菌性化脓现象，经30~40天，化脓灸疮结痂脱落，局部留有疤痕。能改善体质，增强机体的抵抗力，从而起到治疗和保健作用。在灸疮化脓时，应注意局部清洁，避免感染和并发其他炎症。同时，可多食一些营养较丰富的食物，促使灸疮的正常透发，如偶尔发现有灸疮久不愈合者，可采用外科方法予以处理。

非化脓灸：又称无瘢痕灸。是将小艾柱放在穴位上，并将之点燃，当患者感到灼痛、艾火还没有烧到皮肤之时，即用镊子将艾柱夹去或压灭，更换艾柱再灸，连续灸3~7壮，以局部皮肤出现轻度红晕为度。

第三，间接灸

间接灸又称间隔灸或隔物灸，指在艾柱和皮肤之间衬垫隔物施灸的方法。常用的隔垫物是0.5厘米左右厚薄的生姜、大蒜、盐等，生姜和大蒜片上应扎若干小孔，便于艾柱活力的透散。间接灸火力温和，艾和隔垫药物对穴位都有刺激作用，因此对艾灸的效果也会加倍。

～养生秘籍～

俗话说"家有三年艾，郎中不用来"，艾灸经络穴位，有病时可以疗疾，无病时可以强身，很多常见疾病通过艾灸都可以得到有效的缓解和治疗，中年人和老年人，常用艾灸，又可以防病健身，

延缓衰老。

第一，妇科疾病

痛经、阴道炎、宫颈炎、宫颈糜烂、盆腔炎、子宫肌瘤、卵巢囊肿等是现代社会女性常见疾病，而这些疾病的产生，多因社会压力和不良生活习惯所致脾肾虚弱、寒凝经络、气滞血瘀。治疗这些疾病，用艾灸温阳通络、散寒祛瘀，则胞宫气血通畅、阴阳和谐，使内生殖环境恢复平衡。

治疗妇科疾病常选择的穴位。

中极穴：位于肚脐下4寸，即关元穴下一横指的地方。是任脉和三阴经相交的穴位，任脉气血在此处达到顶峰。调节中极穴，可以同时调理任脉和三阴脉。对于妇科疾病来说，是一个非常重要的穴位。

子宫穴：中极穴旁开3寸。子宫穴属经外奇穴，是治疗胞宫疾病的经验穴位。

归来穴：在中极旁开约二横指的地方，有调经止带、理气止痛的功效。

关元穴：肚脐下3寸处。关元是元阳储存之处，又位于人体的下焦、任脉之上，所以选择关元，可以补益气血，促进胞宫垃圾的清除。

第二，幼儿常见疾病

1.幼儿咳喘

幼儿五脏稚嫩，正气不足，加之肺为娇脏，更是容易被外邪所侵袭而失清肃，所以幼儿咳嗽气喘的情况比较多见。中医艾灸治疗幼儿咳喘常用穴位如下。

肺俞穴：第三胸椎下旁开1.5寸。肺俞是肺脏精气在背部汇聚之处，艾灸此处，可以调理肺脏阴阳，恢复其宣发肃降的功能。

膻中穴：在体前正中线，两乳头连线之中点。膻中位于胸部正中，能调节胸部气血阴阳平衡，帮助肺脏宣发肃降、纳气平喘。

定喘穴：大椎穴旁开约半横指处。定喘穴是平喘的要穴，对各种咳喘都有疗效。

神阙穴：神阙穴是人体神机所在，艾灸神阙，通过经脉调节全身气血阴阳平衡。

2.幼儿腹泻

幼儿脾胃娇嫩，腐熟、运化功能不足，加之父母喂养不当，因此常会出现腹泻的情况，究其原因，多为脾胃虚寒、食滞所致，对于这种情况，艾灸多选择如下穴位。

中脘穴：中脘穴位于人体上腹部的前正中线上，胸骨下端和肚脐连接线中点处。中脘穴是胃经的募穴，是胃的精气汇聚的地方，艾灸此穴，暖胃通滞，促进胃蠕动。

神阙穴：脾胃属土，同属人体的中焦，神阙穴处于人体的最中央，艾灸神阙，温通暖中，强健脾胃。

天枢穴：肚脐旁开二横指的地方。天枢穴是大肠之募穴，是阳明脉气所发，主疏调肠腑、理气行滞、消食，消化系统疾病离不开这个重要穴位。

足三里：膝盖下缘外侧往下3寸，胫骨前缘外开一横指处。足三里是胃经的重要穴位，除了可以调理脾胃、补中益气之外，还能提高人体免疫力，增强人体正气，最适合脾胃功能虚弱的幼儿选用。

小儿皮肤稚嫩，艾灸时又不易配合，所以艾灸时间不宜过长，灸法以悬灸为主，防止烫伤。

第三，男性常见疾病

男性常见疾病有前列腺炎、遗精、勃起障碍、阳痿等。男性这些生殖或泌尿系统的疾病选穴和妇科疾病选穴差不多，主要是中极、归来、关元、三阴交、神阙等这些穴位，以补益元阳、理气活血等。

（1）前列腺炎或前列腺增生加选太溪穴。

太溪穴：在足内侧内踝后方的内踝尖与跟腱之间的凹陷处，肾经之水在这里汇聚，前列腺疾患选择太溪，补肾益气，利水通淋，一补一泻，相得益彰。

（2）如果男性有勃起障碍及阳痿、遗精等症状，加选肾俞和阳陵泉。

肾俞穴：在第二腰椎下旁开1.5寸，有温肾助阳、益气固精的功效。

阳陵泉：在小腿外侧，腓骨头前下方凹陷处。取穴时正坐，沿膝盖外缘向下推按，遇到的第一个突出的骨头下凹陷处即是。古人认为男子阴茎属筋，阳陵泉是胆经的合穴，又主人体的筋之精气，调节阳陵泉，既可祛除男性下焦湿热，又能调节阴茎之筋，一举而两得。

第四，艾灸的注意事项和禁忌

（1）温灸顺序，先左后右，先后再前。

（2）温灸后喝一杯温开水（绝对不可喝冷水或冰水），有助于排出体内毒素。

（3）温灸后半小时内不要用冷水洗手或洗澡。

（4）酒醉、大怒、大惊、大恐、过劳、过饱、过饥、饭后一小时内禁灸。

（5）孕妇和月经期妇女慎灸。

（6）脉搏每分钟超过90次以上者禁灸。

（7）皮肤感染部位禁灸。

养生知识问答 ～～

浙江王小姐： 我是一个比较胖的女孩子，朋友们给我推荐艾灸减肥的方法，我一直没有试，因为我只听说艾灸可以治疗痛经，不知道艾灸也可以减肥，请问这其中的原理是什么？会不会造成我的月经紊乱？

专家答： 艾灸减肥一般都是根据个体肥胖形成的原因或肥胖部位不同来配穴治疗。比如遗传性肥胖多为先天阳气不足，推动无力所致，因此选穴多选肾俞、关元、神阙、足三里等温阳补气的穴位；脾使运化，痰湿瘀积体内造成的肥胖，则多选脾俞、三阴交、丰隆等健脾利湿的穴位治疗。

艾灸减肥，穴位选配得当、艾灸方法正确，一般不会出现副作用，相反还会对身体的整体机能有调节和促进作用，是一种比较安全、温和的减肥方法。

第九章

情志养生秘籍

　　人的情绪很复杂，有愤怒、焦急、害怕、沮丧、不满，也有快乐、勇敢、恬静、好感、和悦等。情绪影响健康，过激的情绪，甚至会影响生命。"既生瑜，何生亮"就是很好的例证，周瑜因嫉妒、愤慨等情绪过激致病最后吐血而亡。如果周瑜的情绪变化还不够激烈，以致从生病到生命结束还经历了一段时间，那么宋朝大将牛皋和金国兀术就是情绪致死的典型代表。相传宋金大战，牛皋和兀术多次鏖战而不分胜负，最后在一次战役中，牛皋终于打败兀术，登时多年的郁积得以宣泄，遂仰天长笑，而兀术此时又羞又怒，气极而亡，没想到牛皋乐极生悲，大笑戛然而止，也随其而去。因此过激的情绪会影响人的健康，经过长期研究，科学家们发现，不良情绪对人的神经系统刺激较大，可使中枢神经系统的平衡受到破坏；也可引起呼吸加速，出现"换气过度症"；也可使内分泌失调，从而引发各种疾病；还能引起胃肌紧缩，产生疼痛，有时甚至呈剧痛；也能引起骨骼肌和内脏肌肉发生紧绷现象，并导致疼痛。现代人们更是对此有很深的认识，医学家曾对90岁以上的长寿人群调查，他们多是具有非常良好的性格，情绪平稳、不易波动，而这种"不以物喜、不以己悲"的境界，也是我国古代仕人所追求的最高人生境界。

《黄帝内经》讲情志

　　怒则气上、喜则气缓、悲则气消、恐则气下……惊则气乱……思则气结。

——《素问·举痛论》

人的情绪对体内气机变化有很大的影响。愤怒则气机上冲于上；喜悦的情绪使气机运行缓慢；悲伤伤气，容易造成气虚；恐惧使气机向下而走……受到惊吓，人的气机会变得散乱……而思虑的时候，人的气机运行不畅，甚至结滞不通。

❧ 养生阐释 ❧

情志病是指因七情而致的脏腑阴阳气血失调的一种疾病，包括癫狂、百合病、脏躁、郁证、不寐等。如不及时诊治，常可罹患其他疾病。现代研究证实，几乎所有的疾病都与社会心理因素有关，其中就有精神因素。

《黄帝内经》无论对身心疾病的社会心理致病因素，发病机制的认识，还是对身心疾病的诊断和防治，都有许多精辟的论述，并已形成一定的理论体系。如在形神关系方面，《黄帝内经》已认识到，形生神而寓神，神能驾驭形体，形神统一，才能身心健康，尽享天年，要求人们做到自我控制精神，抵制或摆脱社会不良风气的干扰。此外，对于心理与生理之间的密切关系，对于心理特征的种种分类，对于心理因素在疾病发生发展中的地位，对于心理治疗的意义，对于调神摄生的心理卫生等等，《黄帝内经》均做了原则性的总结，提出了很多颇有价值的见解。

人有喜、怒、忧、思、悲、恐、惊的情志变化，亦称"七情"。其中怒、喜、思、忧、恐为五志，五志与五脏有着密切的关系：怒属肝，喜属心，思属脾，忧（悲）属肺，恐属肾。若情志不节，过则伤脏，从而影响人的身体健康。《内经》有"怒伤肝，悲能抑制怒"，"喜伤心，恐能抑制喜"，"思伤脾，怒能抑制思"，"忧伤肺，喜能抑制忧"，"恐伤肾，思能抑制恐"等理论。此观点被历代医家应用于养生学中，对于情志调节、防病祛疾、益寿延年起着不可低估的作用。也就是说，情志（绪）与人的五脏六腑的正常运行确实有着密切联系，只是从量变到质变是一个过程，人们平时不容易察觉而已。

《黄帝内经》讲："怵惕思虑者则伤神，神伤则恐惧流淫而不止。因悲哀动中者，竭绝而失生。喜乐者，神惮散而不藏。愁忧者，气闭塞而不行。盛怒者，迷惑而不治。恐惧者，神荡惮而不收。"七情太过，超过一定的范围时，都能致病，而事实上，很多内科疾病都因为情绪的过度变化而引起的。

喜伤心：旧时有所谓"四喜"，"十年九旱逢甘露，千里他乡遇故知，和尚洞房花烛夜，捐生金榜题名时"。这种突然的狂喜，可导致"气缓"，即心气涣散，血运无力而瘀滞，便出现心悸、心痛、失眠、健忘等一类病证。成语"得意忘形"，即能说明由于大喜而神不藏，不能控制形体活动。喜可使气血流通、肌肉放松、益于恢复机体，使人心情舒畅。但欢喜太过，则损伤心气。气血突然急剧涌动，容易引起心脑血管破裂。阳损使心气动，心气动则精神散而邪气极。出现心悸、失眠、健忘、老年痴呆等。《儒林外史》中，描写范进年老中举，由于悲喜交集，忽发狂疾的故事，是典型喜伤心的病例。

忧伤肺：忧，是指忧愁、苦闷、担心。失去欢乐，悲伤恸哭，气怯神弱等。轻者，愁眉苦脸，闷闷不乐，少言少语，忧郁寡欢，意志消沉，独坐叹息；重者，难以入眠、精神萎靡或紧张，心中烦躁。若过度悲泣则悲泣之后会出现周身倦怠、气短乏力等肺气不足的症状，以致长期下去会严重损伤肺的功能。俗话说："愁一愁、白了头。"事实上正是如此，东周伍子胥，因无计闯过昭关，一夜之间愁白满头青发。忧和悲是与肺有密切牵连的情志，《红楼梦》中，多愁善感、悲忧伤身的林黛玉，就是很好的病例。

思伤脾：思，思是集中精神考虑问题，但思虑过度也会导致多种病证。其中最易伤脾，脾胃运化失职，则食欲大减，饮食不化，中医认为"思则气结"，大脑由于思虑过度，使神经系统功能失调，消化液分泌减少。出现食欲不振、纳呆食少、形容憔悴、气短、神疲力乏、郁闷不舒等。故中医有"思虑伤脾"之说。当一个人思念另外一个人时，会出现茶不思饭不想的现象，"衣带渐宽终不悔，为伊消得人憔悴"就说明了这一点。现代医学研究证实，长期从事脑力劳动，大脑高度紧张的知识分子，易患心脑血管疾病和消化道溃疡病，这和中医学的"思虑损伤心脾"的理论是一致的。

恐伤肾：恐，是一种胆怯、惧怕的心理作用。中医认为"恐"为肾之志，长期恐惧或突然意外惊恐，皆能导致肾气受损，所谓"恐伤肾"，就是指的这个意思。肾主藏精，为生气之原。因此，无论任何原因的恐惧，都属于肾的病变。过于恐怖，则肾气不固，气陷于下，可出现二便失禁、遗精、肢冷等症；惊恐可干扰神经系统，出现耳鸣、耳聋、头晕目眩、阳痿，甚至可以致人死亡。在生活中，通过恐吓的语言或恐怖的场景而把人吓死的事例，是很多的，最典型的应该是三国演义中张飞"当阳桥前一声吼，喝断了桥梁水倒流"，吓死了曹操的一员大将夏侯杰。

怒伤肝：怒，指暴怒或怒气太盛。肝为"将军之官"，主怒，所以怒首先损伤的脏器就是肝，自古就有怒伤肝的说法。因为肝主条畅气机，怒则气上，气机逆行，血随气涌。肝经跟着受累，两胁疼痛，胀闷不舒。患者轻则头晕脑涨，重则昏厥。所以《伤寒论》也有大怒使人薄厥的论述，薄厥是休克的一种。因此，古代养生家都提倡制怒。《三国演义》中周瑜是一位文武筹略，雄姿英发的将才，但好生气发怒，被诸葛亮"三气"之下，大怒不止而死。当然，若是轻度的发怒，有利于压抑情绪的抒发，有益于健康。

总而言之，心受到损伤，人会特别容易笑，听到不好笑的事情也很容易就笑了。《辅行诀》里讲，"心实则笑不休"。意思是心脏受到外部的病邪入侵，心脏被邪气所占据了，则对情志也产生了影响。伤肝后，人特别容易被激怒，发脾气。处于所谓"恒常气恼"的状态。脾脏受到损害，人特别容易纠结，钻牛角尖，会多想一些事情。肺脏受伤，人容易悲伤，常常无故落泪。肾虚导致人容易恐惧。现在有好多人肾虚，睡前有恐惧感，一个人独处的时候也有恐惧感，这是肾虚的明显表现。如果以上多种情况同时出现，那可能是多种脏腑出现问题，人已经比较虚弱了，需要好好调养。

～⌒ 养生秘籍 ⌒～

五行学说将人体内部的所有脏腑、组织、器官等归纳为五个系统：木肝、火心、土脾、金肺、水肾五个脏腑功能调节系统，它们之间的调节和控制方法有相生、相胜、相乘、相侮等多回馈路径的调节，是以情胜情疗法的理论基础。相胜主要是指系统要素之间相互抵抗、制约和消减，其规律是木胜土、土胜水、水胜火、火胜金、金胜木。以情绪配五脏则悲属肺金、怒属肝木、思属脾土、恐属肾水、喜属心火。因此，情绪之间就必然存在着相互抵抗、抑制、消减的规律，利用这种五行制胜关系，用一种情绪去抑制所能制胜的过激情绪，便可矫正或恢复情绪之间的和谐、安静、平衡，从而达到心理康复的目标。

恐胜喜：喜伤心者，以恐胜之。这又叫惊恐疗法，适用于神情兴奋、狂躁的病证。喜太过可由于大喜过望而突然使心脑血管爆裂而死。因此为防止这种情况发生，人们高兴过分时，应想到追求得到的过程中的担惊和害怕。喜和恐产生所需要的化学物质是不同的，而两种化学物质当中有彼此中和与平衡的成分。这样人的两种情志相互抵消。《儒门事亲》里载：有一位庄医师"治以喜乐之极而病者，庄切其脉，为之失声，佯曰：'吾取药去，数日更不来。'于是患者便渐渐由怀疑不安而产生恐惧，又由恐惧产生悲哀，认为医生不再来是因自己患了重病。'病者悲泣，辞其亲友曰：吾不久矣！庄知其将愈，慰之。"这个病例中庄医生采取按脉失声与取药数日不至的方式让患者产生病重的恐惧心理而取效，此即"恐胜喜"也。

怒胜思：长期思虑不解、气结成疾或情绪异常低沉的人，可以以怒胜之，即利用发怒时肝气生发的作用解除体内气机之郁滞，从而使思伤脾者恢复情志的平衡。《续名医类案》载："一富家妇人，伤思虑过甚，二年余不寐。张子和看后曰：'两手脉俱缓，此脾受之也，脾主思故也。'乃与其丈夫怒而激之也，多取其财，饮酒数日，不处一法而去，其人大怒，汗出，是夜困眠，如此者，八九日不寤，自是而食进，脉得其平。"此例说明了思之甚可以使人的行为和活动调节发生障碍，致正气不行而气结，或阴阳不调，阳亢不与阴交而不寐，当怒而激之时，逆上之气冲开了结聚之气，兴奋之阳因汗而泄，致阴阳平调而愈。

喜胜悲：以喜胜悲，又称笑疗，对于由于神伤而表现得抑郁、低沉的种种病证，皆可使用。在《医苑典故趣拾》中有这样一则笑话：清代有位巡按大人，抑郁寡欢，成天愁眉苦脸。家人特请名医诊治，当名医问完其病由后，按脉许久，竟诊断为"月经不调"。

那位巡按大人听罢，嗤之以鼻，大笑不止。连连说道：我堂堂男子焉能"月经不调"，真是荒唐到了极点。从此，每回忆及此事，就大笑一番，乐而不止。这是名医故意以常识性的错误所引起的发笑。

思胜恐：以思胜恐，主要是通过"思则气结"，以收敛涣散的神气，使患者主动地排解某些不良情绪，以达到康复之目的。当恐惧时，懂得养生的人或医生，总会提醒恐惧之人深呼吸。这的确是一种缓解恐惧的绝好方法。《续名医类案·惊悸》一书中记载了一个名叫沈君鱼的患者，整日害怕死亡，常感死期将临，后来找到了当时的名医卢不远诊治。卢不远先与患者交谈了一次，患者心中恐惧顿时减轻许多，但次日一早便又来求治，声称其占了卜，上说其10天内就要死去，因此十分紧张，遂一早又来。卢不远便留他住在自己家里，患者觉得医生在身旁，便放心了许多，过了10天亦未死亡。后来卢不远又介绍他去找和尚练习坐禅，经过一百余日的闭目沉思之后，患者的恐死心理终于消除。

悲胜怒：以悲胜怒，是根据《黄帝内经》"悲则气消"的作用，促使患者产生悲哀，达到康复身心目的的一类疗法，对于消散内郁的结气和抑制兴奋的情绪有较好作用，最适于患者常常怒火冲天、气郁不解的病证。喜欢发怒的人也可以将心比心，换位思考，可能就会制怒；也可以用慈悲、同情心来作意念克服，慈悲、仁慈、同情心（怜悯心）是佛家常用对治嗔怒的方法。《筠斋漫录》中载有这样一则医案："杨贲亨，明鄱阳人，善以意治病。一贵人患内障，性暴多怒，时时持镜自照，计日责效，屡医不愈，召杨诊之。杨曰：目疾可自愈，第服药过多，毒已下注左股，旦夕间当暴发，窃为公忧之，贵人因抚摩其股，日以毒发为悲，久之目渐愈，而毒亦不发。以杨言不验，召诘之。杨曰：医者意也，公性暴善怒，心之所属，无时不在于目，则火上炎，目何由愈？我诡言令公凝神悲其足，则火自降，目自愈矣。"这里采取令患者悲其足而忘怒的方法，诱使患者产生悲伤的情绪，有效地抑制过怒的病态心理，这是以悲胜怒的典型范式。

但是使用五行相胜法也要注意：在给予情志刺激时，应选择适当的量，量过或不足，均难以达到预期效果。同时，情志刺激的方式及时间的长短等，也要准确把握，合理使用。在使用情志刺激，尤其是怒、恐、惊等强烈情志之前，还应充分考虑其不良后效，并做好准备以防止不良后果的出现。对于体质虚弱、患有器质性疾病、严重精神疾病、人格障碍等患者，应慎用或不用某些情志疗法。

养生知识问答

江苏肖女士：我生完孩子后，发现自己笑点变低了，经常会莫名其妙地发笑，有时候自己都控制不住，请问这是怎么回事？

专家答：从中医理论来讲，常喜笑，比如看相声、娱乐节目等，伤心阴，导致心阴虚的状况，会出现失眠、多梦、心悸等心阴虚的典型症状。而心阳不足、邪气侵入心的时候，就会出现笑不休的情况，这其实是心脏受伤的表现，当然有时候这种伤害是用仪器监测不出来的。出现这种情况的时候，要注意睡眠情况，保证睡眠质量，防止心气的进一步损耗，同时应有意识地克制这种想笑的状态，太过则神不收，对健康不利。日常饮食注意不要寒凉，多吃大葱、生姜等温通之品，同时也要有龙眼、阿胶等物来滋养心血。随着孩子的成长，熬夜次数的减少，这种情况会进一步好转。

女子伤春、男子悲秋是怎么回事

喜则气和志达，荣卫通利。

——《素问·举痛论》

人心情快乐则气机调和，志气顺达，人体的荣卫系统都处于通利状态。如果人总是处于悲伤抑郁状态，气机运行受影响，则荣卫不通，容易出现各种疾病。

～～ 养生阐释 ～～

春、秋两季气候舒适、色彩纷繁，急骤的物象变化突显了时间的流逝，给人造成一种强烈的变动不安之感，因此极易引发人们心灵的颤动、生命的共感和情感的波澜，并将其思维的触角指向生命、人生和社会。短暂的春、秋，更易于产生极度的爱惜与寂寥之感，更得以构成浓重的诗歌的季节之情。春天是万物生长的季节，一切都呈现出生机勃勃的景象，秋季是万物成熟、喜庆丰收的季节，也是秋风萧瑟、千树落叶、万花凋谢的季节。如果春秋之时境况不佳，人的处境和自然环境的变化不能同步协调，则易引起人的情绪变化。从另外一个角度来讲冬天的季节，肾的收藏达到了顶点，而春天又是肝旺盛的季节。春夏之季阳生阳发，对属阴的女性影响较大；秋冬乃收敛收藏之气，为四季中的阴时，对属阳的男子影响较大。因此，从这方面考虑，情志的变化多因阴阳变化的矛盾造成的。

春季与肝脏五行相配，中医把肝比作刚强躁急的"将军"，喜条达、舒畅，忌压抑。故肝气条达则可抒发心中的郁气，使气血运行通畅。生气发怒易导致肝脏气血瘀滞而成疾，所以春天最怕肝气抑郁。女子伤春多表现为肝经的上逆或郁滞，其最主要的表现是心情抑郁，不得舒展，久之产生各种心理疾病，自杀倾向严重。医学界认为，春天常是怀孕期（潜伏期）。因为春季使万物复苏，也意味着病毒细菌的复苏。心理学界发现，情感性精神障碍和婚姻情感问题，在春天发生率远远高于其他季节。在现代医学中，春天高发的是情感性精神障碍，是指人的心理和行为表现的抑郁、躁狂、或既躁狂又抑郁。这些情感性紊乱的心理疾病容易在春季发作，它们的表现形式犹如春天的气候般变化多端，春天的龙颜喜怒无常。所以春天虽美，但那种不稳定性，常常能给予这种美致命的打击。

秋在五行中属金，对人情志的影响主要是容易使人产生悲伤的情绪，而这种悲伤压抑的情绪，反过来会对人的肺气造成负面影响。有许多老年人在秋天似乎衰老得更快，有些老年人旧病未愈，新病又起。秋天心理疾病的神经症多发。神经症患者，特别是强迫性神经症，其冷酷、严肃、焦躁，不禁让人神经质紧张与惆怅，患者的外形或严肃、或愁容满面、或固执不已，内心却充满着焦虑和愿望冲突。

现代医学研究证明，人的内分泌节律紊乱可以使人情绪低沉。人的大脑中，能分泌一种"褪黑激素"。这种激素能诱人入睡，还可使人消沉抑郁，而阳光则使褪黑激素分泌量减少。反之，秋凉以后，常常是阴沉沉的天气，阳光少而且弱，松果体分泌的"褪黑激素"相对增多。使甲状腺素、肾上腺素受到抑制，人的整个生理活动都受到抑制，人也因此而情绪低沉、多愁善感了。

养生秘籍

第一，食物对心情影响的研究

现代科学研究发现，人的心情与大脑中一些化学物质的生产和使用大有关联。

营养学家还发现人的喜怒哀乐与饮食有着密切的关系，认为许多日常食物中的自然化学物质，能改变脑细胞的活动方式，影响神经传送功能，让其他影响心情的化学物质得以进入。因此有些学者认为，食物的颜色对人的影响作用不同。

日本作家山里三津子撰写的《吸收各色食物不可思议能量的烹饪法》一书就强调各种食物的色彩对情绪的影响。他认为：红色能促进血液循环，振奋心情，促使人们将想法付诸实施。相应食物有西红柿、牛肉、猪肝、红辣椒、草莓和苹果；粉红色象征爱和女性气质。在人们希望感受爱和温暖并变得温柔时，粉红色菜肴具有积极作用。相应食物有桃、玫瑰红葡萄酒和猪肉；橙色是最能刺激食欲的颜色，在人们心情灰暗或感到担心时能使他们振作起来。相应食物有柑橘、芒果、胡萝卜、洋葱；黄色可刺激神经和激发能量，对集中精力和提高学习兴趣有帮助，尤其适合作为早餐和盒饭的颜色。相应食物有土豆、玉米、香蕉和蛋黄等；绿色有利于稳定心情和减轻紧张情绪，与其他颜色的食物一起摄入则效果倍增。相应食物有菠菜、鳄梨、卷心菜和橄榄油；白色具有很强的能量，有助于激发创意或积极的想法。面对白色菜肴时，人们会感觉轻松。相应食物有白菜、萝卜、豆腐、牛奶、米饭、拉面和酸奶；黑色保护身心，令人沉着自信。相应食物有海藻、菌类、黑芝麻和荞麦面。

第二，运用食物能量调节心情

春秋之时的忧伤、抑郁的情绪，可以通过摄入以下食物来缓解消除。

（1）鸡汤：抑郁伤感情绪会催生营养不良，营养不良又将加剧抑郁伤感。大多数疑虑和忧思之人外表苍白、瘦弱，心情沉重。他们对能量、蛋白质摄取量过少过低，而导致贫血、体力不足。香浓的鸡汤中含有多种游离氨基酸，防止色氨酸缺乏造成的抑郁，同时，鸡肉中富含维持神经系统健康、消除烦躁不安的维生素B_{12}。适当喝些鸡汤，也会让他们补充到足够的脂肪以及那些含在动物性食品中的卵磷脂和肉碱，从而增强细胞对能量的利用、影响脑组织神经物质的合成和释放。提高大脑中的多巴胺和肾上腺素，使人体充满活力和激情，克服悲观厌世的情绪。

（2）海鱼：科学家研究称，鱼的脂肪酸与人们常用的抗抑郁药碳酸锂有类似作用，能阻断神经传导路径，增加血清素的分泌量，使人心理焦虑减轻。多吃鱼，让鱼肉中的脂肪酸和维生素B_{12}会帮你赶走季节带来的消极情绪。

（3）坚果：各种坚果类零食为人体提供丰富的能量，南瓜子、葵花子等干果富含钾、镁、铁等元素，能提高人体内的各种激素的做功，同时，吃一些零食，能缓解人的压力状态和焦虑情绪，改善失眠状况。

（4）调味品：大蒜、辣椒等辛辣的食物对人的情绪调节有很好的效果。德国科学家在一项针对大蒜对胆固醇的功效研究中发现，患者吃了大蒜制剂之后，感觉不易疲倦、不易焦虑、不容易发怒。而美国学者研究认为，辣椒这种自然调料，不仅可以刺激口唇的神经末梢，引起火辣辣的感觉，还能使大脑释放出一种叫做"内啡肽"的物质，它能使人精神高涨，情绪活跃。很多营养学家都认为辣椒不仅具有强烈的提神作用，更是愉悦快感的制造者。

（5）饮品：大家公认的改善心境的饮品有绿茶、咖啡等饮品。心情不稳时，来杯绿茶或咖啡，是可以改善心境的。它们可以放松人的情绪，使精神处于轻松愉悦的状态。中药中的西洋参和冬虫夏草等煲汤喝，也有扶正固本、镇静安神的功效，使人的情绪趋于稳定。

第三，其他预防措施

多晒太阳多开暖光灯。研究表明，充足的阳光能使人心情愉悦，因此想办法延长自己的日照时间，多进行户外活动，多晒太阳。如果碰到了阴雨天气，可以通过开灯来改善心情，灯光宜用暖色调，暖色调能给人一种积极的暗示。另外一些暖色调的家居装饰对改善抑郁情绪有很重要的作用。

多参加社交活动，比如一些社交、团体娱乐活动都是让你心情变阳光起来的好方法。孤独会使激素皮质醇分泌减少，人体的免疫力也会减弱，会让人更易得病。孤独的生活会让人失眠，还会削弱人的意志力及自控力。

英国研究人员让3486名55岁左右的英国公务员填写一份饮食习惯的调查问卷。5年后，再让这些人填写抑郁自测问卷。分析结果显示，食用垃圾食品多的人5年后患抑郁的比例明显高得多。比如，平时多食用高脂肪、加工类和甜品的人比果蔬、鱼类产品爱好者患抑郁症的概率可以高出58%。所以，远离垃圾食品，也是摆脱灰色心情的方法之一。

覆盖多个国家的心理学研究显示，东方人抑郁症发病率低于西方人，究其原因，主要在于，东方人更倾向于考虑集体价值。研究覆盖29个国家，结果显示，尽管东亚一些国家中携带易焦虑基因的人口比例高于欧洲国家，但实际上，东亚国家抑郁症的发病率远低于欧洲国家。研究人员说，这可能是因为东亚国家的文化更倾向于集体价值取向，做事情相对更少考虑个人；而欧洲国家的文化更强调个人行为。而这种强调"集体"的文化特色，在可能引发抑郁症的事件出现时，起到了保护性的缓冲作用。

养生知识问答

辽宁许小姐：随着秋天的一步步临近，温度逐渐下降，我的情绪经常会莫名地低落，做事没有心情，精神不集中，时常因为一些小事情而伤心落泪，请问像我这种情况正常吗？应该怎样调节？

专家答：这种情况多是由季节变化造成的。对于这种情况，专家提示吃鲜枣补充维生素C可缓解压力和紧张情绪。因为紧张、压力是消耗维生素C的主要原因。压力产生时，肾上腺皮质会分泌抗压力的激素，这种激素是对压力做出反应的主要"生力军"，在它的生成过程中，维生素C必不可少。通常情况下，人体内储存有1.5克维生素C，压力增大时很快就被消耗掉。要使身体不受压力的损害，平时必须尽可能多地摄取富含维生素C的食物。含有丰富维生素C的食品，首推鲜枣，鲜枣有"天然维生素丸"之称，每天吃3~5枚就能保证足够的维生素，应付紧张的工作局面。此外，可以吃些菠萝、芒果、草莓，或者菜花、菠菜等果蔬。压力大的人，也可以服用维生素C片剂。

调节七情，守护心理花园

尝贵后贱，虽不中邪，病从内生，名曰脱营。尝富后贫，名曰
失精。

——《素问·疏五过论》

曾经地位崇高、身份高贵的人，因为各种原因变得低贱的时
候，虽然没有遭受外邪侵袭，也会得病，而这种疾病，是由内而生
的。这种情况也适用于曾经非常富有现在很贫穷的人。这种因为生
活境遇陡然改变而致病的人，多因忧愁思虑、愤恨悲哀等情志过于
激烈，从而气机不畅，相火妄动，元气受伤，日久伤及脏腑，出现
饮食无味、面黄肌瘦、精神疲累等症状。

养生阐释

祖国传统医学中很重视情志对身体的影响。现代医学近年来也
提出"生物心理社会医学模式"，指出心理因素对生理影响重大。
国外学者胡夫兰德在《人生延寿法》一书中指出："一切对人不利
的影响中，最能使人短命夭亡的要算是不好的情绪和恶劣的心境，
如忧虑、颓丧、惧怕、贪求、怯懦、妒忌和憎恨等。"而著名心理
学家巴甫洛夫也指出："一切顽固、沉重的忧悒和焦虑，足以给各
种疾病大开方便之门。"

美国某医院对就诊患者统计，发现65％的患者的疾病与社会逆
境有关。有人调查发现，在遭遇强烈刺激、感情急剧波动后，短时

间内死亡的170例中，59%死于个人不幸与巨大损失消息传来之后；34%死于面临危险或威胁的处境；7%死于暴喜之时。苏联外科学家皮罗戈夫观察到胜利者的伤口比失败者的伤口要愈合得快、愈合得好。

当任何恶劣情绪的刺激超过一定限度时，就有可能引起中枢神经系统功能的紊乱，主要是交感神经兴奋，儿茶酚胺释放增多，肾上腺皮质和垂体前叶激素分泌增加，胰岛素分泌减少，从而引起体内神经对所支配的器官的调节障碍，出现一系列的机体变化和功能失调及代谢的改变，包括心血管系统、呼吸系统、消化系统、内分泌系统、自主神经系统和其他方面异常现象的发生。我国有医学工作者曾对323例高血压患者研究发现，发病前不良的个性情绪在高血压的病因中占74.5%。实验研究证明，在愤怒的情绪下，由于外周血管阻力增加，可导致舒张压的显著增高。在恐惧的情绪下，由于心输出量的增加，可引起收缩压的上升。说明情绪对机体的作用是有生物学基础的。

不良情绪能引起神经官能症，包括神经衰弱、癔症和强迫症。极为严重的，还可引起精神错乱、行为失常。所谓反应性精神病大都是这样引起的。它是由强烈、突然或持久的精神因素所引起的一种精神障碍。

消化系统对情绪的反应也相当敏感。据研究统计，如食欲减退、恶心呕吐、胃痛、慢性胃炎。消化性溃疡、结肠过敏、腹痛腹泻等疾病患者，因情绪不良而致病者占70%～80%。一名叫奥尔夫的医生，在上个世纪就报告了一个典型的例子。一个9岁的孩子，因食管严重烫伤，疤痕收缩闭塞了食道，于是被迫在腹壁开口，将食物经漏斗进入胃中。医生借助仪器观察其情绪对胃的影响。结果发现：当患者发怒时，胃黏膜就充血发红，胃的运动加强，胃酸的分泌增多；当患者忧伤悲痛时，胃黏膜变得苍白，胃的运动减弱，胃酸的分泌也减少了。

在呼吸方面，当受到较大的打击，心理失去平衡时，可引起胸闷、气急、心率改变、面色苍白、额头冒汗、哮喘等。严重者则可出现手指发麻、肌肉颤抖、头晕，甚至昏厥。

强烈的情绪刺激可导致糖尿病、甲状腺功能亢进等病。临床调查显示，甲亢患者中，升学、出国、晋级、提职等，可导致情绪波动，而工作、学习过度劳累引起精神持续紧张，与发病更有密切关系。而在精神压力相对较小的农村，甲亢患者相对就较少。

近年来大量科学实验证实，不良的心理和社会刺激因素是一种强烈的促癌剂，这一点已为动物实验所证实。实验中，将狗分成两组，一组使它们长期处于惊恐不安的状态，另一组生活在安静的环境中，结果前组六条狗中有三条狗死于癌症，而后组四条狗安然无恙。这主要是因为过度紧张刺激、忧郁悲伤可以通过类固醇作用，使胸腺退化，免疫性T淋巴细胞成熟障碍，抑制免疫功能，诱发癌症。

在目前社会状态下，人们的竞争意识日趋强烈，与之相随的精神压力就越来越大，心理矛盾、心理打击在所难免。如果思想认识不当，偏执不解，就会造成心理不平衡，进而导致心理性疾病。因此，心理健康是当今社会身体健康的一个主要标志，保持心理卫生，刻不容缓。如果没有健全的人格心理，没有强大的抗压能力，即使体格再强壮，也不能算是一个真正健康的人。

养生秘籍

第一，心理健康的标准和定义

根据著名心理学家马斯洛与米特尔曼提出的标准如下。

（1）具有充分的适应力；

（2）能充分地了解自己，并对自己的能力做出适度的评价；

（3）生活的目标切合实际；

（4）不脱离现实环境；

（5）能保持人格的完整与和谐；

（6）善于从经验中学习；

（7）能保持良好的人际关系；

（8）能适度地发泄情绪和控制情绪；

（9）在不违背集体利益的前提下，能有限度地发挥个性；

（10）在不违背社会规范的前提下，能恰当地满足个人的基本需求。

第二，心灵涤尘，保护心理健康

（1）树立良好的道德人生观。我们只有树立良好的道德人生观，才能确保在人生路上不迷茫。人对人生目标的认识很重要，只有道德的力量才能够打造自己亮丽的人生。《黄帝内经》讲"天之在我者德也，地之在我者气也，德流气薄而生者也。"这句话告诉我们，肉身是由地上长的五谷杂粮转化出来的气滋养，而我们的精神系统需要天德之气滋养，两种能量相互交叉，相互作用，相互支撑，就具有生命的活力。善良的品性，淡泊的心境是健康的保证，与人为善、心地坦荡，这些良好的心理状态，能促进人体内分泌更多有益的激素、酶类和乙酰胆碱等，这些物质能把血液的流量、神经细胞的兴奋调节到最佳状态，从而增强机体的抗病力，促进人们健康长寿。世界卫生组织把道德修养纳入了健康的范畴。巴西医学家马丁斯经过10年的研究发现，屡犯贪污受贿罪行的人，易患癌症、脑出血、心脏病、神经过敏等病证而折寿。

（2）保持良好心态，从容应对挫折。《道德经》有"罪莫大于可欲，祸莫大于不知足"的论述。如果一个人欲望过重，保持宁静淡泊的心境，人的大脑中能分泌出一种天然的镇静剂，使人内心获得温暖，缓缓地解除心中的烦恼。又有助于增强人体免疫系统功能，从而免受各种疾病的侵袭。一份从容平和的心境，不仅能让别人受益，对自己也是无量之福。

（3）忘我也是自我保健的妙法。一个经典故事，1858年，瑞典的一个富豪人家生下了一个女儿。然而不久，孩子染上了一种无法解释的瘫痪症，丧失了走路的能力。一次，女孩和家人一起乘船旅行。船长的太太给孩子讲船长有一只天堂鸟，她被这只鸟的描述迷住了，情不自禁想看一看，竟忘我地拉住服务生的手，慢慢地走了起来。从此，孩子的病便痊愈了。女孩长大后，又忘我地投入到文学创作中，最后成为第一位荣获诺贝尔文学奖的女性，也就是茜尔玛·拉格萝芙。

第三，心病还需心药医

当情绪不稳定的时候，可以做一些自己喜欢的事情，可以和亲朋好友聊天倾诉，也可以唱歌、跳舞、打拳等，把心中的压抑和烦闷、愤怒发泄出来。情况严重的时候，应该咨询心理医生，积极寻求相应的专业指导和治疗。如果因情志强烈导致身体不适，影响工作和学习，则应尽早就医，以防止病情进一步加重。

《黄帝内经》中就记载了心理治疗法，一些医生治病的时候，也常常因势利导，采取一些心理治疗的方法来使疾病痊愈，这是中国心理学的萌芽，其中有很多值得借鉴之处。

医圣张仲景在他的著作中讲到，看病时，患者向着墙壁卧着，听到医生来了，本应该立刻起身并且充满希望地看着医生，如果表现为不惊奇也不盼视，还三言三止，一面跟你讲话还又一面停一停，给他摸脉呢，他还不时咽一下口水，一般情况下，这是装病。对于这种患者可用吓唬的方式治疗，故意夸大治病的时间和痛苦，比如要针灸很多次等，假病的患者听到要给扎这么多针，害怕疼痛，一般就不敢再诈病，而所谓的疾病也很快就能痊愈。

张子和是金元时期名医之一，也很擅长心理疗法。有个叫卫德新的人，其妻在一次旅途宿店时，当晚碰上一群强盗抢劫，吓得她从床上跌到地上。此后，凡听到些许声响，她便会昏倒在地，不省人事。诸医用药治疗，病逾一年而不见好转。张子和经过细心观察、分析，认为属胆气伤败，《黄帝内经》说"惊者平之"，应采取心理疗法。他让两名侍女抓住病妇的两只手，将她按坐在高椅上，然后在她的面前放一张小茶几，张子和指着茶几说道："请娘子看这里！"话音未落，"砰"的一声，他用棍使劲打在茶几上。病妇见状大惊，张子和说："我用棍子打茶几，你怕什么呢？"待她心神稍定，张子和又敲打小茶几，这回她果然不那么惊怕。张子和重复以上动作，并用手杖敲门，暗中让人划病妇背后的窗户纸，病妇渐渐定惊，当晚，张子和又派人敲打患者的门窗，通宵达旦地折腾她。从这以后，病妇即使听见雷响也不再惧怕了。

养生知识问答

湖北刘女士：我已怀孕6个月，为了不失业，一直坚持上班，但是工作压力大，我的心情常处于不佳状态，请问这样对胎儿是否会有不好的影响？

专家答：孕妇的情绪可作为思维信息直接传给胎儿，母亲心情愉快或恐惧，可影响胎儿的生长发育。

有人测试，将怀孕的母猴放在椅子上，然后怒目以对，给以强烈的刺激，待母猴被激怒后，测量胎儿的血氧，结果发现，母猴越惊恐不安，胎儿的血氧越少，最后死亡。因此若长期处于悲伤、忧愁、抑郁、焦躁的不良环境下，或者大怒、大喜、突惊等强烈的刺激，都对胎儿不利。长期焦虑不安和惊恐，可使胎儿生后形成不稳定的性格和脾气。怀孕第7~10周，孕妇的过度不安易导致自然流产。怀孕后期，过度惊吓、恐惧、忧伤或刺激，可使胎儿的生长受到很大的影响，无形的心理因素对胎儿的影响也是如此。为了生一个健康、活泼、聪明的宝宝，母亲应在孕期保持良好和愉快的情绪，避免悲伤、忧郁等不良情绪的产生。

第十章

运动养生秘籍

　　搏击长空的老鹰生于悬崖峭壁，每天都不断地翱翔以寻找猎物，运动造就了它们强健的翅膀、迅捷的身手，它们通常都有较长的寿命，一般都在60岁以上。而龟和鳖这类动物，其生活方式和前者截然不同，但同样有着长寿的传统。现代主流研究表明，运动能促进人体气血流通，促进人体的新陈代谢，如果人体的气血流通无阻，新陈代谢就旺盛，可起到增强体质和防老抗衰的作用。但另外的一些研究也表明，过量的运动会加快衰老的速度，使身体更易受到疾病的侵袭。这些科学家认为，身体越活跃它产生的自由基就越多，而自由基是不稳定的氧分子，它能加速衰老。人们究竟需不需要运动，如何运动才是能达到长寿的运动？其实我们古人早在几千年前就对这个问题做了充分的解释和论述。

养身在动，养心在静

　　形与神俱，而尽终其天年，度百岁乃去。

——《素问·上古天真论》

　　人身之本，在于形神，动则养形，静则养神，只有形神相宜，才能活到天年，过百岁才去。生命在于运动还是生命在于静养，是很多年来人们热论的话题。《黄帝内经》早在几千年前就给出了答案，人体的筋骨肌肉需要锻炼，"久卧伤气，久坐伤肉"，只有适当的运动，才能使身体强壮。而对于人弥足珍贵的神来讲，却需要静养，"恬淡虚无，真气从之"，静养能保养和提升人的内在生命力。

养生阐释

运动和静养是中国传统养生防病的重要原则。"生命在于运动"是人所共知的保健格言，它说明运动能锻炼人体各组织器官的功能，促进新陈代谢，增强体质，防止早衰。但并不表明运动越多越好，运动量越大越好。也有人提出"生命在于静止"。人体的寿命和身体健康状况受遗传、基因条件，比如疾病、意外等各种因素的制约和影响，这些影响，都是通过身体能耗情况和心脏跳动频率来起作用的。野生动物，相对于家养动物，有更强健的体格和灵敏的反应，但几乎是任何一个品种的动物在人工圈养状态下所获得的寿命都比在自然野生环境下要长许多。

中国古代思想家在养生方法上虽然各有侧重，但本质上都提倡动静结合，形神共养。只有做到动静兼修，动静适宜，才能"形与神俱"达到养生的目的。

第一，动以养形

中国古人认为人的内部气血及各种器官组织都处于恒动状态，采用运动方法和手段促进这种内在运动状态发展和加强，就能求得养生健身的效果。静而乏动则易导致精气郁滞、气血凝结，久即损寿。所以，《吕氏春秋·达郁》说："形不动则精不流，精不流则气郁"。《寿世保元》说："养生之道，不欲食后便卧及终日稳坐，皆能凝结气血，久则损寿"。运动可促进精气流通，气血畅达，增强抗御病邪能力，提高生命力，故古代名医张子和强调"惟以血气流通为贵"。适当运动不仅能锻炼肌肉、四肢等形体组织，还可增强脾胃的健运功能，促进食物消化输布。

华佗指出："动摇则谷气得消，血脉流通，病不得生。"脾胃健旺，气血生化之源充足，故健康长寿。经常运动锻炼，可以使肺脏弹性大大增加，呼吸肌力量也增大，从而增强卫外功能，适应气候变化，有助于预防呼吸道疾病。中医认为肾主骨，不少中老年人通过运动使新陈代谢旺盛，代谢废物大部分通过肾脏排泄活动，使肾机能得到很大锻炼。体育运动可促使脑血循环，改善大脑细胞的氧气和营养供应，延缓中枢神经细胞的衰老过程，提高其工作效率。尤其是轻松的运动，可以缓和神经肌肉的紧张，收到放松镇静的效果，对神经官能症、情绪抑郁、失眠、高血压等，都有良好的治疗作用。近年来神经心理学家通过实验已经证明，肌肉紧张与人的情绪状态有密切关系。不愉快的情绪通常和骨骼肌肉及内脏肌肉紧绷的现象同时产生，而体育运动，能使肌肉在一张一弛的条件下逐渐放松，有利于解除肌肉的紧张状态，减少不良情绪的发生。

第二，静以养神

中国传统养生文化在历史上长期受到道教的影响，清静养生的思想在一定程度上占据着中国传统养生文化的主流地位。如我国古代，秦代名医崔文学活了300岁、后汉名医葛越活了194岁、唐代高僧慧昭活了290岁等。古人认为"神"有任万物而理万机的作用，常处于易动难静的状态，"神"易动难静，故清静养神就显得特别重要。《黄帝内经》谓："恬淡虚无，真气从之，精神内守，病安从来。"老子说"无欲以静，无下将自定"，主张"致虚极，宁静笃"。即要尽量排除杂念，以达到心境宁静状态。

但心境清净，并非不用。清代的曹庭栋在总结前人静养思想的基础上，赋予"静神"新的内容。他说："心不可无所用，非必如槁木，如死灰，方为养生之道"，"静时固戒动，动而不妄动，亦静也"。曹氏认为"静神"实指精神专一，屏除杂念及神用不过。正常用心，能"思索生知"，对强神健脑会大有益处。但心动太过，精血俱耗，神气失养而不内守，则可引起脏腑和机体病变。

静神养生的方法也是多方面的，如少私寡欲、调摄情志、顺应四时、常练静功等。科学家研究统计发现，长寿的人大都从事清静的职业，生命活动和生活内容并没有过多的运动、波动与激动，精神没有任意消耗。

养生秘籍

《类经附翼·医易》说："天下之万理，出于一动一静。"动静结合，刚柔相济。动为健，静为康，动以养形，静以养气，柔动生精，精中生气，气中生精，是相辅相成的。实践证明，能将动和静、劳和逸、紧张和松弛。这些既矛盾又统一的关系处理得当，协调有方，则有利于养生。

从《黄帝内经》的"不妄作劳"，到孙思邈的"养性之道，常欲小劳"，都强调动静适度，从湖南马王堆出土竹简的导引图中的导引术，华佗的五禽戏，到后世的各种动功的特点，概括言之就是动中求静、动静适宜的原则，还突出了一个审时度势的辩证思想特点。日常生活中小劳，要多走楼梯，少乘电梯；多争取机会走路，少乘汽车；看电视时，可在广告时间做一些伸展运动，如弯腰、踢脚等；与同学或朋友做定期运动，如慢跑、打羽毛球、游泳等，并培养自己对个别运动的兴趣，养成有规律的运动习惯。

具体来讲，运动时要注意以下几点。

（1）运动时，一切顺乎自然，进行自然调息、调心，神态从容，摒弃杂念，神形兼顾，内外俱练，动于外而静于内，动主练而静主养神。这样，在锻炼过程中内练精神、外练形体，使内外和谐，体现出"由动入静"，"静中有动"，"以静制动"，"动静结合"的整体思想。

（2）古人云："冰冻三尺，非一日之寒。"人贵有志，学贵有恒，做任何事情，要想取得成效，没有恒心是不行的。运动养生不仅是身体的锻炼，也是意志和毅力的锻炼。如果因为工作忙，难以按原计划时间坚持，每天挤出10分钟、8分钟进行短时间的锻炼也可以。若因病或因其他原因不能到野外或操场锻炼，在院内、室内、楼道内做做原地跑、原地跳、广播操、太极拳也可以。不能一时兴起，拼命练习，兴奋过去，又很多天都不锻炼。

（3）运动后食欲减退，头昏头痛，自觉劳累汗多，精神倦怠，说明运动量过大，超过了机体耐受的限度，这样锻炼后对身体有害无益。一般来说，以每次锻炼后感觉不到过度疲劳为适宜；也有人以脉搏及心跳频率作为运动量的指标，若运动量大，心率及脉率就快。对于正常成年人的运动量，以每分钟心率增加至140次为宜；而对于老年人的运动量，以每分钟增加至120次为宜。

（4）为健康而进行的锻炼，应当是轻松愉快的、容易做到的，充满乐趣和丰富多彩的。美国运动生理学家莫尔豪斯提出"运动应当在顺乎自然和圆形平面的方式下进行"。正确的锻炼方法是运动量由小到大，动作由简单到复杂。以跑步为例，刚开始练跑时要跑得慢些、距离短些，经过一段时间的锻炼，再逐渐增加跑步的速度和距离。

（5）一般来说，早晨的空气相对较新鲜，而室内的氧气经过一夜的睡眠后，大部分被人吸收了，二氧化碳的浓度相对增多，到室外空气清新的地方进行运动锻炼，即可把积聚在身体内的二氧化碳排出来，吸进更多的氧气，使身体的新陈代谢增强。为一天的工作打好基础。

（6）对于老年人和有慢性疾患的人来说，由于肌肉力量减退，神经系统反应较慢，协调能力差，宜选择动作缓慢柔和、肌肉协调放松、全身能得到活动的运动，像步行、太极拳、慢跑等。而对于年轻力壮、身体又好的人，可选择运动稍大、身体可以耐受的锻炼项目，如长跑、打篮球、踢足球等。售货员、理发员、厨师等工作性质的人需要长时间站立，易发生下肢静脉曲张，在运动时不要多跑多跳，应仰卧抬腿；经常伏案工作者，要选择一些扩胸、伸腰、仰头的运动项目，又由于用眼较多，还应开展望远活动。

而动中取静，也可以从以下方面来做起。

（1）静坐：静坐时，重要的不是坐的姿势，而是一边读书写字，反省观照自己，精神凝聚，人我两忘。

（2）听音乐：要求音乐低回高昂、舒缓旷远、好的音乐会让人自然地宁静下来。夜深人静之时把如泣如诉的"小夜曲"调得很低很低，人生的疲劳和收获、快乐和忧伤仿佛在细细滤清，非常宁静；有时眼泪不晓得怎么会流下来，这眼泪不是悲伤也不是喜悦，那是意境。感觉身体每一部分自然打开了，心里的烦恼什么都没有了。那是寂寞的享受，宁静的享受。不是钱能买得到的，更不是靠药能吃出来的。

（3）钓鱼：垂钓时需要心情平静，环境宁静。在静的环境下垂钓，人的心脏搏动有规律，血压也较稳定。通过钓鱼、静坐，不少高血压患者自我感觉良好，血压也逐渐趋于正常。还有些人常为失眠所苦，大多是由用脑过度、精神高度紧张造成的，经过垂钓静坐，精神放松后病情就能有所好转。

（4）冥想：可以促进全身血液循环，为全身组织器官输送大量氧气和营养，减轻焦虑。也是松弛思想的一种运动体操。冥想时可以在安静的环境中想象绮丽的风光、美妙的鸟语、灿烂的星光、壮丽的山川，这些对健脑提神大有好处。

ᨳᨳ 养生知识问答 ᨳᨳ

海南林先生：以前大家都说"生命在于运动"，现在很多人又在说"生命在于静止"，大家都认为要像乌龟一样，行为腾腾，生命会很长。这两种说法哪种比较科学一点？

专家答：中国古代的养生观念中，神的保养非常重要，力主清静养神。但也并非完全排斥动形以怡神。老子就认为在身体锻炼之中，也能静神、怡神。例如散步，古人认为"步则筋舒而四肢健"，"缓行数百步散其气以输其食"，适当的运动既能舒筋活络，也能动中得静，动而怡神。并且有些养生家还指出，晚上绕室行千步，然后上床睡觉，有助于安眠。 清代著名画家高桐轩的十条长寿经验就很重视动中取乐。他首先谈到耕耘之乐：耕耘虽劳肢体，然颇健身心，伏案一日，把锄半天，既享田家之乐，又能健壮人身；既不忘耕耨之劳，又有秋收丰食之望，何乐不为。接着又谈把帚之乐：把帚扫地，洗桌净几，躬身举手之劳，则尘垢顿去，地净窗明，精神一快，乐趣即寓其中。后来，他又谈到漫步之乐；起身散步于中庭，或漫游于柳岸花畦，心神焕然爽朗，襟怀为之一畅等。总之，静能养神，但适当的活动对养神也大有裨益。

形劳而不倦，神劳而不耗

志闲而少欲，心安而不惧，形劳而不倦，气从以顺，各从其欲，皆得所愿。

——《素问·上古天真论》

《黄帝内经》认为一个人情志闲适而欲望寡少，内心安宁没有恐惧，形体劳顿而不觉疲倦，气机调顺，一些合理的愿望得到满足，那么这个人就是一个很健康的人。如果一个人整天活在计算和疑虑、恐惧之中，神气耗损，或者形体承受着过度的劳损，那么这样的人一定不健康。

（一）过逸伤身

南太平洋上一个美丽富饶的岛国，名叫瑙鲁，这里有着取之不尽的鸟粪资源，年输出的纯收入高达9000多万美元。这个国家的人养尊处优、舒适安逸，但却是世界上疾病最多、人均寿命最短的国家。现实生活中，也有很多人奉行"工作越清闲越好，活动量越轻越好"，懒于用脑，饱于口福；有的甚至每天大部分时间是在沙发和床上度过的，岂不知如此"享福"，往往会因福得祸。

养生阐释

古人说得好，流水不腐，户枢不蠹。美国科学家富兰克林也说过："懒惰像生锈一样，比操劳更能消耗身体。经常用的钥匙总是亮闪闪的。"贪图安逸危害健康；勤奋乃保健良方。

（1）营养过剩。会"享福"者多贪食，天天不离佳肴美味，过量摄入高脂肪、高蛋白、高糖饮食，而体力消耗几乎降到了最低限度，热量的"收入"大于"支出"，于是营养过剩，导致脂肪在体内堆积，显得体态臃肿，出现双下巴，大肚皮。动辄气喘吁吁，虚汗淋淋。越闲越懒闲逸病还有一个很大的特征就是越安逸越想安逸，越闲越怠，越养越懒。于是精神萎靡，呵欠连绵，喜躺思睡，不求进取。

（2）智能降低。人的大脑功能是用进废退的。事业上勤奋的人，能使大脑增加释放脑啡肽等特殊生化物质，脑内的核糖核酸含量比普通人的水平要高10%～20%。它们能促进脑垂体分泌神经激素-多肽组成的新的蛋白质分子。这种蛋白质被人们誉为"记忆分子"，对促进记忆和智力的发展颇有助益。而逸多劳少，不善动脑的人，由于大脑机能得不到充分发挥脑啡肽及脑内核糖核酸等生物活性物质的水平降低。若长期如此，则使大脑功能呈渐行性退化思维及智能逐渐迟钝，分析判断能力降低。

（3）免疫力下降。人体免疫功能动则盛，惰则衰。贪图安逸者活动甚少，久之会使机体的免疫功能降低，加之体重超重，易于罹患高脂血症、高血压病、动脉粥样硬化，冠心病等疾患。很多慢性病，诸如消化性溃疡、糖尿病、胆石症、心律失常等，也好发于逸多劳少的人。四体不勤，懒散懈怠，其精力和体力无疑会走下坡路，抑卸疾病的能力相应下降，很多疾病就会乘虚而入，怕风、怕冷、怕热，动辄出汗气喘，遇寒则伤风，适应的幅度变小，生理耐受力降低。

（4）心理折磨。过逸者往显得气量狭小，反应迟钝，懒散健忘。会经常沉湎于不良情绪的负体验之中，加上他们甘居平庸，迷恋轻闲，得过且过，事业上无所作为，常常会引发各种社会矛盾。

（5）未老先衰。大量事实证明，中年人的健康亦有赖于心理上的平衡，有赖于神经系统保持一定的紧张性。过逸少动可使中年人对外界环境的适应能力降低、易致未老先衰。究其机理，乃是劣性心理会影响内分泌功能，而内分泌功能的不良改变又会反过来增加人的紧张心理，形成恶性循环，影响体内一系列代谢过程，贻害身心健康，进而导致早衰。有资料表明：平时心境较差，且不爱运动的中年人，其心脑可早衰10～15年，罹患心血管疾病的危险要比一般人高出1～3.5倍。

养生秘籍

老年人离退休后，脱离了紧张、繁杂的事务，不再日夜操劳，从此可以得到充分的休息。身体应更加健康，然而从大量的调查中看到的是，退、离休后一些不爱活动，不愿做些力所能及的劳动，生活过度安逸的老人们身体却大都不如以前，反而添病。日常生活中，久卧、久坐都是指过度安逸。人们如果完全不参加劳动和锻炼，"四体不勤"，饱食终日无所用心，就会引起气血运行不畅，筋骨脆弱，脾胃消化机能衰退，抵抗力下降，身体软弱无力，食欲不振，精神萎靡等。

世界上没有一个长寿的人是懒汉，也没有一个高龄老寿星是厌恶劳动的。从事体力劳动的人动脉硬化的发病年限比较迟，老年以后动脉硬化的程度也比较轻。现代医学研究证明，患动脉硬化的人，城市比农村高，脑力劳动者比体力劳动者发病率高，因此说，适当的体力劳动有助于防止动脉硬化。

我国老年医学工作者曾对新疆地区部分长寿者进行调查，结果发现72长寿者中8％的人都是从事体力劳动的农民。长寿老人有一条重要的保健经验，便是坚持锻炼和劳动。尤其是经常合理的体力劳动，对促进血液循环，锻炼神经，加强身体各系统器官的功能，使心、肺、肾、肠和皮肤等的功能健全，保持旺盛的精力、愉快的情绪、持久的劳动能力等，是延年益寿的重要条件。武汉医学院也曾经调查过125名90岁以上的老人，其中体力劳动者占96％，而且大部分人还一直坚持步行、爬山、练气功、打太极拳等活动。我国老年病研究所曾在著名的长寿之乡——广西巴马县的山村进行过医学考察，发现这里的长寿老人从10岁起就下田劳动，70～80岁仍坚持参加劳动。可见，健康长寿与劳动有直接关系，从医学角度来说，运动与劳动可以提高身体的新陈代谢，使各器官更加充满活力，从而推迟各组织器官的衰老。

离退休的老年人应经常参加一些力所能及的劳动，最好是自己喜爱的项目。如有的老人喜欢养花、种菜、垂钓、烹饪、编织等。参加劳动时就会心旷神怡，也不容易疲劳，对身心健康更有利。凡工作或生活上具有特长或技能的人，到了老年仍应继续坚持发挥所长。假如感到体力不能胜任，可以减少工作量，如果患了病，也可暂时停止，但在病愈后可逐步恢复。老年人如随便放弃过去的技能，也许就从此永远丧失了这种能力。同样，脑力劳动者也应继续保持原有的脑力活动，不要突然停止。

～～养生知识问答～～

湖北梁小姐：我生完孩子，已经过了半年多，虽然身材恢复了不少，可小肚子还是处于隆起状，而且虽然每天睡足了觉，眼睛里还是有很多红丝，脸上的斑也与日俱增。人家都是生完孩子好了痛经，但我是产后六个月时的第一次月经就有了痛经的毛病，并且月经颜色偏暗，常有血块。还有我的舌头边上也出现了一些黑色的暗斑。我坐月子坐的很好，生完孩子后基本上什么都不用我干，我婆婆和妈妈帮我分担了一切，但我现在还是这么多不舒服的地方，请问，我是不是月子没有坐好导致的？

专家答：这种情况一般为产后血瘀所致。分娩两三天之后就应该稍微下床走动，以促使恶血排出体外，满月后就可以逐步恢复孕前的运动量。但是你坐月子期间疏于活动，盲目静养，导致气滞血瘀，产后恶血排不干净，离经之血留于胞宫，瘀阻经脉，使血行不畅。再加上原本就是血瘀体质，有血行不畅的潜在倾向，所以这是坐月子期间太过安逸，没有一定的运动所致。治疗方面以活血化瘀为主，中医中最著名的方药是生化汤，对产后瘀血很有效果。

（二）过用伤脏

《黄帝内经》提出"春秋冬夏，四时阴阳，生病起于过用，此为常也"，唐代孙思邈谓："养性之道，常欲小劳，但莫大劳及强所不能堪耳。"适当的劳动，能使人气血通畅，形体康健，而一旦劳动强度超过机体所能负荷，人体内脏都经受着极大的考验，久之，内脏系统就会造成一定程度的损伤，而表现出功能的失调或出现器质性病变。

养生阐释

目前社会，"过劳死"已经成为一种普遍现象。"过劳死"主要是指在非生理的劳动过程中，劳动者的正常工作规律和生活规律遭到破坏，使疲劳向过劳状态转移，使血压升高、动脉硬化加剧，进而出现致命的状态。简单的解释就是超过劳动强度而致死以知识分子、精神劳动强度和压力过大者居多。在许多发达国家被称为职业病，与长期超时工作有着非常直接的关系，通常发生在每天工作10个小时以上的，从事企业、警务、艺术、医疗、IT、新闻、科研等行业的人群中。主要原因就是中青年人经受事业和家庭的双重压力，身体长期处于超负荷的状态，精神高度紧张，再加上部分人群不健康的生活方式，导致他们极易“过劳死”。

《黄帝内经》云：“因而强力，肾气乃伤，高骨乃坏。”由于心主血，肺主气，脾主肉，肾主骨，肝主筋，五劳所伤，实际上是伤及五脏之本体，损伤内脏的精气，导致脏气虚少，功能减退，久而积劳成疾，最后造成“过劳死”。过度劳累包括三个方面，即劳力过度、劳神过度和房劳过度。

心脏是人的身体脏器中最疲劳和最辛苦的一个器官了，所有的劳累最后都作用于心脏。一个人自从他在母亲的身体中坐胎发肤之后不久（大概为6周），心脏就开始了自律性地无休止搏动。在这个人的生命终了之前，无论白天和夜晚，无论工作和睡眠它甚至连一秒钟的偷懒歇闲时间都没有。现代科学研究证明，作为肉体的心脏和人体的其他器官一样都有其特定的和固定的活动年限，而不会无休止地运行。如果说生命的控制器是心脏，人类的寿命是与心脏的寿限等齐的，而人的寿命上限又应该为120岁（我国古代的《尚书》就记述说，“一曰寿，百二十岁也”，晋代著名养生家嵇康也认为，“上寿”可达百二，“古今所同”。美国学者海尔弗利通过细胞分裂推算法也计算出人的寿命应该是2.4×50=120岁），那么在正常状态下人类的心脏在一生中就应该有120年×365天×24小时×60分钟×60次静息心率=37.8亿次的理论搏动极限。在此种特定的背景条件下，人的寿命则会受到两种因素的制约和影响：一是静息心率（指人在清醒、不活动的安静状态下，每分钟心跳的次数。

在对5360名健康成人进行的测试中，静息心率的范围为51～94次/分不等，平均数为67次/分）越高者寿命则越短。比如一个静息心率大于每分钟80次者其理论寿命就会比每分钟60次者要减少30年（120-30=90）。而从事激烈运动的那些人员，并没有给他们带来长寿的好运。经过查阅奥运健将们的寿命可知，他们中虽然不乏有过百的老人，但是大多数人的寿限都不算太高，甚至连普通百姓的平均寿命都不如。

而身体过劳的征兆主要有以下这些：浑身无力、容易疲倦、头脑不清爽、思想涣散、头痛、面部疼痛、眼睛疲劳、视力下降、鼻塞眩晕、起立时眼前发黑、耳鸣、咽喉异物感、胃闷不适、颈肩僵硬、早晨起床有不快感、睡眠不良、手足发凉、手掌发黏、便秘、心悸气短、手足麻木感、容易晕车、坐立不安、心烦意乱等。

养生秘籍

现代有病统称疾病。而在古代"疾"与"病"含义不同，"疾"是指不易觉察的小病，如果不采取有效的措施，就会发展到可见的程度，便称为"病"。这种患疾的状态，就是过度劳累，即亚健康状态，在中医学中称"未病"，是身体已经出现了阴阳、气血、脏腑的不平衡状态，而这些正是所说的"过劳死"的"基础病证"。中医调理强调的"未雨绸缪、防患未然"是预防"过劳死"的最好途径。病程要是超过三四年的话，治疗会相当困难。为此，要避免此症的痛苦，要防止"累死"，最重要的还是预防，避免长时间的极度紧张和精神负担过重。专家认为，预防过度劳累对身体的伤害要注意饮食、卫生、生活质量、运动。

（1）消除脑力疲劳法：适当参加体育锻炼和文娱活动，积极休息。如果是心理疲劳，千万不要滥用镇静剂、安眠药等，应找出引起感情忧郁的原因，并求得解脱。病理性疲劳，应及时找医生检查和治疗。学习自我调适心理压力技能也十分重要，防止心里太过紧张，精神紧张可使血压升高，心脏负担加重，诱发心律失常、冠心病等身心疾病，甚至还可能使心血管患者，发生心肌梗死。如果长期的情绪压力得不到舒解，可能导致抑郁，身心俱疲，此时也可用橙花、天竺葵、红橙、玫瑰精油泡脚，以缓解抑郁症状。

（2）饮食补充法：早餐是激活一天脑力的燃料，不能不吃。许多研究都指出，吃一顿优质的早餐可以让人在早晨思考敏锐，反应灵活，并提高学习和工作效率。研究也发现，有吃早餐习惯的人比较不容易发胖，记忆力也比较好。按时吃饭，在办公室叫外卖注意饮食营养的搭配。多吃含蛋白质、脂肪和丰富的B族维生素食物，如豆腐、牛奶、鱼肉类，多吃水果、蔬菜，适量饮水，装在暖水瓶里几天的开水、反复煮沸的开水、水龙头里停用一夜的"死水"（可能含有大量的军团杆菌）、隔夜茶等不能喝。

喝黄芪山药粥缓解疲劳。长期过劳的人容易出现眼花、头晕、血压高、精神疲倦等一系列症状，在中医里被叫做"脾虚"，通常认为是脾胃消化、运作营养不足带来的身体疲劳。黄芪、山药具有明显的健脾功能，可以先将黄芪煎20分钟，然后用煎好的黄芪汁来煮山药粥，可以补益脾胃，缓解疲劳。根据调查，多吃蔬菜水果的人，可以减轻癌症与心脏病的风险。建议你，把蔬果放在最容易看到、随手就可以拿到的地方，提醒自己多吃蔬果。

（3）休息恢复法：为了次日做更多的事情，早点睡吧。晚上11点到凌晨1点，是肝脏的最佳排毒时间，此时应该进入熟睡状态。每天都要留出一定的休息时间。听音乐、绘画、散步等有助解除生理疲劳。据调查，每天在办公室的时间过长也是引起疲劳的原因之一。所以，中午时间最好别留在办公室里，可以在室外走走，以缓解工作的压力。积极治疗原有疾病，特别是高血压、冠心病、糖尿病、心血管及消化系统疾病，要特别注意调养。

（4）科学健身方法：一是有氧运动，如跑步、打球、打太极拳、骑车、爬山等，防止肥胖。肥胖会给心血管系统带来很大的负担，研究资料显示，体重超重5千克，心脏的负担就会增加10%；二是腹式呼吸，全身放松后深呼吸，鼓足腹部，憋一会儿再慢慢呼出；三是做保健操；四是点穴按摩，久坐电脑前、压力大的人颈椎长时间保持一个姿势，会出现肩关节肌肉紧张、颈肩韧带疲劳。这时可以按摩一个穴位叫做臂合阳穴，位置在肘关节向下两三指宽、前臂正中，按到出现麻感，肩颈部就能得到放松。也可以找脾经的穴位进行按摩。脾经在小腿的内侧，可用刮痧板从脚踝开始由下往上刮，一遍遍反复刮擦。

（5）戒烟：抽一根烟会产生超过4000种化学物质，其中40几种会致癌，吸烟者死于肺癌的人数是不吸烟者的16倍。戒除吸烟的习惯，不仅对自己的健康有利，也是对家人爱的表现，因为二手烟比一手烟还毒，已被WHO列为头号致癌物质，而孩子往往是二手烟最大的受害者。超过四分之一的婴儿猝死是因为父母吸烟，导致婴儿吸入二手烟引起的。二手烟也会增加儿童气喘的次数，且加重病情。

（6）酒后不洗澡：酒后洗澡，体内储存的葡萄糖在洗澡时会被体力活动消耗掉，因而糖含量大幅度下降，同时，酒精抑制肝脏正常活动，阻碍体内葡萄糖储存的恢复，加上洗澡时出汗，容易引起有效循环血容量不足，导致虚脱。

（7）不憋二便：人在憋尿时，全身处于高度紧张状态，胃肠和交感神经会发生暂时性紊乱，血压明显增高。而不能及时、规律地排泄大便，大便中的水分就会被吸收。长此下去直肠的膨胀会停止唤起对大便的要求，形成便秘。

养生知识问答

江西王先生：我20多岁了，最近一星期工作很忙，压力很大，出现了夜尿失禁现象，是否与工作过度劳累有关，该怎么做才能好起来？

专家答：首先应该去医院做全面检查，排除泌尿系统疾病，如慢性尿道感染、前列腺肿大或神经损伤等。如果没有器质性病变，考虑为劳累过度肾虚所致。这样首先要保证睡眠，其次要多吃鸡肉、羊肉、大葱、芝麻、海鱼、豆腐、大豆、胡桃、小扁豆、黑豆、芸豆、莲子、生姜、肉桂和韭菜等补肾食物。山楂（泡茶）、蔓越橘、覆盆子和蓝莓均富含类黄酮，有利于膀胱健康。少摄入糖类、软饮料、甜味饮料和生冷食品。远离咖啡因、酒精和人造香精。

不同运动选择

> 往古人居禽兽之间，动作以避寒，阴居以避暑。
>
> ——《素问·移精变气论》

古人居住在野外，和禽兽一起生存，没有很好的御寒措施，古人通过各种身体运动来达到防寒的目的。夏天的时候，古人居住在阴凉之处，以防暑纳凉。

养生阐释

我国传统医学向来注重"天人合一","不治已病治未病",因而,日常健身也是博大精深的中医精华之一。

《黄帝内经》中提到导引的健身方法。所谓"导引",指"导气会和"和"引体会柔",是呼吸运动和躯体运动相结合的一种体育疗法。

用现代汉语来表达,"导引"就是保健医疗体操。早在原始时代,先民们为了表示欢乐、祝福和庆功,往往学着动物的跳跃姿势和飞翔姿势舞蹈,后来,便逐步发展成为锻炼身体的医疗方法。早在春秋战国时,以呼吸运动为主的"导引"方法已相当普遍。《庄子》中讲道:"吹响呼吸,吐故纳新,熊经鸟申,为寿而已矣。此导行之士养行之人彭祖寿考者之所好也。"导引发展到后世,就是传承至今的五禽戏、八段锦等。

(1)五禽戏:五禽戏是东汉名医华佗所创,华佗在观察了很多动物后,以模仿虎、鹿、猿、熊、鹤五种动物的形态和神态,来达到舒展筋骨、畅通经脉目的的一种健身方法。就是指模仿虎、鹿、熊、猿、鸟五种禽兽的动作,组编而成的一套锻炼身体的方法。

(2)六字诀:六字诀由南北朝时期梁代陶弘景正式提出,他在《养性延命录》中说:"凡行气,以鼻纳气,以口吐气,微而引之名曰长息。纳气有一,吐气有六。纳气一者谓吸气,吐气有六者谓吹、呼、唏、呵、嘘、丝,皆出气也。"在呼气时发出"吹、呼、唏、呵、嘘、丝"六个字的音,再配合吸气,来达到锻炼内脏,调节气血,平衡阴阳的目的。

(3)易筋经:易,改变之意;筋,泛指肌肉、筋骨;经,为方法。因而易筋经是一种改变肌肉、筋骨质量的特殊锻炼方法。它除练肌肉、筋骨外，同时也练气和意，是一种意念、呼吸、动作紧密结合的功法。柔刚相济，身体自然放松，动随意行，意随气行，不能紧张、僵硬。

（4）太极拳：太极拳正是以太极理论为依据，讲求动静、阴阳。形体外动，意识内静。形动于外，则分虚实，运阴阳，拳路整体以浑圆为本，一招一式均由各种圆弧动作组成，按太极图形组成各种动作；意守于内，以静御动，用意识引导气血运于周身，如环无端，周而复始。可见所谓"太极拳"，就是以"太极"哲理为依据，以太极图形组编动作的一种拳法。其形在"太极"，意在"太极"，故而得名。

（5）八段锦：源于宋代的强身气功八段锦曾是流行于民间的健身方法之一。锦字从金，形容贵重；帛是古代颜色鲜美之物。因为这种功法可以强身益寿，有如展示给人们一幅绚丽多彩的锦缎，故称"锦"。八段锦是由八节不同动作组成的一套医疗康复体操，其动作简单，易学易练，并在实践中不断加以修改、创新。八段锦功能柔筋健骨、养气壮力，可以行气活血、协调五脏六腑的功能，男女老幼皆可锻炼。现代研究也已证实，这套功法能加强血液循环，对腹腔脏器有柔和的按摩作用，对神经系统、心血管系统、消化系统、呼吸系统及运动器官都有良好的调节作用，是一种较好的体育运动。八段锦体势有坐势和站势之分。前者练法恬静，运动量小，适于起床前或睡觉前锻炼；后者运动量大，适于各种年龄、身体状况的人锻炼。

养生秘籍

第一，根据年龄选择健身运动

1.二十多岁

可选择高冲击有氧运动、跑步或拳击等运动方式。对身体而言，好处是能消耗大量卡路里，强化全身肌肉，增进精力、耐力与手眼协调。在心理上，这些运动能帮助解除外在压力，让你暂时忘却日常杂务，获得成就感。同时，跑步还有激发创意、训练自律力的优点。而拳击除了培养信心、克制力与面对冲突的能力等好处外，更适合拿来当做"出气筒"。

2.三十多岁

建议选择攀岩、滑板运动、溜冰或者武术来健身。除了减肥，这些运动能加强肌肉弹性，特别臀部与腿部，有助于培养活力、耐力，能改善身体的平衡感、协调感和灵敏度。在心理上，攀岩能培养禅定般的专注功夫，帮助你建立自信与策略思考力，溜冰令人愉悦、忘却不快，武术帮助你在冲突中保持冷静、自强与警觉性，同样能有效增进专心的程度。

3.四十多岁

选择低冲击有氧运动、远行、爬楼梯、打网球等运动。对身体的好处是能增加体力，加强下半身肌肉，特别是双腿，像爬楼梯既可以出汗健身，又很适合忙碌的城市上班族天天就近练习。网球则是非常合适的全身运动，能增加身体各部位的灵敏度与协调度，让人保持活力充沛，同时对于关节的压力也不如跑步和高冲击有氧运动来得大。而在心理上，这些运动让人神清气爽，松弛紧张和压力。以爬楼梯为例，有规律地爬上爬下常是控制自己，让心情恢复稳定的好方法。同样，打网球除了有社交作用，还能抛开压力与杂念，训练专心、判断力与时间感。

4.五十多岁

适合的运动包括游泳、重量训练、划船，以及打高尔夫球。游泳能有效加强全身各部位的肌肉与弹性，而且由于有水的浮力支撑，不如陆上运动吃力，特别适合疗养者、孕妇、风湿病患者与年纪较大者。重量训练能坚实肌肉、强化骨骼密度，提高其他运动能力。而打高尔夫球时如果能自己走路、自背球袋，而且加快脚步，常有稳定心脏功能的效果。心理上，游泳兼具振奋与镇静的作用，专心的划水让人忘却杂务。重量训练有助提高自我形象满意度，让压力与烦躁都随汗水宣泄而出。团队一起划船能培养协同与团队精神。打高尔夫球则可让人更专心、更自律。

5.六十多岁以上

应该多做散步、交谊舞、瑜伽或水中有氧运动。散步能强化双腿，帮助预防骨质疏松与关节紧张。交谊舞能增进全身的韵律感、协调感和优雅，非常适合不常运动的人选择尝试。瑜伽能使全身更富弹性与平衡感，能预防身体受伤。水中有氧运动主要增强肌肉力量与身体的弹性，适合肥胖、孕妇或老弱者健身。这些都不算是激烈的运动，但是在健身之外，它们的最大功用是能使人精神抖擞，感觉有趣，并且有社交的作用，是让老年人保持年轻心态的一个好方法。

第二，根据性格选择健身运动

加拿大蒙特利尔肯考迪亚大学应用人体学教授吉米·加文最新研究指出，不同性格的人应该选择不同的运动方式，找到最适合自己的运动方式，不仅有助于强身健体，而且还能促进性格的发展和完善。根据不同的性格特点，选择适合自己的运动方式。

（1）喜欢与别人打交道，喜欢团体活动。高尔夫、壁球等团体运动或活动对爱交际的你很有吸引力。建议运动：健身操、动感单车、踏板操等。如果你选择的运动不是团队运动，那么可以增加社交的人数，比如邀请朋友一起跑步等。

（2）喜欢独来独往、自己做事，认为和人合作太累。不爱交际的"独行客"可以到公园打太极拳、游泳或长距离散步。

（3）做事雷厉风行，想到就做，做事不喜欢遵守章法。自发性较强的"先做后想"者通常喜欢快速运动，这样他们就没时间多想或者对运动产生厌恶感。大多数团体运动和球类运动是最佳选择。另外可以选择快跑、拉伸运动、跑步机运动、和朋友一起骑自行车、滑冰或登山等。

（4）喜欢照计划有控制地做事情。喜欢有条不紊和规律的做事方式。对认为做事要有所控制的人而言，可以选择各种舞蹈、太极拳、瑜伽、举重，尤其是普拉提。

（5）不依赖别人的支持，善于自我激励者。从理论上说，内在动机强的人在运动选择方面问题最少。跑步、举重、自行车、游泳、太极拳等，无不适宜。

（6）对外在动机依赖较强、自我奖赏和他人鼓励下才能做到坚持不懈。这些人最好报名上健身班锻炼，如网球、武术、滑雪等。

（7）容易集中注意力，喜欢埋头做事。注意力容易集中的人可以选择网球、壁球、复杂舞蹈或太极拳。如果你还具有很强的竞争意识，那么不妨选择各类团体运动或武术。

（8）做事容易分心、走神，集中精神做一件事情太困难。注意力不太容易集中的人最好选择散步。因为散步时可以欣赏路边的风景，任思绪天马行空。散步还可以促进社交。

～◈ 养生知识问答 ◈～

上海陆先生：我父亲年龄比较大，有一些基础疾病，但老人家比较喜欢运动，经常做一些适量的运动，我想问一下，运动后通常容易有哪些不正常的情况发生，这样家人可以做到提前预防，把危险降到最低。

专家答：一般来讲，健身要根据个人身体特点，锻炼时不要运动量太大，青少年和儿童可以锻炼到出汗，中老年人只要身体感觉发热，微微出汗和感觉舒适即可，切不可为了提高身体免疫力而盲目地大运动量练习。

第十一章

美容养颜秘籍

爱美之心人皆有，每个女人都爱美。古往今来，多少英雄为博美人一笑而煞费苦心。几千年来，歌颂美女的诗词更是数不胜数。美女赏心悦目，为世界增加了绚丽色彩，使我们的世界更加和谐美丽。《黄帝内经》告诉我们，女性的生老病痛以及外在的容貌，都与内因有着紧密的联系。窈窕身材、花容月貌，这外在的表现，都是体内气血阴阳情况的反映。一个美丽的女人，不仅要有袅娜的曼妙身材，柔滑似脂的水嫩肌肤，更应该拥有一张红润明艳的脸蛋。只有充满活力、皮肤有光泽的女人，才是美丽的女人。

皮肤是衡量一个人健康貌美的标准。曾有人调查过，如果用10分钟看一个人，那目光会停留在脸部7分钟，停留在身上3分钟。一个人能否给人留下一个好的印象，就在于脸部的肌肤了。人的皮肤从14岁开始退化，24岁以后，皮肤的新陈代谢就会日趋缓慢，皮肤变得粗糙。而除了年龄会影响皮肤状况，人体荷尔蒙的变化、环境的污染、紫外线辐射、饮食习惯、睡眠时间以及不恰当的保养方式都会影响皮肤的健康。我们每个人刚出生时都拥有一样完美的皮肤，而随着时间的推移，我们会发现同龄人之间皮肤会存在非常大的差异，有的人看起来比实际年龄要年轻，而有的人恰恰相反。只要我们用对方法，积极浇灌、耐心呵护，那么每个女人都会成为美女，都会成为社会中那道最亮丽的风景线。

气血补足了，人才会更美

人之所有者，血与气耳。

——《素问·调经论》

人体由气血所组成，气血是人体之所以存在的根本，是健康的决定性因素，人体的各种外在表现，都由气血所主宰。气血是女人美丽的内在基础。气血的盛衰和运行状况也直接影响着容颜的状况。只要血气充足，身体自然健康，面色自然红润光泽，皮肤自然细腻光滑、弹性十足。如气血不足则面色萎黄，精神疲惫；气血瘀滞则面色晦暗，或有黑斑、雀斑等，表情呆滞。

（一）血是养颜之本

《千金方》言，女子是以"血"为生命之依托的，所谓"以血为本，以血为用"，一旦血液不够充沛，就会导致体虚多病。人体是"血肉之躯"，只有血充足，皮肤才会显得红润，面部有光泽；只有肉实，肌肉才能发达，体形才会健美。对于女性来说，追求艳丽的面容、窈窕身材，应重在养血。

～养生阐释～

血是构成并维持人体生命活动的基本物质之一，中医历来有"男重气，女重血"的讲法。血生于脾，藏于肝，主于心，内营脏腑，外养肌肤。由于女性特殊性的生理特点，所以女性身体有耗血多的特点，一生中与血结下了不解之缘。虽然一个人的血液只占体重8%左右，却是人体生命活动的物质基础，具有营养和滋润全身的作用。女性如果不善于养血，就会肤色黯淡，唇色、指甲颜色淡白，时常有头晕眼花的情况发生。有的人经常心悸，睡眠质量不高，经常无缘无故失眠、多梦，也会有手足发麻的情况发生。月经颜色比正常情况偏淡并且量少。严重的人还会过早出现皱纹、脱牙、白发等早衰症。

导致血虚的原因主要有以下几点。

（1）失血过多。外伤失血过多，月经过多，或其他慢性失血症皆可造成血虚症。

（2）脾胃虚弱。脾胃功能不好，长期腹泻、营养不足导致生化不足，久则出现血虚。现如今，减肥成为一种时尚，节食的女孩越来越多，每顿饭她们只吃一点儿蔬菜，很少吃肉，虽然像林黛玉一样拂风若柳、飘飘欲仙，保持了好身材，却成了病美人，这就人为地造成了血虚。

（3）思虑劳神太过。大病、久病消耗精气；强力劳作耗伤气血；劳心太过，暗耗阴血，均可导致血虚。

我国古代四大美女，可以说个个貌美如仙。但若要论皮肤保养最好的一位，自然要数杨贵妃。有诗为证："春寒赐浴华清池，温泉水滑洗凝脂。"而知情人更是一语道破天机："暗服阿胶不肯道，却说生来为君容"。杨贵妃每天都吃阿胶，自然血色充足，周身粉嫩滑腻，红润有光泽，富有弹性。

近代科学研究发现，困扰女人的诸多问题——皱纹、暗斑、湿疹、眼袋、黑眼圈、皮肤灰黄、粗糙，产生的外在原因可能包括长时间的电脑辐射、睡眠不足、过于疲劳、化妆品使用过度、房事过度等。但究其根本，均与其内在机体的衰老和失调有关，其主要表现就是人的血红细胞衰老。爱美是女人的天性，相信每个女人都渴望拥有杨贵妃一样细腻光滑的皮肤，要想青春永驻，就必须从内部调理开始，仅仅靠物理美容从脸上涂抹一些化妆品是远远不够的，尤为重要的是从机体内部入手，从根本上解决血虚问题，补充细胞所需的各种营养物质，改善血红细胞的新陈代谢，加强真皮细胞的保水功能，才能实现由内而外的美丽。

养生秘籍

第一，起居调理

保持心情愉快、性格开朗，这样不仅可以增进机体的免疫力，而且有利于身心健康。同时还能促进体内骨骼里的骨髓造血功能旺盛起来，使得皮肤红润，面有光泽。养成现代科学健康的生活方式，戒烟少酒、不偏食、不熬夜、不吃零食、不在月经期或产褥期等特殊生理阶段同房等。

保证有充足的睡眠及充沛的体力，并做到起居有时，娱乐有度，劳逸结合。患有月经失调以及肠寄生虫病、萎缩性胃炎、溃疡、痔疮、疟疾或反复鼻出血等出血性疾病时（包括贫血），均要及早就医，尽快根治。茶余饭后可以散步，练习瑜伽、太极拳等不剧烈的运动。

另外，传统中医学认为"久视伤血"，所以长时间从事与电脑有关工作的职业女性，要养成良好的生活习惯，注意眼睛的休息和保养，防止因眼睛过度疲劳而损伤身体的气血。

第二，中药调理

（1）当归：为中医最为常用的补血中药。凡血虚之人，尤其是妇女血虚者，最宜服用。

（2）阿胶：中医认为，阿胶有滋阴补血之功。实验证明，阿胶对促进血液的产生有很大的作用。

（3）何首乌：含有多量的卵磷脂，能促进血液的新生和机体的发育，调节改善身体新陈代谢，对血虚者头晕目眩、面色萎黄、腰膝酸软等，食之最宜。

（4）熟地：能对付女性脸色苍白、头晕目眩、月经不调，与当归配伍还能增强当归的补血、活血疗效。

（5）川芎：既为妇科主药，又是治疗头痛良方，还能影响内分泌系统，减轻乳房不适、心情焦虑及沮丧等经前症状。

（6）白芍：《唐本草》说它"益女子血"，现代中医认为它能够养血柔肝，对月经不调有着很好的疗效。

另外，枸杞子、龙眼、熟地黄、白芍、黄芪、党参、人参、紫河车等均有益气生血的功效。

第三，食物调理

首先，日常应均衡摄取肝脏、蛋黄、谷类等富含铁质的食物。如果饮食中摄取的铁质不足或是缺铁严重，就要马上补充铁剂。维生素C可以帮助铁质的吸收，也能帮助制造血红素，所以维生素C的摄取量也要充足。其次，多吃各种新鲜的蔬菜。虽然蔬菜中铁的含量较低，吸收差，但是新鲜绿色蔬菜中含有丰富的叶酸，叶酸参与血红蛋白的生成，因此亦要多吃蔬菜。吃红色和黑色食物，常见的有以下几种。

（1）红枣：性温，味甘，既能补气，又能养血。历代医家亦称红枣为补血上品。

（2）龙眼肉：能补血、养心、安神、益智，对血虚体弱之人的心慌心跳、头晕失眠、健忘，食之最宜。

（3）芝麻：芝麻香油中还含有丰富的卵磷脂，不但可以防止头发过早变白和脱落，保持头发秀美，而且能够润肤美容，促进人体保持和恢复青春活力。

（4）桑椹：俗称桑果。含有丰富的葡萄糖、果糖、钙质和维生素，有很好的补血作用，且有安神功用，尤其是对血虚失眠者更适宜。

（5）乌鸡：乌骨鸡肉为雉科动物乌骨鸡的肉。《本草经疏》

所说："乌骨鸡补血益阴，则虚劳羸弱可除，阴回热去，则津液自生，渴自止矣，阴平阳秘，表里固密，邪恶之气不得入，心腹和而痛自止，益阴，则冲、任、带三脉俱旺，故能除崩中带下一切虚损诸疾也。"可见乌鸡为补血益阴之上品。

此外，生血食物还有赤小豆、黑芝麻、鸡肉、鸡肝、鹌鹑、青鱼、乌鱼、花生（主要是花生红皮）、红糖、白果、枸杞子、牛肉、羊肉、肝脏、肾脏、蛋类、奶制品、黑豆、黑米、豆制品、木耳、胡萝卜、菠菜、芹菜、番茄、葡萄干、樱桃等等。这些食材也可互相搭配食用，如龙眼肉莲子红枣汤、猪肝菠菜汤、阿胶芝麻核桃羹等，都是很好的补血食疗方。

～～ 养生知识问答 ～～

河南林小姐： 我一直有贫血的问题，经常会买一些补血的药物来吃，但是总听别人的建议，不停地换药物，补血效果一般。请问我应该如何做才能达到很好的补血效果？

专家答： 一般来讲，口服补血药应坚持"小量、长期"的原则。应在饭后服药，避免空腹服药，以减轻药物对胃肠道的刺激而引起的恶心呕吐。可同时服用维生素C或果汁，因酸性环境有利于铁的吸收。含钙类食品（如豆腐）和高磷酸盐食品（如牛奶）等，与铁剂能络合而生成沉淀，故应避免合用。口服铁剂期间，不要喝浓茶或咖啡，因茶、咖啡中含有大量鞣酸，能与铁生成不溶性的铁质沉淀，而妨碍铁的吸收。牛奶及其他碱性物质也可影响铁的吸收，应避免同时服用，或尽量少食用。乳类（尤其是牛奶）中含铁最少，不能大量饮用，否则会降低胃肠道内已有铁的含量。注意药物对铁剂吸收的不良影响：四环素族抗生素能与铁剂生成不溶性络合物，不利于吸收。故应尽量避免同时饮用。若两者必须饮用，应间隔3小时以上。

（二）气血通畅，青春永驻

　　天下的所有女人对于美貌和青春都有一种近似于偏执的狂热，而女人美不美，面色是关键。当人体气血不足时，往往会表现为脸色暗沉、蜡黄，没有神采，女人们甚至希望这个世上能有一种不老仙丹或美颜圣品，能够使自己永远青春不老，娇颜常驻。其实，这种能够长久地留住美丽和青春的恩物正是我们自身体内的气血，解决这一问题最有效的方法便是"补气血"。好好培护气血，女人就能在人生的每个季节活得精彩纷呈。

养生阐释

　　女人25岁前靠天生，25岁后靠保养。25岁后女人的生理机能开始走下坡路。色斑、皱纹、眼袋、皮肤粗糙、灰暗，各种妇科疾病不请自来，所以女人感到恐惧，拼命去买昂贵的化妆品去掩盖，殊不知，这样只是本末倒置。面部出现色斑、皮肤出现衰老，并不是皮肤出了问题，而是因为身体气血失和气血虚弱所导致的。所以女人25岁之后要调理气血。如果你身体气血失调，你用再好的化妆品，天天去做美容也不会有用的。就像一块腐烂的木头，即使用最好的油刷它，它还是会很快地烂掉。而且长期使用化学的化妆品也会对皮肤有很大的损伤作用。很多女人懂得补充自己气血，这就是她们为什么即使30多岁甚至40多岁还光艳照人的原因，比如不老女星赵雅芝、周慧敏、巩俐等。但也有很多女生不重视饮食和起居，才20出头就特别显老，早早失去了青春的活力和纯美。

那么，如何判断自己气血运行是否正常呢？可以通过身体外在的表现来判断身体内部的气血状况。

（1）看皮肤。如果皮肤白里透红，无皱纹、无斑、有光泽、弹性说明气血充足；反之，皮肤粗糙，没光泽，长斑、发暗、发黄、发青、发白、发红都代表身体状况不佳、气血不足。

（2）听声音。不爱说话，声音有气无力，很容易感到疲乏，说明气虚得厉害；反之，声音清晰有力则为气血充足。

（3）看头发。如果掉发、发白、发黄、干枯、开叉说明气血不足；头发乌黑、浓密、柔顺代表气血充足。

（4）看手温。如果手心冰冷，偏热或者出汗，都是气血不足的表现；而一年四季都是温暖的，代表人气血充足。

养生秘籍

第一，食物调理

1.气血两虚

女人气血两虚一般出现在贫血、白细胞减少症、血小板减少症、大出血后、妇女月经过多者等，其主要表现为：既有气虚的表现，又有血虚的表现，进补宜采用益气生血、培补气血、气血并补。常用一些补气的药物调理，如人参、黄芪、白术、红枣、甘草来炖鸡或排骨以补气。可以喝由黄芪、人参、白术、甘草配制的"四君子汤"，或者服用补中益气丸等成药。推荐食谱有鲫鱼豆腐汤、气血双补汤、药膳鸡等。

（1）鲫鱼豆腐汤：和中补虚，补中生气。

材料：鲫鱼1条、豆腐1盒、姜3片、葱3段，油、盐、胡椒、料酒、鸡精适量。

做法：鲫鱼开膛去内脏，去鳞去鳃，洗净，抹干，用盐和料酒稍腌待用。豆腐切成1厘米厚的块，砂锅烧热，放入少量油，将鲫鱼放入，煎至两面呈金黄色，加入葱姜，加入足够开水，加盖，烧开后转小火（如果想要汤色雪白，就用大火煲10分钟），煲40分钟，加入豆腐，再煮5分钟左右，加盐和胡椒、鸡精调味即可。

（2）气血双补汤：益气补血。

材料：猪瘦肉500克，猪肚60克，猪大排150克，墨鱼50克，党参10克，黄花菜（干）10克，白芍药10克，茯苓12克，肉桂3克，熟地黄10克，当归12克，川芎5克，甘草6克，姜30克，大葱10克，黄酒15克，花椒2克，盐10克，味精2克。

做法：将党参、黄花、白芍药、茯苓、肉桂、熟地黄、当归、川芎、炙甘草各药装入纱布袋，扎紧口。猪肉、墨鱼、猪肚洗净，切片；猪骨洗净，捶破；生姜切碎；大葱切段。以上原料一并放入砂锅中，加清水适量，放入花椒、料酒、盐，置大火上烧沸，再改文火煨炖。待猪肉、猪肚熟烂时，捞起切条，再放入汤中，取出药袋即成。

（3）药膳鸡：益气生血。

材料：柴母鸡一只，党参30克，黄芪30克，枸杞30克，红枣30克。

做法：把中药洗干净，放入砂锅；鸡宰杀干净，砍成十几块焯水后放入砂锅中，再加入开水。旺火烧开后，将火转至小火炖3~4小时，中途可根据需要加水。煮熟后即可食肉喝汤。

2.血瘀气滞

很多女性除了气血虚弱，因为受寒、生气等，也容易出现血瘀气滞的状况。一般多先由气的运行不畅，然后引起血液的运行瘀滞，是先有气滞，由气滞而导致血瘀，也可由离经之血等瘀血阻滞，影响气的运行，这就先有瘀血，由瘀血导致气滞，也可因闪挫等损伤而气滞与血瘀同时形成。

（1）当归川芎粥：理气化瘀。

材料：当归15克，川芎15克，粳米100克。

做法：将当归、川芎洗净，切片，装入纱布袋中，扎紧袋口，与淘洗的粳米同入锅中，加水适量，用小火煮成稠粥，粥成时取出药袋即成。早晚分食。

（2）山丹桃仁粥：活血化瘀。

材料：山楂30克，丹参15克，桃仁（去皮）6克，粳米50克。

做法：原料洗净，丹参先煎，去渣取汁，再放山楂、桃仁及粳米，加水适量，武火煮沸，文火熬成粥。

（3）川芎煮鸡蛋：理气化瘀。

材料：川芎6~9克，鸡蛋2个，红糖适量。

做法：加水煎煮，鸡蛋熟后去壳取蛋，再煮片刻，去药渣，加红糖调味，吃蛋喝汤。每天1次，连服5~7天。

第二，经络调理

我们的肤色一直跟着季节在变——春天万物生发，肤色变得明亮，也容易起斑；夏日能量发散到极致，肤色明显加深；秋天开始收敛，色素逐渐减退；冬日回复平稳，重现白皙素净。气血不足或者不调的人常会感觉到身体僵硬、胸闷气短、面色晦暗等。建议经常做做中医经络按摩，深度的经络按摩让气血直达头面部和身体末梢，滋养并带动全身微循环，按摩后全身气血流畅，大脑吸纳充足的氧气，你会睡得更香；正骨调身形能"拓宽"气血行经的通道，改善全身气血运行方式，骨骼也更健康。

因四肢上的穴位取穴方便，运用安全且运用起来灵活方便，闲暇时，可以通过自我捶打式经络调理法来调节全身气血。选座位，用健身锤或拳头击打自己四肢的穴位，这样可以调动自身的潜力，使精、气、血、津液运行畅通，起到疏通经络、补养脏腑的目的。被称为"身心医学"的中医，认为身体是情绪的基础，所以内调身体，自然带给人好情绪，好的肤色也就不远了。当然，你还是会遭遇坏心情，不过没关系，先试着说服自己，转移注意力去做你想做的事情，等情绪波动平息下来，再仔细倾听身体的声音，敛神自省。到户外走走不失为一个好办法，人在大自然中，一切都很容易通。

第三，下肢保暖

人体内部是一个大循环，脏器随时都与四肢、头部通过血管、经络、神经紧密相连，两条腿是我们人体内脏的下水道，当下肢因受凉总处在收缩的状态中时，气的运行受阻，气为血之帅，气之不行，内脏的血液循环就会造成运行的不畅，久而久之气血瘀滞，人体各脏器容易出现各种病变。据相关报道，平壤街头有一道独特的风景，站岗值勤的交警都是清一色的漂亮女性。朝鲜到冬天温度会降至零下二十多度，女交警必须穿短裙执勤。寒气导致气血运行不畅，胞宫虚寒，到这些女交警年稍长离岗后，很多人都生不了孩子。下半身着凉还会造成手足冰凉、性欲淡薄，缺乏欲望。宫寒造成的瘀血，导致白带增多，阴道内卫生环境下降，从而引发盆腔炎、子宫内膜异位症等。因此做好下半身的保暖工作，女性就可以避免许多妇科疾病。

养生知识问答

甘肃王小姐：我月经量少，颜色也很淡，看中医说我气血虚弱，让我多吃点红枣，我想问一下，月经期间也能吃吗？会不会导致月经量过多？

专家答：红枣为补养佳品，食疗药膳中常加入红枣补养身体，滋润气血。平时多吃红枣、黄芪、枸杞子，能提升身体的元气，增强免疫力。产后贫血、月经气血虚弱及产后都可食用红枣调理。在月经期喝红枣水，可补血强身，效果明显。红枣除了补血还有健脾的功效，月经期间吃枣，不会造成月经过多，可以放心食用。但不宜过量，以每天七颗为宜。

五脏安和，气血充足

明堂骨高以起，平以直，五脏次于中央，六腑挟其两侧，首面上于阙庭，王宫在于下极，五脏安于胸中。

——《灵枢·五彩》

中医理论中，人体是一个整体系统，内外相连，脏腑相应。如《黄帝内经》所言，五脏各有外候，与形体诸窍之间各有特定联系，心光华在面，其充在血脉，开窍于舌；肺其华在皮毛，其充在皮，开窍于鼻；脾其华在唇四白，其充在肌，开窍于口；肝其华在爪，其充在筋，开窍于目；肾其华在发，其充华在发，其充在骨，开窍于耳。全身脏腑精气能上达人的脸部，人面是全身气血、阳气贯注的地方，也是神气集中的部位，面部表情、神态是神气表现的重要内容。而在《黄帝内经》的望诊理论中，面部的不同部位分属于不同的脏腑和经络。如前额属心，下颌属肾，左颊属肝，右颊属肺，鼻部属脾。许多女性面色无华、晦白或灰暗、肌肤粗糙、斑点丛生或皱纹累累，往往缘于五脏功能失调。再高明的美容师，恐怕也难掩其憔悴之态。因此，要想养颜美容，首先应增强脏腑的生理功能，这样才能使容颜不衰。

（一）先天"肾"元，育孕美好容颜

肾为先天之本，既是生之门，又是死之户，生长发育的动力源泉在肾，不可避免的衰老机制在肾脏。肾精生理性的自然盛衰变化的外在表现就是生命的生长壮老过程。衰老死亡，古今中外圣贤平民，概莫能外。只有不违背生命规律，尽量减少不必要的肾精消耗，才是延缓衰老、健康美容的根本。

养生阐释

肾是人体生命的根源，为先天之本，主管着生长发育、衰老死亡的全过程。父母双方的肾精决定了后代的体形、头面五官、肌肤毛发的健美，所以肾精的生成、贮藏和排泄，对后代的健美和繁衍起着决定的作用。"后天之精"是饮食水谷所化生的、能够维持人体生命活动的精微物质，主要分布于五脏六腑、皮毛筋骨，以发挥滋养濡润作用。经过代谢平衡后，其剩余的部分，则输注到肾脏，成为肾精的一部分。

如果肾精充足，则肾脏的热量和能量都能够向上面不停地温暖、滋养脾脏、肝脏，因此，五脏六腑都能够有一个良好的生存环境。就像植物需要好的土壤才能吸取营养。很多人都认为肾虚是男人的"专利"，但实际上，女性受生理、病理因素影响也容易肾虚，且女性肾虚的比例相当高，不低于男性。现代社会中，多数女人为了生存，不得不长时间地处于快节奏的生活和工作状态中，从而使身体长期超负荷运转，精神压力很大，在不知不觉中将人体代谢平衡打破，出现精力透支的状况。透支了的健康状况早已为肾虚悄悄打开了大门。生病的时间过长、夜夜泡吧、蹦的、通宵上网、乱吃保健药等，都会给肾脏带来负担。肾虚的女人脸色苍白，黑眼圈，嘴唇周围的肤色发暗，面容散发出枯槁的迹象，头发也没有活力，这样的女人和美女相差很远。

肾气足则人身材适中。肾者水脏，主津液。肾气足，可调节体内水分并将多余的水分及时排出体外。《黄帝内经》讲道：女子35岁肾气渐衰。女性肾气衰时，体内该排掉的水分不能及时排出，造成腰以下部位虚胖甚至浮肿。而补充肾气，人的腰围即可减小，但体重可能不减。这是因为"肾主骨"，人的肾气足了，骨质密度便随之增加，体重也会增加。

肾气足的人头发茂密黑亮。肾主毛发。肾气足的人，头发浓密而黑亮；肾气不足的人头发发质枯干，容易脱落。所以，治理脱发的根本是调养肾。肾气足者年过百岁仍然鹤发童颜。

肾主骨。人的肾气足时，牙齿坚固，白而亮，年过80岁也可完好；肾气虚则牙齿易松动，甚至40岁左右即脱落。肾气足人体颈项自然轻松挺拔；肾气虚时颈椎无力挺直，重则骨质增生。所以，当人到中年出现骨质增生或出现牙齿松动时，应从调肾入手，这样才能真正起到改善体质的作用。

肾气足可接纳肺气，则肺功能正常，朝百脉可养皮肤；肾气虚时令肺的肃降功能受阻，面部易生蝴蝶斑等。肾气虚者，每年春节过后脸上即长色斑，也叫肾锈。秋冬季节手脚寒凉，严重者夏季也凉。如果在进入秋冬季节时，能调养得手脚温热，保护肾气，并一直保持到夏季，一般全年脸上都不长斑，反而皮肤细嫩。

《黄帝内经》讲：女子49岁天癸枯竭，不能再生孩子。但是，善保养肾气的人49岁后仍可以生子。更年期的时候，女性体内雌性激素迅速减少。这时，女性体内润滑物质匮乏，细胞在运动过程中摩擦力增大，造成内热增升，消耗元气，导致女性燥热不安，彻夜难眠，甚至狂躁、闭经。这就是女性更年期到来的征兆。口干、眼涩、手脚干、脚底板硬。如果适时地滋肾阴、降肾热，不出一个月，女性更年期综合征可减轻或消失，月经来潮也可延至60岁以后。

肾气足的人夫妻生活更和谐。性是高级感官最综合的享受，是健康的一面镜子，是最好的身心体操和精神压力的释放剂，是维系家庭最坚实的一根纽带，是生命动力的源泉，是最原始的本能，是最神秘的一种冲动力和感觉。已婚男女肾气足，夫妻生活就很和谐。须提醒的是，房事后男女皆不要当时洗浴，防止湿冷侵入体内，损伤肾气。女性肾阳虚者易患性冷症，反感夫妻性生活，容易导致夫妻感情不和。

～～ 养生秘籍 ～～

肾是女人美丽与健康的发源地，症状较轻的，出现代谢运输不畅，血液循环受阻，故而出现眼睛浮肿，黑眼圈，而长期过食辛辣食品的女性，则可使肾气亏损，导致眼花、目痛。较重者，幼年时发育迟缓；青春期初潮延迟，月经稀少；成年期则不孕不育、性欲淡漠，提前绝经；更年期易发生骨质疏松、心脏病变等。适当的补肾，会让女人回归健康美丽。

第一，女人肾虚常会出现的面部问题

（1）黑眼圈。造成黑眼圈的原因有很多，主要是部血管功能下降，出现水肿所形成的。黑眼圈是肾虚的外在表现，消除黑眼圈可从补肾入手。服用滋阴补肾类的中药，可以消除黑眼圈。日常饮食中还要多摄取蛋黄、豆类、芝麻、花生、胡萝卜等含有大量维生素E和A的食物。生活要规律化，保证充足的睡眠，戒烟酒、多运动，以改善体内血液循环，减轻黑晕。

（2）眼袋。眼袋是因为眼睛局部的血液、水液循环不畅，造成脂肪、水分的堆集，肾主水液代谢，肾虚不能温化水液，出现眼部水肿难消，长期下去，难以逆转，形成眼袋。除服用补肾中药外，还可加以按摩手法，轻按眼周攒竹、睛明、丝骨空、四白等穴，以疏通经络，促进血液、水液循环，消除眼袋。

（3）眼睛不再清澈明亮。眼睛是最能体现人体精气神的部位，精气充足，眼睛清澈明亮，精气衰退，眼睛混浊不堪。而人体精气是以肾精为本，肾精充足，眼睛明亮。

（4）肾虚可导致面部雀斑、黄褐斑。明代陈实功著《外科正宗》中说："雀斑乃肾水不能荣华于上，火滞结而为斑。"补肾可使肾水上荣面部肌肤，淡化斑点。此外，还可食用富含维生素C较多的食品，如香蕉、蜂蜜、西红柿、红枣、橘子、猕猴桃、丝瓜、黄瓜等和富含维生素E的食品，如卷心菜、胡萝卜、茄子、葵花子油、鸡肝等。

（5）肾病外应黑色，肾虚可使人的整个面部发黑，无光泽。爱美的女士不妨试一试常用的滋补肝肾的中成药，肾气充足了，自然脸色红润有光泽。

第二，起居调理

（1）牙为肾之齿，是肾精华的外现。所以上厕所大小便的时候，一定要咬牙，尤其是肾精上损害偏大的男人，这样方能固摄肾气。同时大小便的时候要处于一个吸气、气往里收的状态，并且提起脚后跟，这样等于补了肾气。切勿剧烈运动。

（2）很多人补气血都会采取运动的方式，但肾气不足的人则不适合做一些剧烈运动，因为气随汗脱，大量流汗也会造成气虚，适当运动即可。饮食上，肾气不足的人可以多吃牛、羊、狗肉，能起到补肾气的作用。

（3）一年中最佳的养肾季节在冬季，即从立冬到立春之间。冬季，万物凋零、冰天雪地，肾气最易耗损，所以冬天应该补充阳气，以养护肾气。日常生活中，最简单的方法就是要"早睡晚起"。一日当中肾脏最弱的时间为23点至凌晨1点之间，再加上冬天日照短，更应当早睡。早睡可以让身体保持温热，养护人体阳气。晚起，即在自然界阳气上升之后起床，身体可以躲避阴气补充阳气。这样各脏器收集的阳气汇集到肾，肾气才能充沛，抵挡疾患。

（4）忌焦虑恐惧的情绪。人体各脏器平日收集来的精气皆汇总于肾脏，焦虑、恐惧的情绪会导致肾气损伤，所以平常要保持愉悦轻松的情绪。

（5）注重腰部保暖。低温会使血液流动缓慢，对肾脏造成压力，影响肾功能，所以冬天特别要注意保暖，尤其是腰部保暖。

第三，饮食调理

（1）老姜枸杞羊肉汤：补肾温体，改善体质，增强免疫力。

材料：羊肉600克，老姜1段，枸杞子8克，醋、料酒各2匙。

做法：羊肉洗净切块，入沸水中加醋，余烫去腥，捞起。老姜洗净拍裂。油烧热，入姜段炒香，下羊肉块拌炒，加水和料酒，下枸杞子煮沸，改小火炖1小时左右；待肉熟烂，加入盐调味即可。

（2）兔肉美容汤：滋阴养颜，补中益气，生津止渴。

材料：兔肉250克，枸杞子50克，黄精20克。

做法：将兔肉洗净，切成肉丁，与枸杞子共加水适量，先以武火烧开，再以文火炖1小时左右焖熟，再入姜、酒、油、盐、味精少许调味。肾虚的人，在开始入锅的时候加入黄精片，与兔肉、枸杞子一起烧焖就行了。

（3）黄精海参汤：润肺生津，益肾补精。

材料：鸭肉150克，海参50克，黄精30克。

做法：将如上材料全部切成片之后一起放入锅中，加清水适量，先用大火煮沸，再用小火炖上2小时左右，等到鸭肉熟烂了，停火，调入食盐、味精，一道美味的黄精海参汤就出锅了。

养生知识问答

天津马女士：随着年龄的增大，我的腰围不断攀升。各种减肥方法都试过了，体重也减轻了一些，但腰围改变不明显，腰臀比例甚至还有加大的趋势，而且我感觉气力越来越不足，经常会感到乏力，做事提不起精神。请问我这种情况应该怎么办？

专家答：根据你的情况，初步判断你出现了肾虚状况。肾虚的人内分泌功能减弱，肾上腺皮质激素（促进脂肪分解，抑制合成）的分泌减少，基础代谢率水准降低，造成对体内卡路里消耗减少，从而导致发胖。肾阳虚型肥胖临床表现为：形体肥胖、头昏头痛、手脚发凉、腰酸腿软、舌体胖大、舌苔发白。这种肥胖，运用节食、运动等方法来减肥，效果都不会太好，应该以补肾为主来减肥。对此桂附地黄丸有显著的疗效。桂附地黄丸就是医圣张仲景的《金匮要略》中的"肾气丸"所以人们习惯上也把它称为"金匮肾气丸"，由肉桂、附子、熟地、山茱萸、山药、泽泻、丹皮、茯苓8味中药组成，是温补肾阳的经典良方。其中"山茱萸"具有补肾肝、涩精气、固虚脱、降血脂、减脂肪的作用，而"泽泻" 利水渗湿，这两味药均是目前流行减肥制剂的重要组成部分。另外，在饮食上多吃些鸭肉、鹅肉、兔肉、鲤鱼、粳米、糯米、小米、红枣等可以补纳肾气的食物也是很有必要的。

（二）后天脾土，养颜之本

脾是气血生化之源，食物经脾消化、吸收后转化为水谷精微，以营养五脏六腑及各组织器官，若脾失健运，则消化、吸收和转输营养物质的功能失常，人所需营养不足，就会造成气血亏虚。男人以气为本，女人以血为本，脾虚的女人，既没有健康的身体，也没有娇嫩的容颜。

养生阐释

宋代著名医学家李东垣说："内伤脾胃，百病由生。"脾胃是人体生命得以延续的后天基础，身体不健康，美丽也成了无源之水、无根之木。脾将水谷转化成为精微物质，以营养无脏六腑、四肢百骸、皮毛筋肉等组织器官。如果脾的功能正常，肢体得以充分营养，肌肉就能丰隆健美，精神焕发。反之，气血生化不足，营养物质缺乏，就可使人面色枯黄无泽，皮肤粗糙，肌肉瘦削，精神萎靡。脾除了在消化食物上起主要作用之外，还参与水液代谢。对皮肤来说，畅通的水液代谢，充分的水液供应可以使皮肤润泽饱满有弹性，如果脾虚，就可导致水湿停滞，产生痰饮等病理产物，出现颜面浮肿，皮肤肿胀。如水湿停聚化热上冲，熏于颜面，又可导致粉刺、酒糟鼻等病患。如水湿凝而为痰饮，溢于肌肤则可以发生肥胖症。脾开窍于口，其华在唇，如脾健运，气血充足，口唇自然红润光泽，若脾失健运，则血气虚少，口唇淡白不泽，甚至萎黄、干燥开裂。

很多女性朋友日常生活中不注意，喜欢吃寒凉的食物，伤害脾胃，使脾气虚损，无法控制血液，造成月经紊乱，月经周期不规律，总是提前或延后七天以上。生理期血流量增多，身体流失过多血液更虚弱，血液颜色浅淡，这是脾胃虚上加虚的表现。长此以往，就形成了恶性循环。更有严重者，不能做剧烈运动，正常人可以承受的运动她不能承受，容易出现不规则出血，久不治疗，甚至会造成不孕，即使侥幸怀孕，也有流产的危险。

脾主一身肌肉。脾虚的人往往肌肉不丰或者肌肉松弛下垂。重症肌无力这个疾病在中医看来就是从脾论治，健脾益气，使肌肉恢复其弹性。所以很多年龄较大的女人，都有乳房、子宫下垂的烦恼，严重影响其自信。其实这都是因为脾虚，脾之上升之气不足所造成的，只要脾气充盛，其下垂之势才能缓解。对于一个女人来言，保持美妙的"S"型身材是非常重要的事情，但在这件事情上，仅仅与地球引力进行对抗是远远不够的。非洲女人很少有戴胸罩的习惯，但非洲青年女性的乳房往往都浑圆高挺，丰满有型。生完孩子或年龄大了之后，脾气虚弱，此时即使一天24小时戴胸罩，也不能回到年轻时状态。因此，做女人"挺"好。而要"挺"，首先要保证脾气的充足和健旺。除了胸部问题，结实的肌肉和紧致的线条也是女人梦寐以求的身材状态。很难想象一个身体羸弱的女人能拥有紧实、充满弹性的身材。松弛的肌肤和肌肉不仅不能使整个人出现蓬勃的生机，而且在岁月的摧残中，更容易出现肥胖和皱纹以及橘皮组织等。

皱纹是女人心中的最痛，现代科技发展，各种护肤品层出不穷，能使一个人的皮肤年龄比她的实际年龄年轻好多岁，但皱纹却是护肤品专家的魔咒。皮肤科医生指出，皱纹是皮肤正常代谢功能减弱而致皮下脂肪、水分减少的表现，最终皮下脂肪变薄或消失、真皮纤维老化，皮肤弹性和张力均下降，笑、哭等表情做完后，皮肤无法复原，出现皱纹。没有药物能对付皱纹，只能通过激光治疗、注射除皱，甚至拉皮手术等手段来达到年轻时的完美状态，但众所周知，这些方法都或多或少存在着一些副作用。因此，女人和自己的第一道皱纹结下了不解之怨。一些老中医，根据长期临床发现，早生皱纹的女性，其面色白且无光泽，平常还有心慌、胸闷、少气懒言、身体虚弱或失眠等症状，所以中医认为，脸部皱纹较多的人多是心脾两虚，因此，中医多主张从健脾益气的角度来解决这个问题。栗子是传统的补益脾肾的食品，孙思邈在其著作中就记载了栗子内衣可以祛皱的功效。

脾虚的人往往从手掌就能看出来。手掌红润且肉厚的人往往气血足，手掌干瘦而颜色泛白的人往往气血虚亏。而有些人每到夏秋季节，手掌就会脱皮，从掌心开始逐渐向外扩展。刚开始不疼不痒，皮脱掉后手掌就会变得很粗糙，还有点疼。开始只是一只手，现在两只手都脱皮了。这种情况属于角化性皮肤病。剥脱角层松解症，西医认为主要是手足多汗遇冷或其他刺激引起。中医则认为，剥脱性角层松解症是由湿毒蕴结于皮下所致，和脾虚湿盛关系密切。

~~ 养生秘籍 ~~

第一，饮食调理

《黄帝内经》中讲"饮食自倍，脾胃乃伤"，因此，保护脾胃，首先要有好的饮食习惯。注意饮食卫生，不吃不干净的食物，不吃过期的食物，少吃或不吃含有各种人工添加剂的食物；注意食物的保质期，隔夜的炒青菜不吃，超过24小时的开水不喝，因为这些食物中有大量的亚硝酸盐，容易引起硝酸盐中毒。其次饮食要有节制，不能长时间饥饿或者暴饮暴食，这种不规律的饮食最容易伤害脾胃，影响消化吸收功能。另外饮食宜温、熟、软，不吃或少吃生冷，保护脾胃阳气，以"热不炙唇，冷不振齿"为宜；忌食黏硬不易消化的食物。同时，吃饭要专心致志、细嚼慢咽，饭后不宜马上洗澡或做剧烈运动。

在五行中，脾胃属土，土是黄色，所有黄色的食物都可以补养脾胃，如黄豆、土豆、玉米、南瓜、生姜、陈皮、菠萝等。中药里，山药、薏苡仁、芡实、白茯苓、白术等都是健脾养胃的好手。

红枣不仅能补气，还能补血，多吃红枣，对脾脏有益。在中医里，红枣是补中的最佳之品。但要注意的是，在日常生活中，适当摄入红枣之品，对脾胃有益，但若摄入过多，滋腻横脾，反而会影响脾的运化。

另外，很多女孩喜欢吃凉性的水果，如雪梨、香蕉、荸荠、西瓜等，认为可以滋润养颜。殊不知，这些水果性寒，长期食用，容易伤脾。很多女孩看到自己日益苗条的身材欣喜若狂，到处宣传水果神奇的减肥效果。而这种身材缩水的背后，是脾胃的伤痕累累。脾胃虚弱，中期不足，血液运化不良，这样的女孩，纵使很瘦，但却没有美丽可言，反而会有妇科疾病之虞。

（1）红枣茯苓粥：健脾益气。

原料：大红枣20枚，茯苓30克，粳米100克。

做法：将红枣洗净剖开去核，茯苓捣碎，与粳米共煮成粥，代早餐食。

（2）健脾扁豆丝：健脾益气。

原料：陈皮3克、茯苓10克、山药10克的提取液，新鲜扁豆600克，食盐、味精、葱、姜、砂糖、烹调油等适量。

做法：将扁豆去筋，洗净切成丝，待油锅热时加入少量葱、姜末，同时倒入扁豆丝煸炒，再加入药液和调料同炒至熟即可。

（3）黄芪炖鸡：健脾益气，适用于子宫或胃下垂等症患者食用。

原料：生母鸡肉1000克，党参30克，黄芪60克，生姜3片，红枣5枚。

做法：将鸡肉洗净切块，党参、黄芪浸泡洗净切丝，一同放入砂锅内，加水适量，置旺火上烧沸，再改文火炖至鸡肉熟烂、放入适量盐调味，即可食用。

（4）人参莲肉汤：补中益气，养心安神。适用于中老年人气血虚弱、神经衰弱、健忘、失眠、脾虚泄泻等症。

原料：人参10克，莲子（去芯）10枚，冰糖30克。

做法：将人参、莲子放在碗内，加水泡发，再加冰糖于碗内，隔水蒸炖约1小时。喝汤吃莲肉。人参可连续使用3次，次日再加莲子、冰糖，如法蒸炖。第三次可连同人参一起吃。

第二，起居调理

脾虚的人，血气不足，因而脸色就没有光泽，甚至会出现各种斑点，熬夜或繁重的劳动之后更是如此。因此脾虚的人，首先要保证充足的睡眠。睡眠过程中人的各种代谢减慢，下丘脑的神经中枢能调节修复细胞的损伤以及还原组织功能的完整性。因此，晚上是人体修复的最佳时机，也是各种受伤脏器的修复期。保证高质量的7小时睡眠，脾的功能能得到自然的调节，是身体气血恢复的最有力的途径和手段，甚至胜过高营养食物的摄入。

脾虚之人，要注意保暖。很多女孩，冬天穿秋装，秋天穿夏装，这种不避寒冷、不惧风雨的着装，最容易受风寒湿的侵袭，从而使脾功能降低，气血不足，更加重了身体的寒冷，各种疾病纷纷出现，这也是为什么现代社会各种病证年轻化的主要原因。不孕、子宫肌瘤、月经病等，都跟受寒有密不可分的关系。所以，根据季节和气温的变化而加减衣物，避寒就暖，懂得保护自己不受外邪的侵害，这样才能气血充盈、通畅，身体健康、外形靓丽。

第三，情志调理

思虑过度的人，往往有不思饮食的情况，这是思虑过度，情志影响脏腑功能的表现，多出现在脑力劳动者中。也有一些是突发特殊情况而导致思虑过度，比如对亲人的思念等。人的精神活动，在正常情况下，神经、内分泌、免疫网络系统通过下丘脑自主神经系统及脑肠肽调节着消化道的分泌及运动功能。当过度脑力劳动、精神紧张、焦虑抑郁或过度劳累等可导致大脑皮层、下丘脑及自主神经系统功能失调，进而引起胃肠道功能紊乱而出现脾虚之证。

现在社会这种情况多见于学习、工作压力较大的人群中，其最明显的表现就是苍白而毫无血色的脸，如果和其进一步接触，你会发现这种人往往手脚冰凉，晚上常常失眠，甚至有脱发、记忆力下降、无力疲乏等各种症状，从严格意义上来讲，这种人已经属于亚健康人群。这种人的情志状态如果不能调节，任其发展，最终会成为疾病，对健康造成很大的危害。一些情志极端的人，甚至会做出无法预知的恶性事件。

ᵉᵐ᷆ᵃᵉ 养生知识问答 ᵉᵐᵃ᷆ᵉ

河南林小姐：我工作很累，总是加班，吃饭也有一顿没一顿，最近我发现脸上长了很多斑，我很苦恼，问了很多医生，医生说是脾胃虚弱造成的，我想请问，这种斑还能不能消失？

专家答：脾胃型色斑多见于额头、眼角、嘴角及脸颊处，色泽较暗，以点状或连续片状为主。主要原因是脾胃虚弱，气血不能润泽颜面，湿热上升至颜面形成斑点。脾虚湿阴，凡饮食不节，劳倦过度，偏嗜辛腻，致脾失健运，化源不足，气血不能润泽于颜面，故色如尘垢，萎暗不华而得病。脸上的斑点比较难以祛除，一般都通过激光手术来治疗，但这种方法刺激皮肤，使皮肤变得脆弱。因此，你不妨试一下以下几种传统祛斑的方法。

（1）每天喝一杯西红柿汁或常吃西红柿，对祛斑有较好的作用。因为西红柿中含有丰富的谷胱甘肽，谷胱甘肽可抑制黑色素，从而使沉着的色素减退或消失。

（2）洗脸时，在水中加1～2汤匙的食醋，有减轻色素沉着的作用。

（3）用干净的茄子皮敷脸，一段时间后，小斑点就不那么明显了。

（三）胃是女性靓丽的储藏室

食物可以滋养人的身体，但吃得不对，食物就会变成身体中的垃圾，对人体造成各种危害，其中影响最直接的就是承接食物的胃和表现于外的皮肤和身材。现代的食品，存在着各种各样或人为或非人为的化学污染，它们随食物进入胃中，让你的胃不堪重负，让你的面色晦暗、脂肪堆积、提前衰老。而选择天然食物、合理的膳食可以保护你的胃，同时也能使废物排出，从而令皮肤清洁爽滑，精神焕发。

ᨊᨕᨕ 养生阐释 ᨕᨕᨊ

俗话说十人九胃，就是说10个人里，9个人的胃都有毛病。在各种胃病中，最常见的是胃炎、消化性溃疡、胃癌等器质性疾病，其中，尤以慢性胃炎占绝大多数。胃炎常见的症状有上腹不适、腹痛、腹胀、饱胀感、反酸、嗳气、烧心感、食欲不振、恶心、呕吐、呕血、黑便等。若出现以上消化道症状，并持续1个月以上，应及时到医院接受胃镜检查，明确诊断后进行对症治疗。而胃病的产生多是由于人们不良的生活方式所产生的。

第一，工作压力大

在现代人群中，由精神压力大导致的功能性消化不良胃病占绝大多数。情绪不良会引起肾上腺激素分泌增多等一系列人体内环境的变化，并使胃黏膜的血液供应和胃酸分泌发生变化，引起胃病。

第二，吃饭不定时

肠胃也有自己的作息时间，一日三餐时，肠胃会自动分泌出胃酸以及蛋白酶等，等待食物到来。可许多人根本不注意用餐时间，该吃的时间不吃，让胃液空等；当胃液不分泌的时候，却来个突然袭击，暴饮暴食，让它不知所措。经常饥一顿饱一顿，容易破坏胃的正常消化分泌节律。长此以往，胃壁就会变薄，甚至增加胃穿孔的危险。

第三，饮食不科学

高温天气中，许多人为了天热解暑，达到快速降温的效果，猛喝冰冻饮料、水等，或猛吃雪糕、冰淇淋等，使胃受凉，导致胃病发生或复发。还有的人睡觉时吹空调、电风扇，不盖被子等，也使胃受凉。汉堡、巧克力、碳酸饮料等高脂高糖饮食，都很容易刺激胃酸分泌，引起胃黏膜糜烂。而喜欢吸烟的人，烟草中的尼古丁会作用于迷走神经系统，破坏正常的胃肠活动，引起胃黏膜血管收缩，使胃黏膜中的前列腺素合成减少，从而加重对胃壁的刺激和破坏作用。

第四，情绪不稳定

情绪多变的人，比如易生气或悲愤的人，能引起交感神经兴奋，并直接作用于心脏和血管，使胃肠中的血流量减少，胃肠蠕动减慢，食欲变差，严重时还会引起胃溃疡。

冷热更迭的秋冬季，也是慢性胃病的多发季节，特别对于有慢性胃炎、胃溃疡病史的患者。之所以寒冷季节易出现胃部状况，主要是因为，人体在受凉刺激后，胃肠血管发生痉挛性收缩，黏膜血流下降，自身抵抗力和对气候的适应性也随之下降，胃部就很容易出现状况。再加上，气温降低后，人体热量消耗增加，为了抵御寒冷，多数人都会表现较夏季食欲增加，摄入过多的食物或暴饮暴食，致使胃肠负担加重。因此，秋冬季节要注意胃部保暖，生活要有规律，忌暴饮暴食或饥饱不匀。

严重的胃溃疡被认为属于胃部肿瘤的癌前病变。近年来胃癌的发病率随着年龄的增加而显著升高，发病的高峰年龄在50～80岁。但这并不意味着胃癌距离年轻人很遥远，从目前临床数据看，年轻人胃癌发病率增加迅速。近5年来，19～35岁青年人胃癌发病率比30年前翻了一番。在年轻胃癌患者中，女性发病率高于男性的两倍，专家认为可能与此阶段女性激素水平变化有关，有的女患者同时还查出乳腺癌。

因此，胃部的健康非常重要，对女人来讲，更是如此。《黄帝内经》认为女人35岁之后，阳明经衰弱，此时面部就会呈现衰老迹象，而如果阳明经不受损，那么女人的美丽容貌会靓丽如春。所以，女人为了身体健康，为了容颜的光泽，要好好关注自己的胃。

～～养生秘籍～～

病靠三分治，七分养，胃更是这样。把好"入口"关、养成规律的生活习惯是"保胃"的基础。

第一，养成健康的饮食习惯

很多人会嘱咐胃溃疡患者一定要"少食多餐"。然而，新的研究表明，食物进入胃内，本身对胃黏膜就是一种刺激，不仅促使胃肠蠕动加快，而且会使胃酸及胃蛋白酶分泌增加，对溃疡病的愈合无益。目前主张，胃溃疡患者的饮食应注重定时、定量，避免饥饿和饱餐，不要过分强调少食多餐，这样才有利于胃溃疡的愈合。

（1）避免精神紧张：一个人在紧张、烦恼、愤怒时，其不良情绪可通过大脑皮质扩散到边缘系统、影响自主神经系统，直接导致胃肠功能失调，从而使胃分泌出过多的胃酸和胃蛋白酶，使胃血管收缩、幽门痉挛、排空障碍、胃黏膜保护层受损，造成自我消化，形成溃疡。

（2）避免过度疲劳：体力劳动还是脑力劳动过度，都会引起胃供血不足、分泌功能失调、胃酸过多而黏液减少，从而使胃黏膜容易受到伤害。

（3）避免过度饮酒：酒精本身可直接损害胃黏膜，同时酒精摄入过多引起肝硬化和慢性胰腺炎，反过来能加重胃的损伤。

（4）避免吸烟成瘾：吸烟可促使胃黏膜血管收缩，减少胃黏膜的保护因子合成。同时还能刺激胃酸和蛋白酶的分泌，加重对黏膜的腐蚀损害。

（5）避免饥饱不均：饥饿时，胃内的胃酸、蛋白酶无食物中和，浓度较高，易造成黏膜的自我消化。暴饮暴食又使胃壁过多扩张，食物停留时间过长，这样都不利于胃的健康。

（6）避免不洁饮食：幽门螺旋杆菌感染是胃和十二指肠溃疡的重要诱因之一，在溃疡患者中，该菌的检出率高达70%～90%，而溃疡病治愈后，该菌亦消失。不洁的食物，是感染幽门螺旋杆菌感染的原因之一。

（7）避免狼吞虎咽：胃是储纳、研磨、消化食物的地方，食物在胃的作用下变成乳糜状，才能排入肠内。如果咀嚼不细、狼吞虎咽，就会增加胃的负担，延长食物在胃中的停留时间，导致胃黏膜损伤。另外细嚼慢咽，能增加唾液分泌，相应地，胃酸和胆汁分泌就会减少，有利于胃的健康。

第二，饮食调养

胃部有疾患的人，应避免摄取含肌酸、嘌呤较高的食物，如猪肉汤、鸡汤、鱼汤、牛肉汤，动物内脏，以及菠菜、豆类和刺激性的调味品，以免刺激胃液过多分泌，产生泛酸、腹胀等症状。梅子、山楂、菠萝等特别酸的食物也要少吃。

（1）牛奶和酸奶：牛奶促进胃酸分泌，胃溃疡特别是十二指肠溃疡患者喝牛奶后即出现腹泻的人不宜喝牛奶；而酸奶中含较多的乳糖酶，容易被消化和吸收，可以降低刺激性肠胃综合征、消化系统的炎症以及肠胃紊乱。同时，酸奶可以帮助减轻胃溃疡以及阴道传染病。对消化性溃疡无不良反应，可以适当饮用。

（2）猪肚：《本草纲目》记载："猪肚性甘、微温，无毒。"功用主治：补虚损，健脾胃。治虚劳赢弱，泄泻，下痢，消渴，小便频数，小儿疳积。而在《别录》某些方面中载："猪肚补中益气，止渴、利。"《千金·食治》载："猪肚断暴痢虚弱"。《日华子·本草》载："猪肚补虚损，杀劳虫，止痢。"《本草图经》载："猪肚主骨蒸热劳，血脉不行，补赢助气。"《随息居饮食谱》载："猪肚止带、浊、遗精。"中医讲究以形补形，日常生活中常食猪肚或者以此煲汤，有很好的养胃益胃功效。

（2）茶：茶能消除肠道内的脂肪，是女人最天然、最有效的减肥剂。而最近荷兰和日本科学家的两项新研究表明，喝绿茶可在一定程度上抑制胃溃疡病菌的活动，因而能起到预防胃溃疡的目的。研究人员说，绿茶中所含的化学物质儿茶酸，具有很强的抗胃溃疡病活性，即使只喝一杯绿茶，其中所含的儿茶酸就足以发挥抗菌作用。胃病患者服药时一般不宜饮茶，服药2小时后，饮用些淡茶、糖红茶、牛乳红茶，有助于消炎和胃黏膜的保护，对溃疡也有一定的疗效。饮茶还可以阻断体内亚硝基化合物的合成，防止癌前病变。但对于那些胃酸分泌过多的人来说，最好改饮红茶。

（3）蔬菜类：南瓜，《本草纲目》记载"南瓜性温，味甘，入脾，胃经"，能补中益气、消炎杀菌、止痛。其所含的丰富果胶，可保护胃部免受刺激，减少溃疡。可用南瓜煮粥或汤，滋养肠胃。

（4）甘蓝：甘蓝性平味甘，无毒，入胃、肾二经。甘蓝是世界卫生组织推荐的最佳蔬菜之一，也被誉为天然"胃菜"。其所含的营养物质，不仅能抗胃溃疡、保护并修复胃黏膜，还可以保持胃部细胞活跃旺盛，降低病变的概率。患胃溃疡及十二指肠溃疡的人，可每天用甘蓝榨汁饮用，还可混合蜂蜜食用，有促进溃疡愈合的作用。

（5）红薯：《纲目拾遗》记载，"红薯能补中，暖胃，肥五脏。"天寒食用，正气养胃，化食去积，兼可清肠减肥。不过，红薯内淀粉含量很高，吃完后会转为葡萄糖，不适合糖尿病患者食用。

养生知识问答

陕西阮先生：我常常感觉到胃部不舒服，尤其是吃得太多或者喝酒之后，去医院检查说是慢性浅表性胃炎，吃了药之后，情况可以改善，但过一段时间又会出现，请问我除了吃药还有没有别的办法可以缓解我胃部的不适？

专家答：胃部不适，主要要改变不良的饮食习惯。另外，最近研究表明，运动对增强消化系统功能有很好的作用，它能加强胃肠道蠕动，促进消化液的分泌，加强胃肠的消化和吸收功能。运动还可以增加呼吸的深度与频率，促使膈肌上下移动和腹肌较大幅度地活动，从而对胃肠道起到较好的按摩作用，改善胃肠道的血液循环，加强胃肠道黏膜的防御机制，尤其对于促进消化性溃疡的愈合有积极的作用。

胃病患者可以参加的运动包括：气功、太极拳、步行、慢跑、骑自行车等。胃病患者在刚开始锻炼时，运动强度宜小。如采用速度缓慢、全身放松的步行，时间每次20至30分钟，运动脉搏控制在110次/分钟左右。可以选择在风景优美的环境步行2千米左右，有助调节中枢神经系统，改善全身及胃肠功能，对消除腹胀、嗳气、促进溃疡愈合有一定作用。随着病情好转，可适当加大运动量，运动时脉搏可以达到130至140次/分钟左右。每天最好坚持运动20至40分钟。急性肠胃炎、胃出血、腹部疼痛者不宜参加运动，待病情恢复或好转后再进行适当运功。

（四）"心"好，人更靓

岁月无情，终将把红颜消退，这是谁也抗拒不了的自然规律。中国人相信"相由心生"，30岁之前的容貌是父母给的，30岁之后的容貌是自己给的。人的相貌除了先天遗传，更重要的是后天修行。

古人常说，"养颜必先养心"，这里的心，不仅仅指心脏的健康，还指人的心态和性情等。有趣的是，科学家们最新研究发现，人类的心脏的确有记忆功能，这种现象在很多接受心脏移植患者的康复过程中被证实。因此，女性想要容颜美丽、气质优雅，养"心"才是关键。

养生阐释

中医一直认为，心脏是人体的中心和统帅，甚至认为的"神明"都是为心脏所主。事实上，心脏的统领作用就是它对血液循环的控制。"气行则血行"，《素问》中说"心藏血脉之气"，这个"气"，就是推动血液循环的动力，也是我们说的调养气血的"气"。心脏不跳了，生命随即终结，所以，名医张景岳说："心为一身之君主……脏腑百骸，惟所是命，聪明智慧，莫不由之。"心气旺盛的健康人，血液循环畅通无阻，心跳和缓有力、节奏均匀。如果心气虚衰，轻则肢体血液微循环不畅、心跳无力，重则会有心律不齐、心悸等现象。

女人的美，自古至今，一直是诗人吟咏的主题。"去年今日此门中，人面桃花相映红"等著名的诗句中，女人绯红的脸蛋是一道美丽的风景，而这种风景和自身心脏功能、气血状况有密不可分的关系。中医说"望而知之谓之神"，健康的肤色不论其深浅，应透出红润的血色。红为血液充盈，润为血脉畅达，或黄中透红或白黑透红或黑里透红。而如果一个人心血不足则面色发白，心血瘀阻则面色瘀暗，心火血热则面红或易生疮疡。

心主神，神气表现出生命自然和谐之美，和心的功能状态密切相关。神是在心的调节下，五脏六腑功能协调配合下呈现的生命美，是形体容貌美的基础。离开了"神气"，任何美都表现出一种病态，不能称为真正的美。神还能调控人的思维活动，可以通过心影响五脏，《黄帝内经》讲："悲哀忧愁则心动，心动则五脏六腑皆摇。"神的活动以心血为物质基础，心血充足则人的神志清晰，精神充沛，感觉灵敏；心血不足则精神衰退、健忘、多梦、失眠、恍惚、惊悸；心火血热则心烦不安、多梦、失眠。

近些年，娱乐圈年轻女星患心脏病的新闻再次引起人们对心脏病年轻化的关注。专家分析，饮食不规律、睡眠不足、过度减肥等不良的生活习惯，再加上竞争激烈，压力大过常人，心脏病这种以前的老年病已经成了现代社会年轻人中并不少见的疾病。一般来讲，导致心脏病的原因主要有两大类，一类是基本原因，包括高血压、高血脂、糖尿病、肥胖、缺乏运动及饮食搭配不合理等；另一类是诱发原因，即诱发动脉内斑块破裂的因素，包括严寒酷暑、工作压力过大、过度疲劳、突然用力、紧张、生气或激动等。除了先天性心脏病以外，心脏病发病没有太大的遗传因素，都与不良生活习惯有关：超负荷工作，熬夜，酗酒，不喜欢运动，高血脂、高血压、糖尿病、肥胖等原因都可能引发心脏病。

心脏病发病年龄提前，主要是由于过度紧张、劳累引起的。过度劳累、长期的精神紧张，使得人体的中枢神经调节受影响，导致心脏的负荷加大、房颤的频率增加。房颤是心律失常中最常见的一种，以前认为60岁后每10年发病率增加一倍，但近年来30岁以下的年轻人发病也越来越多。除此以外，冠心病，心肌炎、高血压性心脏病等其他心脏病病种也呈现年轻化的趋势。而物质生活提高后，高脂、高蛋白食物的过量摄入和过量饮酒也为中青年增加了患心脏病的危险。另外，过分劳累还会导致身体的免疫力下降，从而使病毒感染发生心肌炎的概率增高。从中医角度来讲，心脏亚健康的人，有嗜睡的表现，而且天气越冷表现越明显，还常常精神不集中，记忆力也日渐下降。中医认为这是心气不足，使得血液循环不畅，脏腑得不到滋养，精神意志无法高度集中，这种情况下人们做事常心有余而力不足，长此以往，会反应日渐迟钝，渐至不能适应一般的脑力和体力劳动。

心气足者两眼炯炯有神，信心十足，脸色白里透红，皮肤光滑柔软、细嫩，说话声音洪亮，乐于言表，喜形于色。心气虚者面色苍白无光，毛孔见粗，耳垂薄小，而且往往两目无光，对任何事情都兴致索然，重则厌世，常常长吁短叹，少言寡语，抑郁寡欢，入睡困难，易惊易醒且呼吸比较深重。

养生秘籍

第一，饮食调养

现代医学认为，植物性和动物性蛋白的比例各占50%比较适宜；其他各种食物要合理搭配，不可偏食。富含维生素及不饱和脂肪酸和纤维素的食物是养心食物的首选。因此营养专家认为在对心脏有益的食物中，核桃排在首位。对心脏有益的食物包括全麦、燕麦、糙米、扁豆、洋葱、蒜头、菇类、茄子等。中医认为，心属火，主红色，红色食品对心脏都独特的营养和保护功能。如西红柿、红辣椒等就是中医认为较好的护心食品。现代医学也研究证明，这两种食物中含有丰富的维生素C和维生素A，能增强人的体力和缓解因工作生活压力造成的疲劳。尤其是番茄红素对心血管具有保护作用，有独特的氧化能力、保护体内细胞、使脱氧核糖核酸及免疫基因免遭破坏、减少癌变危害、降低胆固醇、防止便秘。

1.水果类

（1）苹果：富含纤维物质，可补充人体足够的纤维质，降低心脏病发病率，还可以减肥。

（2）石榴：含有丰富的多酚，它能压制破坏细胞的"自由基"。

（3）香蕉：钾元素的含量很高，这对人的心脏和肌肉功能很有好处。

（4）樱桃：能帮助人保护心脏健康。

2.蔬菜类

高钾和高镁食物有利于减少心律失常，微量元素中钾和镁可以保护心肌细胞，如果钾、镁供应不足，会发生心律不齐、心动过速、情绪不安等。当出现这类症状时，尤其要注意补充含钾和镁较多的食物，如海带、紫菜、木耳、菠菜、番茄等。

（1）菠菜：含有丰富的叶酸，能够有效地防止血液里引发心脏病的有害物质的积累。

（2）西红柿：含有丰富的番茄红素，可以降低胆固醇。

（3）茄子：茄子是心血管病患者的食疗佳品，大量的营养物质蕴藏在茄子皮中，茄子去皮后不仅会降低保健价值，还会因其中的铁被空气氧化，很容易发黑，影响人体对铁的吸收。

3.谷豆类

（1）黄豆及其制品：含多种人体必需的氨基酸和不饱和脂肪

酸，能促进体内脂肪及胆固醇代谢，保持心血管畅通。食用时，除将黄豆加工成豆浆、豆腐、豆豉外，还可做成黄豆米饭。煮饭时，先将黄豆用热水泡4小时以上，再换水加米烹煮，这样可以将黄豆中容易产生气体的多糖体溶解，以免造成腹胀。

（2）黑芝麻：含有丰富的维生素E，对维持血管壁的弹性作用巨大。另外，其中含有丰富的α-亚麻酸，也能起到降低血压、防止血栓形成的作用。由于黑芝麻的营养成分藏在种子里，因此，必须破壳吃才有效。建议先炒一下。使其爆开，或是将黑芝麻打磨成粉食用。

（3）燕麦：含有丰富的亚油酸和B族维生素，可以防止动脉硬化的粥样斑块形成。此外，由于燕麦中含有大量的水溶性纤维素，能降低血中胆固醇的含量，因此，要经常食用燕麦。

（4）小麦：有养心神、益心气的作用，适宜神经衰弱、神志不宁、失眠等。

（5）糯米：有补气血、暖脾胃的作用，适宜一切体虚之人、神经衰弱者食用，以煮稀饭，或与红枣同煮稀粥，能滋润补虚、温养五脏、益气安神。

4.肉蛋类

（1）鲑鱼：含有丰富的ω-3脂肪酸，能够减少炎症反应，有助于防止斑块堵塞血管。

（2）鹅肉和鸭肉：其化学结构很接近橄榄油，含有丰富的不饱和脂肪酸，对心血管健康有好处。

（3）猪心：有安神定惊，养心补血之功效。可用来加强心肌营养，增强心肌收缩力。可治惊悸、怔忡、自汗、失眠等症。

（4）鹌鹑蛋：鹌鹑的肉与蛋，其营养价值比鸡高，特别是鹌鹑蛋富含卵磷脂，是高级神经活动不可缺少的营养物质，神经衰弱者宜常服用。

第二，起居调养

戒烟：烟草中的烟碱可使心跳加快、血压升高（过量吸烟又可使血压下降）、心脏耗氧量增加、血管痉挛、血液流动异常以及血小板的黏附性增加。这些不良影响，使30～49岁的吸烟男性的冠心病发病率高出不吸烟者3倍，而且吸烟还是造成心绞痛发作和突然死亡的重要原因。

戒酒：实验证实，乙醇对心脏具有毒害作用。过量的乙醇摄入能降低心肌的收缩能力。对于患有心脏病的人来说，酗酒不仅会加重心脏的负担，甚至会导致心律失常，并影响脂肪代谢，促进动脉硬化的形成。

避免拥挤：无论是病毒性心肌炎、扩张型心肌病，还是冠心病、风心病，都与病毒感染有关，即便是心力衰竭也常常由于上呼吸道感染而引起急性加重。因此要注意避免到人员拥挤的地方去，尤其是在感冒流行季节，以免受到感染。

～ 养生知识问答 ～

云南杨小姐：我的脸色总是不好，常常是苍白得没有一点血色，嘴唇也是这样，不化妆整个人看起来没有一点精神，还动不动就感觉很累，请问我这是怎么回事，有没有什么较好的改善方法？

专家答：根据你的情况，可以初步判定为心气亏虚。心主血脉，心气旺盛的人，心血充盈，则面部红润光泽。若心气不足，心血少，面部供血不足，皮肤得不到滋养，脸色就会苍白晦滞或萎黄无华。下面给你介绍一款养心益血的膳食。长期食用，你的情况会有所改善。如果症状不佳，建议及时就医。

龙眼莲子糯米粥：将龙眼肉、莲子各30克，糯米100克，加水烧沸后改为小火慢慢煮至米粒烂透即可。常服此粥可养心补血，润肤红颜。

（五）肝调肺顺，水嫩自现

提到"黄脸婆"，人们脑海中马上出现一个不修边幅、喋喋不休地抱怨、没有生活情趣的怨妇形象。五脏的状况可以影响人的健康，也可以影响人的行为及性格。比如肺部气血不足的人，往往耐力不够，容易喘气，这样的人就不喜欢活动。而且肺部气血不足之人，不仅皮肤粗糙，而且没有光泽，很容易长斑。人体眼睛部位的眼白与肺也是有关系的，若是眼白出现细细的血丝，说明肺部气血不足，大肠也燥热，应注意多食用一些润肺之物。而肝脏有问题的人，性情暴躁，容易郁闷、发脾气。另外，肝脏气血不足的人容易受到惊吓，头发便会长得慢，容易干枯，不仅如此，很多人年纪轻轻就出现白头发。而更为可怕的是，肝脏不调，会让面色变得青黄，严重时还会长出难看的黄褐斑，这就是"黄脸婆"形成的"病理"基础。

养生阐释

肺是人体内脏的第一道屏障，是最易积存毒素的器官之一，因为人每天的呼吸，将约1000升空气送入肺中，空气中飘浮的许多细菌、病毒、粉尘等有害物质也随之进入到肺脏。在中医中来讲"肺主皮毛"，肺的功能好坏和皮肤的健康关系密切。皮肤是否润泽、白皙，都要依靠肺的功能良好。当肺中毒素比较多时，毒素会随着肺的作用沉积到皮肤上，使肤色看起来没有光泽。

　　有研究证明，长时间患有哮喘会使人容颜憔悴。随着社会生存空间的缩小，尤其是女性心理承受的来自各方面压力越来越多，再加上空气污染的加重，长期呼吸不畅，造成体内气体污浊，使体内垃圾增多，侵害皮肤的自由基就会大量产生，进而加速皮肤老化。肺气润足，鼻子的嗅觉就能灵敏，发出的声音是一种很有底气和共鸣的和音，格外好听，如果肺气不足，不仅鼻子会出现鼻塞、流涕、喷嚏等问题，喉部发出的声音也会暗哑不亮。

　　忧为肺之志，忧指忧虑、忧愁，它是人心理受到压抑时的一种情绪反应。所以忧虑发自肺脏，过度的忧伤首先伤害的是肺脏，肺气闭塞，宣发失调，皮毛失养，表耽形悴气乏，容颜憔悴，毛发焦枯易脱落。长期忧虑，忧心如煎可积忧成疾，日久耗气伤阴，导致经络不畅，气血滞于面而生黄褐斑。

　　肝脏为罢极之本，有耐受疲劳的作用；肝有藏血的功能，可以储藏和调动全身的血液。当我们休息或睡眠时，身体血液需求量小，多余的血液藏于肝脏，我们工作时，肝脏就把储藏的血液运送到全身各器官。以供大脑、脏腑与肢体的活动需要，而不会有疲劳的感觉。如果肝脏调整血液的功能失常，则易出现疲劳的感觉。肝藏血还表现在调整月经方面，肝有血海之称，妇科有女子以肝为先天之说。血液除了供应机体营养的需要外，其余部分在女子则下注血海成为月经，因此女子月经正常与否，与肝藏血、司血海的功能密切相关。若肝血不足，血液不溶筋则肢体麻木；血虚生风则头摇震颤；若藏血障碍，还可出现衄血、呕血、月经量过多等症。肝在体表的代表器官是眼睛。视力主要依赖于肝血的滋养，当肝血充足时，视物清楚，眼睛中有一种润润的明亮神气，如果肝血不足，不但视物不清，而且经常感觉两目干涩、疼痛，睡眠后也得不到缓解。肝血充足，则指甲坚韧明亮，光泽红润；若肝血不足，指甲就会软薄，枯而色夭，甚至变形脆裂。

肝除了藏血之外，还能调畅全身气机，使气血平和。人体气机顺畅，则面部血液运行充足，面色红润光泽。若肝之疏泄失职，气机不调，血行不畅，血液瘀滞于面部则面色青，或出现黄褐斑。肝经过乳房，肝调理气机的功能失调，气机郁滞，还容易出现乳房胀痛，久之易形成各种乳腺病证，比如乳腺增生等。

很多女孩为了漂亮，都喜欢擦一些化妆品，近年来国家检查发现，很多化妆品中含有过量的苯、甲醇、邻苯二甲酸酯类化学物质及重金属等，相关专家指出，长期使用这些劣质化妆品，不仅对皮肤造成伤害，而且会危害人体的肝功能。另外抽烟、喝酒等不良习惯也会对肝造成一定的损害。肝藏血，肝也以血为用，血液不足，则肝的功能也会受影响。很多人长时间对着电脑，以致双目干涩、四肢僵硬，这种人虽然没有和化学品接触，但久视伤血，进而伤肝，这种人往往成为肝病的高发人群之一。所以追求美丽是人的天性，但其前提是人体脏腑功能的健康，只有健康美才是真正的美，也才是更恒久的美。

养生秘籍

第一，饮食调理

（1）海底椰炖土鸡：润肺养颜。

原料：海底椰干片20克，土鸡半只约300克，枸杞子10克，姜2片，葱2棵。

做法：海底椰用温水泡上，枸杞子洗净。土鸡斩成小块，焯水，洗去血污，沥干水。葱切大段。所有材料放入瓦煲中，注入清水、加几滴绍酒，大火烧开后转小火煲2小时，取掉葱，下盐调味，续煲半小时即可。

海底椰以清燥热、止咳功效显著而闻名，有润肺止咳，治疗肺热久咳，痰中带血，及劳热咳血的作用。也具有美容养颜的功效。

（2）百合粥：滋阴润肺。

原料：百合40克，粳米100克，冰糖适量。

做法：将百合、粳米加水适量煮粥。粥将成时加入冰糖，稍煮片刻即可，代早餐食。

百合补肺气、养肺阴，是养颜的佳品。对于各种发热症治愈后遗留的面容憔悴，长期神经衰弱，失眠多梦，更年期妇女的面色无华，有较好的恢复容颜色泽的作用。肺脏向来不喜欢燥气，在燥的情况下，容易导致积累毒素。百合有很好的养肺滋阴的功效，可以帮肺脏抗击毒素，食用时加工时间不要过长，否则百合养阴美容中的汁液会减少，防毒效果要大打折扣。

（3）枸杞叶滚汤：养阴美容。

原料：枸杞叶400克，鸡肝两个，生姜若干片，生抽1汤匙，料酒1汤匙，盐适量。

做法：洗净枸杞菜，摘下叶子，菜梗留用；鸡肝洗净切片，用清水浸泡30分钟，滤干水分，用1汤匙生抽、1汤匙料酒和适量盐拌匀腌好；将清水倒入宽口瓦煲煮沸，放姜片和枸杞梗，煮20分钟，出味后捞起枸杞梗丢弃；在汤里放入枸杞叶和鸡肝，滚5分钟，下盐调味即可食用。

枸杞叶能收到补肝气、益精明目的良好效果。加入有补血养肝之效的鸡肝，是电脑一族的护眼良方，也是女士们养阴美容的靓汤。

（4）银杞菊花粥：补血益精。

原料：银耳、菊花10克，糯米60克。

做法：上料同放锅内，加水适量煮粥，粥熟后调入适量蜂蜜服食。

常服此粥有养肝、补血、明目、润肤、祛斑增白之功。

第二，其他调理方法

（1）呼吸吐纳：吸入清气、呼出浊气，称为"吐纳"，这是中医里的一种传统养生方法。吸气时要闭上嘴巴用鼻尽可能地吸气，速度要慢；呼气时口鼻同开，大口吐气，速度要稍快。行走、坐时都可以做，次数和力度都要量力而行。

（2）适度运动：运动能扩大肺活量，是对肺的有益锻炼。人体每次呼吸时，肺内都有残余的废气无法排出，这些废气相对于那些新鲜、富含氧气的空气来讲，也是一种毒素。运动时肺部进行深呼吸，就能减少体内废气的残留。同时运动时痛痛快快地出一身汗，让汗液带走体内的毒素，会让我们的肺清爽起来。

积极从事体育锻炼是护肝的又一有效方法，因为运动既可削减超标体重，防止肥胖，消除过多脂肪对肝脏的危害，又能促进气体交换，加快血液循环，保障肝脏得到更多的氧气与养料。运动对肝气的疏理也很有好处。很多人都有这样的体会，心情不好的时候，做做运动、出出汗，往往会疏解不少，这是因为运动的过程中血液循环加速，气血通畅，从而肝气得以调达，则郁闷的心情自然能够得到缓解。

（3）唱歌：很多人喜欢的一种活动。研究证明，唱歌对人的健康大有益处。人在放声歌唱时，锻炼了肺活力，同时身体的气血加速流通，脉络随之变得顺畅，而且全情投入地歌唱时，人们会忘掉一切烦恼和痛苦，抛开杂念，进入歌境，是一种很好的心理美容方式。

（4）穴位按摩：日常可以进行面部自我按摩。先用两手拇指外侧相互摩擦，有热感时用两拇指外侧沿鼻翼两侧上下摩擦60次左右，然后再按摩鼻翼两侧的迎香穴1分钟左右，每天1～2遍，这样可以使面部皮肤血流通畅，增强皮肤抵抗力，同时也有增强肺功能的作用。

肝经不舒的人，可以按摩脚部的太冲穴、踝上的三阴交和左右肋部。太冲穴在第一二脚趾指蹼后凹陷处，三阴交穴在内踝尖上3寸，胫骨后缘处，左旋按压15次，右旋按压15次。搓两肋时双手按腋下，顺肋骨间隙推搓至胸前两手接触时返回，来回推搓30次。按揉这些地方有疏肝理气、调节肝藏血功能。

面部有斑点的女性朋友，也可以用水牛角板，蘸取红花油，轻轻刮拭，以加快血液循环，带走皮肤的毒素和垃圾。

养生知识问答

浙江陈小姐：我以前皮肤很好，自从开始吸烟之后，皮肤变得很差，用了很多名贵护肤品都没有什么很好的效果，为什么吸烟对皮肤影响那么大？

专家答：吸烟对肺部的影响众所周知，香烟里含的各种有害物质，形成人体的毒素和垃圾，对皮肤自然没有什么好处。从中医方面来说，肺主皮毛，肺功能的强弱和皮肤健康状况息息相关。因此，若要拥有健康美丽的皮肤，最好的办法就是戒烟，合理饮食，相信不久之后，即使不用昂贵的护肤品，你的肌肤会恢复靓丽光泽的健康状态。

（六）肠道通畅，美颜加分

很多人认为，只有加强补养，才能使人体营养充足，青春永驻。其实人体的进出对于健康来讲都非常重要。肠道畅通，人会感到一身轻松，一天的工作都有好心情。如果肠道不通畅，会对人体产生众多危害，还会使皮肤无光泽、面色暗淡，让你的外貌大打折扣。

养生阐释

现代社会，高压、高节奏的生活方式，使很多人忽视了自身的排泄状况。很多人对好几天不大便或者大便异常都不以为然，即使脸上蹦出几颗痘痘或者有一两块色素沉着又如何，化化妆照样可以上班。殊不知，这种心理只会使自己的健康每况愈下，而化妆遮盖也只是饮鸩止渴、自欺欺人。

你知道肠道年龄会对你的年龄产生影响吗？正常人的"肠道年龄"与其生理年龄相差不大，但随着年龄增长，生活工作压力增大，精神紧张，加之饮食不当，肠道内有益菌群数量减少，而有害菌群不断增多，最后导致肠道菌群失调，肠道功能出现"老化"。老化的肠道细菌毒素堆积，由血液进入人体，进一步毒害人体的各个脏器，长此以往，你的各项生理功能都会老于同龄人。身体的老化同时也包括外貌的老化，很多年轻的女孩，脸色晦暗无光，布满各种各样的脏东西，这种情况下，就应该首先问问自己，我的肠道是不是出了问题？

正常人每天应定时保持1～2次大便，大便应成圆形或卵圆形条状，排出肛门无明显的不适感，排便时间应不超过5～10分钟（老年人酌情延长5分钟），大便不干结或者稀溏，不伴有黏冻、脓血或其他物质。肠道功能异常会出现便秘、腹泻或便秘与腹泻交替发作，粪便或干结成块颗状，或呈水样便、糊状便，并同时可能伴有黏冻与脓血，腹部胀气或隐痛不适，放屁奇臭，睡眠不佳，面部皮肤出现色素斑或面色晦暗，形体肥胖或消瘦等。

大家都知道保持肠道健康摄入的食物要有一定的水分，少吃辛辣香燥之品，同时要保证一定量的纤维素，丰富的纤维质可以帮助肠道通畅，预防废物和毒素积存在体内。最新研究指出，吃大量的水果和蔬菜，过多的纤维质会促进排便，甚至让一些未被吸收殆尽的钙质和维生素也一同随着粪便排出体外，加速体内流失钙质和维生素。因此，每天吸收不超过25克的纤维质（是纤维质，不是含纤维质的食物），对身体才会有利无害。

促进肠道运动也是保证肠胃健康的不二法宝。我国唐代名医孙思邈曾说："腹宜常摩，可祛百病。"中医看来，揉腹可疏理腹部气机，通和上下，分理阴阳，去旧生新，充实五脏，驱外感之诸邪，清内生之百症。现代医学认为，揉腹可增加腹肌和肠平滑肌的血流量，增加胃肠内壁肌肉的张力及淋巴系统功能，使胃肠等脏器的分泌功能活跃，从而加强对食物的消化、吸收和排泄，明显改善大小肠的蠕动功能，防止和消除便秘。一项以1552名城市居民为研究对象的研究表明，每天步行超过半小时兼能持续多年的人，患上结肠癌的机会，比没有持续步行的人低达43%。

因此，保持通畅的肠道很简单，只要长期坚持，每人都能有一个健康的肠道，使人体内外都真正充满活力。

～～ 养生秘籍 ～～

第一，饮食调理

保护肠道，饮食不能单一。研究表明，以玉米、山芋、豆类等富含粗纤维的食品为主食，食道、胃肠等消化道黏膜细胞易受磨损，需要蛋白质予以修复。而如果食物中缺乏蛋白质，就有可能导致消化道上皮细胞分化异常而发生癌变。因此，对肠道而言，饮食上最重要的就是讲究均衡营养，每天吃齐五谷、蔬果、奶和肉四大类食物，以摄足人体需要的养分。对于大便干结、排便不畅的人可以试试以下食物。

（1）红薯：红薯经过蒸煮后，部分淀粉发生变化，与生食相较可增加40%左右的食物纤维，能有效刺激肠道的蠕动，促进排便。人们在切红薯时看见的红薯皮下渗出的一种白色液体，含有紫茉莉甙，可用于治疗习惯性便秘。世界卫生组织（WHO）经过三年的研究和评选，评出了六大最健康食品和十大垃圾食品。评选出的最健康食品包括最佳蔬菜、最佳水果、最佳肉食、最佳食油、最佳汤食、最佳护脑食品六类。而人们熟悉的红薯，被列为13种最佳蔬菜的冠军。

（2）南瓜：南瓜不仅是一种低糖、低热量食物，还含有丰富的纤维素，具有良好的通便作用，特别适合身体虚弱的便秘者食用。将南瓜蒸食是非常好的选择，然后趁热吃，既暖胃又通便。

（3）魔芋：又名"鬼芋"，在中医上称为"蛇六谷"，是有名的"胃肠清道夫"，能清除肠壁上的废物。

（4）黑木耳：黑木耳含有的植物胶质有较强的吸附力，可吸附残留在人体消化系统内的杂质，清洁血液，经常食用还可以有效清除体内污染物质。

（5）海带：海带中的褐藻酸能减慢肠道吸收放射性元素锶的速度，使锶排出体外，因而具有预防白血病的作用。此外，海带对进入体内的镉也有促排作用。

（6）猪血：猪血中的血浆蛋白被消化液中的酶分解后，产生一种解毒和润肠的物质，能与侵入人体内的粉尘和金属微粒反应，转化为人体不易吸收的物质，直接排出体外，有除尘、清肠、通便的作用。

（7）苹果：苹果中的半乳糖醛酸有助于排毒，果胶则能避免食物在肠道内腐化。

（8）草莓：含有多种有机酸、果胶和矿物质，能清洁肠胃，强固肝脏。

（9）蜂蜜：自古就是排毒养颜的佳品，含有多种人体所需的氨基酸和维生素。常吃蜂蜜在排出毒素的同时，对防治心血管疾病和神经衰弱等症也有一定效果。

（10）糙米：是清洁大肠的"管道工"，当其通过肠道时会吸掉许多淤积物，最后将其从体内排出。

（11）大白菜：大白菜中含有大量的粗纤维，可促进肠壁蠕动，帮助消化，防止大便干燥，促进排便，稀释肠道毒素，既能治疗便秘，又有助于营养的吸收。

（12）普洱茶：普洱茶茶性温和，不伤胃，是有科学根据的天然保健饮料。普洱茶去脂消食，减肥瘦身，热饮肠胃舒适，对便秘、尿频的疗效最佳。因其中的咖啡因已经多年陈放发酵了，喝后不会兴奋。过去，慈禧太后就有晚上喝普洱茶的习惯。

另外，如果不注意吃多了不利于肠道健康的食物，搭配一些别的食物来吃，能起到亡羊补牢的作用。如火锅汤的温度高，配料偏咸偏辣，对胃肠的刺激较大。吃火锅后，很多人容易上火、大便干燥。配合喝点酸奶，酸奶中含有乳酸菌，能抑制腐败菌的生长，从而可以有效保护胃肠道黏膜。螃蟹性寒，很多人吃了螃蟹后容易腹泻，这是肠黏膜受刺激，肠菌平衡紊乱所致，这种情况下，可以喝一杯性温的生姜红糖水，能暖肠胃、促消化、缓解症状。大家都知道，烧烤类食物容易产生致癌物质苯并芘等，但并不是所有人吃了烧烤类食物都能致癌。一般来讲烧烤后，吃根香蕉，能在一定程度上抑制苯并芘的致癌作用，保护胃肠。

其他调理方法

（1）揉腹：揉腹可选择入睡前和起床前进行，排空小便，洗净双手，取仰卧位，双膝微屈，全身放松，左手按在腹部，手心对着肚脐，右手叠放在左手上。先按顺时针方向，绕脐揉腹50次，再逆时针方向按揉50次。按揉时，用力要适度，精力集中，呼吸自然，持之以恒一定会收到明显的健身效果。

（2）扭腰：经常转动腰部能治疗便秘，每天做1~3次，清晨锻炼最好，睡前和饭后不宜，一般连续做10~15天即可见效。运动时两足分立，呈八字形，足距略宽于肩，两膝微屈，上身保持正直，两手叉腰，目视前方，肩膀放松，呼吸自然。以小腹部的转动为主，以肚脐为轴心，按顺时针和逆时针方向平转，连续做小幅度圆周运动。练习初期，运动量不宜大，每次各转30~50圈即可。根据身体情况和症状轻重，慢慢增加转动圈数，并提高速度，圈数可增到200~300圈，时间为15分钟左右。转腰时动作宜和缓、连贯，重点要放在腰部和腹部。老年人做此运动时扭转幅度宜小，时间长短以身体能承受为宜，如有头晕、心慌、冷汗出等情况，应停止运动，及时就医。

（3）腹式呼吸：早晚各做一次腹式呼吸，时间为15分钟，使小腹、腰背部有发热感觉。随着腹肌的起伏运动，胃和肠的活动量增大，消化功能也得到了增强，对糟粕的排斥更加彻底。

（4）肠道是人的"第二大脑"，情绪的好坏也直接关乎胃肠道的正常运作。过度紧张、焦虑、压抑、恼怒、忧愁等不良情绪，以及过度疲劳、熬夜、烟酒过量等都会导致自主神经功能失常，内环境紊乱，引起肠道功能失调。

～～ 养生知识问答 ～～

江苏秦小姐：我早餐一般不吃，但最近大便越来越难排，朋友说让我早上喝点酸奶，既营养，又可使大便顺利排出。请问是不是所有的酸奶都有这种功效啊？

专家答：便秘的原因有很多种。有的人是因为膳食纤维摄入较少，肠蠕动缓慢造成的便秘；有的人是肠道菌群失调，有益菌减少导致肠功能紊乱而形成的便秘。根据你的情况，首先应该保证正常饮食的摄入。早上可以吃点面包，喝点酸奶，或者蜂蜜水。

就酸奶而言，普通酸奶中的乳酸菌不耐胃酸和胆汁的作用，在乳酸菌通过胃肠的过程中几乎全部被杀死，所以普通酸奶的保健作用只来自死的细胞，营养保健作用差，而益生菌酸奶中的双歧杆菌和嗜酸乳杆菌可经受胃酸和胆汁的消化，大部分进入人体肠道，在人的大肠内发挥重要营养保健作用。因此选择酸奶时要尽量选择含有以上两种菌群的酸奶，这样才能真正起到护卫人体肠道的作用。

女人四部曲

年少时，有所大脱血。若醉入房，中气竭，肝伤，故月事衰少不来也。

——《素问·腹中论》

女人年轻的时候，如果因为种种原因，出现过失血过多的情况。或者醉酒后同房，伤害中气和肝脏，使气血虚弱，则其月经常常虚少甚至闭而不来。

女人的生理特点决定了女人养生的特殊性。经、带、胎、产的生理变化都是在激素的作用下完成的，这就决定了内分泌对于女人的重要性。如果女人是鱼，激素就是濡养女人的水。水乳交融时，女性看上去娇艳如花，相反，内分泌失调，则女人会很快枯萎。

（一）经：经期保养，倍护容颜

很多女性朋友都有月经不调的症状，也有很多女性朋友不是很在意这事，觉得没什么，殊不知，月经不调含有很多隐患。月经正常来潮是成熟女性身体健康的重要标志。许多妇女发生月经失调后，只是从子宫发育不全、急慢性盆腔炎、子宫肌瘤等妇科疾病去考虑，而忽视了在子宫之外去找原因。岂不知，许多不良习惯因素也可能导致月经失调。

～ 养生阐释 ～

月经对女人的重要性：是女性判断自己是否怀孕的第一信号。育龄期已婚女性，此次月经超过十天以上未来，首先要考虑是否怀孕了。确定妊娠以后，不准备生育的要尽快采取补救措施；想生育的，则要更加注意营养，避免接触烟、酒、农药、有害化学物质、射线等，避免服用可以引起胎儿畸形的药物。二是可使人早期发现疾病。如果女孩已过18岁仍无月经来潮，或者女性既往曾有过正常月经，现停经三个月以上（不包括因妊娠、哺乳、绝经所致），就要检查是否有生殖道下段闭锁、先天性无子宫或子宫发育不良、卵巢肿瘤、脑垂体肿瘤或功能低下、内分泌或消耗性疾病。除此以外，月经的时间、量、伴随症状等的变化也是发现和诊断许多疾病的重要线索。

可避免过量铁的伤害。有一种称为血色素沉着症的遗传性疾病，容易引起患者铁元素代谢失调，身体内会积聚过多的铁；铁过量会缓慢地导致皮肤、心脏、肝、关节、胰岛等处的病变。治疗铁过量的方法之一是定期排放一定量的血液。血色素沉着症引起的器质性损害在女性身上出现的机会大大小于男性，甚至几乎不发生，月经的作用——周期性的失血正好消耗掉了过量的铁。可促进造血功能。月经引起机体经常性地失血与造血，使女性的循环系统和造血系统得到了一种男性所没有的"锻炼"，它使女性比男性更能经得起意外失血的打击，能够较快制造出新的血液以补足所失血液。

造成月经失调的原因有很多种。

（1）吸烟：烟草中的尼古丁能降低性激素的分泌量，从而干扰与月经有关的生理过程，引起月经不调。每天吸烟1包以上的女性，月经不调者是不吸烟女性的3倍。

（2）起居无度：据研究，女性经期受寒冷刺激，会使盆腔内的血管过分收缩，可引起月经过少甚至闭经。因此，女性日常生活应有规律，避免劳累过度，尤其是经期要防寒避湿。

（3）情绪异常：长期的精神压抑、生闷气或遭受重大精神刺激和心理创伤，都可导致月经失调或痛经、闭经。这是因为月经是卵巢分泌的激素刺激子宫内膜后形成的，卵巢分泌激素又受脑下垂体和下丘脑释放激素的控制，所以无论是卵巢、脑下垂体，还是下丘脑的功能发生异常，都会影响到月经。

（4）减肥：专家分析，脂肪是女性成熟的重要条件，是女性月经和生育的能量来源，如果身体脂肪总量少于体重的17%以上，就会影响性器官的发育和月经的来临。研究还表明，女性进食脂肪过少，天长日久就会使体内雌激素分泌减少，反过来可能引起月经的推迟甚至闭经。

（5）便秘：直肠内大便过度充盈后，子宫颈会被向前推移，子宫体则向后倾斜。如果长时间反复发生子宫后倾，阔韧带内的静脉就会受压而不畅通，子宫壁会发生充血，并失去弹性。若子宫长久保持在后倾位置，就会发生腰痛、月经紊乱。

研究发现，一些职业所处的特殊环境，导致从事这些职业的女性容易出现月经不调的毛病。

（1）医护人员：医护人员一般对月经及其疾病都有比较明确的认识，但在医院里，仍有相当一部分女医护人员找不到自己月经不正常的原因。其实，医院手术室的麻醉气体和消毒用的甲醛气体常是惹事的祸根。

（2）空中小姐：从事飞行服务工作的女性，由于经常受高空缺氧，时差改变，生活不规律等因素的影响，同样会发生月经异常，如经期提前或错后、继发性闭经等，已成为许多空中小姐难以启齿的苦恼。

（3）工厂女工与女司机：在工厂工作的女工，可能会接触某些生产性毒物。尤其是从事化工原料、人造纤维生产，或制造四氯化碳、玻璃纸等产品的女工，会接触甲苯、二甲苯、二硫化碳等有毒物体。其中二硫化碳会增加妇女流产的概率。汽油也会导致月经周期紊乱，使绝经期妇女的更年期症状加重，诱发妊娠中毒症。所以，女汽车司机，以及从事橡胶、人造革、油漆、染料、制药、印刷等工作的女工，会发生月经异常等妇科病。

（4）女运动员及芭蕾舞演员：据研究发现，剧烈运动可以使月经初潮推迟，而且容易导致闭经，这种现象尤以芭蕾舞演员和女运动员多见。如果少女从10岁左右就接受经常性的职业训练，每训练1年可使月经初潮推迟5个月。

～养生秘籍～

第一，饮食调养

（1）益母草红枣汤：红枣20枚，益母草10克，红糖10克，加水炖饮汤，每日早晚各1次。适宜于经期受寒所致月经后延，月经过少等症。

（2）益母草鸡蛋汤：鸡蛋2个，益母草30克，将鸡蛋洗净，同益母草加水共炖，蛋熟后去壳再煮20分钟，吃蛋饮汤。适宜于瘀血阻滞所致的月经过少，月经后延症。

（3）鸡蛋龙眼羹：龙眼肉50克，鸡蛋1个，先煎龙眼，30分钟后打入鸡蛋，共炖至熟，早晚各1次，连服10天。适用于虚证月经不调。

（4）素盐鸡冠：雄鸡冠2个，食盐少许，鸡冠煮熟，蘸盐吃，每日1次，每月3～5次。适宜于虚寒月经不调。

（5）山楂红花酒：山楂30克，红花15克，白酒250克，将上药入酒中浸泡1周。每次45～30克，每日2次，视酒量大小，不醉为度。功能是活血化瘀。主治经来量少、紫黑有块、腹痛、血块排出后痛减。注意忌食生冷勿受寒凉。

（6）茄子粉：取干茄子片250克，炒黄磨成粉，黄酒送服，一日二次，一次15克，服完可治愈闭经。

第二，日常调养

（1）保持心情愉悦：月经病患者心情的好坏，对病情有很大影响。月经来时有不少患者会产生恐惧与紧张的心理。患者应自己调节精神，保持心情舒畅，特别是在月经来潮之前与经期，更要保持良好的心理状态。

（2）生活环境：生活在舒适和谐的环境中，人们的心情则能愉悦，也就有利于疾病的康复。生活环境包括家庭的卫生、居室的摆设等。

（3）合理调配饮食：饮食可以健身，也可以治病。这说明在用药的同时配合饮食治疗，既可减少毒药对人体的损害，又能"补益精气"，从而提高治疗效果。合理调配饮食，不仅要注意饮食的数量，而且要对饮食的软硬、冷热、品类等进行选择。脾虚胃弱而造成的月经病，常因进食生冷或进硬食而加重，常因过食辛辣而加重病情等。因此，合理调配饮食，在月经病的调养中具有十分重要的作用。大葱、韭菜、蒜、辣椒等食物，性味均属辛热，少食有健脾通阳的功效，可配用于月经病之属于寒证者；各种水果及一些瓜类，性味多偏寒凉，不宜在月经期过多食用。

（4）注意运动适度：过度劳累对健康不利。多去参加活动，避免过于安逸，造成懒惰。应养成良好的生活起居规律。通过适度的劳动，以帮助气血运行，增强机体的抗御能力。

第三，经期注意事项

在经期应该减少护肤品的使用，每日只须用温水清洗皮肤2~3次，尽量不要用滋养型的护肤品和容易导致皮肤过敏的化妆品，可以适当用一些含有天然植物成分的清洁霜，在油脂分泌较多的T字部位多涂一些具有平衡油脂分泌作用的精华素。在这期间，可以每天或隔一天使用补水紧肤面膜从而更好地锁住肌肤水分。有的女性在经期眼部会感到疲倦，眼睛周围出现黑晕，为了减轻这些症状可对眼部做一些特殊的护理。方法是：每晚用眼霜在眼周围轻轻地做眼部按摩，然后用手指轻叩眼眶，点压眼眶上的穴位，做完后用水洗去眼霜即可。如果眼睑出现浮肿，可以在茶水中浸泡两块化妆棉，取出后敷在眼睑上，保留10分钟。这种方法可以缓解经期眼部疲劳、浮肿及黑眼圈。经期毛孔容易堵塞，黑斑点容易增大。从事户外活动时，紫外线容易对皮肤造成伤害，同时易产生皱纹和斑点。这个时期应该使用含有维生素C、果酸、核酸等具有美白效果的护肤品来保养肌肤。

生理期刚来几天可以多吃点麻油猪肝，帮助废血排出。后几天可以吃麻油腰花。此外麻油炒蛋加九层塔也是不错的生理期食品。红豆汤、龙眼汤、八宝粥都是好点心，还有酒酿煮蛋也很好。生理期后期，可以考虑喝一点生化汤（经期喝的，不是坐月子喝的生化汤，问中药房就知道），可以让身体脏血彻底排干净，经期尽量不要洗头，若非洗不可，尽量在中午洗，洗完头一定要立即吹干。要注意保暖，也就是少吹冷气，在冷气房里要多穿衣服。

养生知识问答

辽宁原女士：我每月经期都提前一个星期，而且经期有血块，量很少，三到四天就结束了。请问我这种情况该怎么办？

专家答：这种情况是月经失调，表现为月经周期或出血量的异常，或是月经前、经期时的腹痛及全身症状。引起月经不调的因素很多，如情绪异常、寒冷刺激、节食、药物影响、内分泌失调、妇科炎症等，也是需要检查清楚后对症治疗的。建议你养成良好的饮食习惯，调整好情绪，避免过度劳累和刺激，多参加运动，增强体质，有必要到医院做B超、白带常规等相关检查确定是否有器质性原因，再做激素方面检查明确内分泌方面情况。

（二）带：女人健康的晴雨表

白带是女性进入青春期以后的正常分泌物。进入青春期后，女性的卵巢就开始工作了，分泌各种激素，出现周期性的排卵。只要有了激素周期性的分泌，女性生殖系统就会有相应的反应。正常的反应可表现在阴道黏膜出现细胞渗出物，宫颈管分泌液体。当然子宫内膜都会有分泌液，混合进阴道形成白色的，或者清亮的液状物排出，属于正常女性应该有的反应，这种液体叫做白带，即阴道分泌物。

养生阐释

白带是由阴道黏膜渗出物、宫颈管及子宫内膜腺体分泌物等混合而成。妇科专家指出，白带是女子阴道分泌的一种无气味、微酸性的黏稠液体。适量的白带属正常生理现象，其正常状态应状如半透明的鸡蛋清，具有湿润阴道、排泄废物、杀灭病菌的作用。

白带对女性的生理健康具有以下作用。

（1）有利于润滑阴道，减少阴道前后壁之间的摩擦。

（2）有利于抑制病菌。白带中含有丰富的糖原。糖原在阴道乳酸杆菌的作用下可产生大量的乳酸，使女性的阴道环境呈酸性（PH值为4~5）。酸性环境能抑制致病菌的生长。

（3）有利于精子和卵子的结合。在排卵期，女性的白带量多且稀薄，这有利于精子顺利地通过宫颈口进入子宫腔内。当精子和卵子结合成受精卵后，白带会变得量多且黏稠，形成黏液栓。黏稠的黏液栓会堵住宫颈口，阻止其他精子的进入，并有保护宫腔免受外来病菌侵袭的作用，从而可保护受精卵的正常着床与发育。

白带作为"私密液体"源自女性生殖系统，白带在数量、颜色与气味等方面的变化，一定程度上预示着女性朋友的健康现状，可以说是妇科疾病的"代言人"。白带相关的异常变化一般都会在内裤上留下一些蛛丝马迹，因此，平时多留意内裤上的痕迹，及时发现白带的异常变化，随时掌握自己的健康状况。

（1）黄色泡沫状白带：如果白带呈黄色、灰黄色或绿色，像米汤样混有气泡，量多，并伴有腥臭味，则多见于滴虫阴道炎，有时也见于子宫内膜炎或阴道异物。

（2）白色豆腐渣样白带：为真菌性阴道炎所特有的。白带为乳白色凝块状，呈豆腐渣样，量多，有时外阴也附有一层白色的膜状物，不宜擦掉，常伴有外阴瘙痒和灼痛。

（3）血性白带：白带内混有血液，血量多少不定，在房事或大便后出血增多。血性白带常见于良性或恶性肿瘤，也可见于宫颈息肉、宫颈结核、子宫内膜炎、老年性阴道炎及带环出血等疾病。

（4）汤水样白带：白带像黄水样或洗肉水样，也有的像米汤样，绵绵不断，且伴有恶臭味。常见于子宫颈癌、子宫体癌、输卵管癌，有时也见于宫颈息肉合并感染。

（5）脓性白带：大多为细菌感染所引起。白带像脓液一样，黄色或黄绿色，勃稠如鼻涕，有臭味，可伴有腹痛。多见于子宫内膜炎、急性盆腔炎、老年性阴道炎、宫颈结核、阴道异物，有时也可见于慢性宫颈炎。

白带异常通常被医生用作诊断生殖道疾病的一个指征，也是大多数患者去医院就诊的主要原因。无色、透明、黏液性白带，量多，从月经后开始，持续到下次来月经前，可能提示患有子宫内膜炎、卵巢内分泌功能失调等疾病。白色、黄色或泡沫样的白带，伴有腥臭味，多为滴虫感染。凝乳状或豆腐渣样白带，伴阴部奇痒，多见于念珠菌感染。污浊、灰白色、有鱼腥味的白带，常由细菌性阴道炎或衣原体感染引起。血性白带，需排除宫颈癌、子宫内膜癌的可能。浅黄色水样白带，阵发性排出，量多，可能为输卵管癌。幼女有黄色分泌物，多为外阴炎，也可能为阴道内异物残留、感染所致。

一般来说，白带过少是由卵巢功能失调或减退，性激素水平低下引起的，常见于流产较多、哺乳时间过长、长期有精神创伤及各种慢性疾病，如慢性肝炎、慢性肾炎、糖尿病、甲状腺功能减退症等患者，进入更年期后由于卵巢逐渐萎缩、失去功能也可使白带缺乏。白带分泌过少要积极治疗。由慢性疾病引起的分泌过少，应在治病的同时增强体质，注意补充蛋白质、维生素，以增强激素分泌。其他原因引起的白带减少可遵医嘱采用阴道局部间歇使用雌激素软膏等方法进行治疗。

养生秘籍

白带异常中医称为"带下病"。中医认为，"带下病"是因患者肝脾不和，肾气素虚，又受到湿热之邪侵袭胞宫、阴器，导致任脉失固、带脉失约引起的。主要分为脾虚型、湿热型、肝火型、肾虚型等症，下面简单地介绍一下这几种类型的症状与治疗。

（1）脾虚型带下色白，无臭味，患者胸闷乏力，食欲减退，大便稀，舌苔白。宜采用健脾化湿的中药治疗，如愈带丸每次15克，每日两次；或人参归脾丸，每次1丸，每日3次。

（2）湿热型带下色黄、黏稠，有臭味，小便黄赤，舌苔黄。宜采用清热化湿的中药治疗，如治带片，每次5片，每日3次，或二妙散，每次10克，每日2次。

（3）肝火型带下色黄量多，阴部瘙痒，灼热刺痛，口干舌燥，舌红苔黄。宜采用清热泻肝法治疗，如苦胆草片，每次5片，每日3次；或龙胆泻肝丸，每次15克，每日3次。

（4）肾虚型带下稀薄色淡，腰酸肢软，怕冷便溏，舌质淡白。宜采用温补肾阳的中药治疗，如金匮肾气丸，每次1丸，每日3次。

此外，对于症状轻微的带下症患者，也可选用民间的一些验方治疗。

（1）白果10枚，捣碎，用煮沸的豆浆冲服，每日1次。

（2）白扁豆花15克煎服，每日1次。

患有白带异常的患者往往并不认为这是什么大病，自己在家就完全可以进行治疗，其实，在治疗白带异常的过程中还容易存在以下四大误区。

（1）大量使用洗液破坏自身抵抗能力：阴道炎白带异常作为最常见的妇科病，40%以上的患者都是因为清洁方法不当造成的。女性长期用洗液清洗下身，会杀死对身体有益的阴道杆菌，使局部抵抗能力下降，增加感染机会，反而降低了阴道的清洁度。

（2）各种妇科炎症不分盲目治疗：感染的病源不同，白带异常的治疗应有所不同。盲目地治疗白带异常有时反而会加重病情。

（3）治疗不按疗程造成疾病反弹：大多数女性进行自我药疗时，往往凭主观感觉：症状好了、白带正常了就认为病好了，于是赶快停药。这样治疗不彻底，很容易反弹。

（4）单纯药物治疗有毒副作用：目前西医对此病的药物治疗有

很大的副作用，有时不能够很好的治疗白带异常。

了解了上述四种治疗白带异常的误区，我们在进行治疗的时候就应当注意避免上述几点，对我们的身体更加负责。同时，平时应从以下方面进行注意。

（1）勿焦虑、疲倦、情绪不平衡，睡眠须充足，勿熬夜。

（2）饮食方面，忌生冷，平日饮食可以避开一些较凉性的食物，如白菜、绿茶、白萝卜、瓜类、橘子。

（3）勿穿紧身衣裤，宜穿棉质内裤，勿引起局部湿热。

（4）注重局部清洁。严重时一天温水局部冲洗三次，勤换卫生护垫。过度清洗，反而会破坏阴道内酸碱值，降低阴道的自净作用。可以施与坐浴中药成分如苦参根、百部、蛇床子等份用药布包，温水浸泡15分钟。

养生知识问答

河南梅女士：自己有时好像也会有外阴瘙痒，有时白带多，而且白带可能是呈豆渣状，干后是淡黄色的，特别是冷天和运动多的时候白带会多一点点。早几年就有一些这样的症状，请问我这是什么情况？

专家答：你的情况可能是真菌性阴道炎。建议最好是做白带涂片送检，一般白带豆腐渣样多为真菌性阴道炎。正常白带为带有黏性的白色或无色液体。对于真菌性阴道炎的治疗：一是碱化尿液，可用小苏打水冲洗外阴。二是外用制真菌素栓塞入阴道，平时要注意保持阴道卫生，多吃一些有益于改善白带异常的食物。

（三）胎：十月幸福，完美孕妈

女人的一生要扮演许多的角色，要为人女，为人妻，为人母。为人女时，会感受到父母的疼爱；为人妻时，会感受到丈夫的呵护；为人母时，会感受到母爱的伟大。如果说，结婚，是女人一生中最美丽的时刻，那么怀孕，理所应当是女人一生中最幸福的时刻。

养生阐释

怀胎十月，决定成为母亲的你不仅要准备好享受天伦之乐，还要对身体可能发生的变化有个预期，懂得小心处理，身体才会更好合作。其实，孕期并不似你想象中那般痛苦，倘若懂得如何呵护自己，10个月光阴就会轻轻松松一晃而过。有的新妈妈在镜子中欣赏自己时，蓦地发现，往常那充满青春活力的面庞出现了令自己感到困惑的现象：面部皮肤松弛，皱纹迭起，眼圈发黑，怀孕期就出现的棕色蝴蝶斑更加明显。怀孕期间女人可能出现的皮肤问题有以下几点。

（1）难看的妊娠纹。怀孕时由于胎儿的不断生长，腹部不断膨胀，使得腹部的皮肤出现过度的伸张，皮下的很多胶原纤维最终被"拉断"，使皮肤形成了一种特殊类型的疤痕。

（2）暗疮。皮肤因为受到激素的影响，使得皮肤的底层缺乏滋润，再加上孕妇要提供营养给体内的胎儿，导致孕妇本身出现缺水的现象，从而导致有些孕妇的皮肤变得特别粗糙。

（3）皮肤油腻。孕妇新陈代谢缓慢，皮下脂肪大幅增厚，汗腺、皮脂腺分泌增加，全身血液循环量增加，面部油脂分泌旺盛的情况会加重，皮肤变得格外油腻，"T"型区域更甚。

（4）皮肤瘙痒。约有20%的妇女在怀孕期间，身体不同部位的皮肤会出现瘙痒的情形，而在怀孕期间产生的皮肤问题，约有90%都会令人感觉"痒到不行"，因此，学理上将这些症状统称为"妊娠瘙痒症"。由于冬天气温低，湿度也较低，皮肤油脂及汗液分泌较少，皮肤容易变得干燥，尤其是晚上盖上棉被之后，更容易感觉到痒，这类情形俗称为"冬季痒"。皮肤如果过度干燥导致龟裂时，甚至可能产生湿疹，因此，医学上又称之为"缺脂性湿疹"。

怀孕还会让女人的脸上、身体上冒出不少色斑。由于孕激素的关系，皮肤失去了以前的柔软感，而略呈粗糙，甚至会很干燥，有些区域会出现脱皮现象，脸部的色素沉淀也有所增加。

养生秘籍

有些女性朋友是很害怕怀孕的，怕自己的宝宝不健康；怕自己怀孕后身材走样，脸上会长出一些难看的斑斑点点，其实通过科学的方法，这些东西完全可以避免。女性朋友在怀孕时期长斑是因为：由于雌激素和黄体酮的影响，使黑色素增多，形成色素沉着。特别在孕中后期，孕妈妈的皮肤变得敏感起来，对紫外线的抵抗力有所减弱，更容易被晒黑，使长时间裸露在外的面部出现黄褐斑。

第一，饮食调理

怀孕后期，多数孕妇会脾气虚，不能制水出现水肿，及阴虚血热，胎热不安，出现早产。此期孕妇衣着要宽松，不能坐浴，要行走摇身，心静不可大怒。对于水肿，可用以下食疗进行调理。

（1）茯苓粉粥：健脾渗湿。

原料：茯苓粉15克，稻米50克，红枣七枚（去核）。

做法：加水后，将如上材料全部投入合煮做粥，晨起做早餐食用。

（2）鲤鱼赤小豆粥：利水化湿。

原料：鲤鱼一尾，赤小豆100克。

做法：鲤鱼去鳞及肚肠，洗净，用水煮熬成白汤，滤汁。再用赤小豆煮粥，候豆熟放入鱼汁两三匙调匀，做早餐食用。

（3）薯蓣粥：健脾益气。

原料：生怀山药500克。

做法：山药轧细过罗（现市场有售山药粉），每次食用20至30克，将山药粉和凉开水调入锅内，置炉上，不住以筷搅之，两、三成沸即成粥。不拘时食用。

（4）冬瓜羊肉汤：温阳利湿。

原料：冬瓜50克（去皮、籽），瘦羊肉50克（切片），葱、姜、大料、盐、香油适量。

做法：先煮冬瓜，放入佐料，再将羊肉用葱花、香油拌匀，候冬瓜熟时，放入羊肉，煮沸即可。可做正餐汤菜食用。

第二，起居调理

中医中有宫寒不孕的说法。子宫就像是胎儿的暖房，如果子宫内冰冷，那么胎儿就无法生长。为了防止宫寒，女性应该特别注意保护小腹的温暖。尤其是在空调下工作的女性，还有那些经常坐着不动的女性，更应该注意腹部和下半身的保暖，现代女性可以经常做艾灸养生之暖宫养血。另外，中医中也有女子多妒不孕的说法。意思是心胸狭窄、经常生气、嫉妒可能会导致肝气郁结从而影响脾，影响受孕，怀孕之后嫉妒生气也会对胎儿造成不利的影响，因此，准妈妈们应该舒展胸怀，调节情志，这样体内激素不会发生明显的变化，宝宝所处的环境也就相对平和，利于成长。

第三，日常皮肤护理

孕期女人的皮肤很脆弱，日常保养护理需要特别注意。怀孕期间最好禁止使用化妆品，因为化妆品中的化学物质，通过皮肤的吸收，进入胎儿体内，会对胎儿的发育造成一定的影响，除非有特殊的活动，妈妈怀孕时不宜化妆。妈妈从怀孕的第一天起，她的酸碱度就向酸性倾斜，人的血液只有在酸碱平衡的情况下，皮肤才能光亮、洁白、没有色斑。从怀孕起，女性就调动全身所有的养分，通过胎盘输送给婴儿。9个月里，处于一个慢性疲劳阶段。当孩子出生以后，产妇的脸上就会长出黄褐斑和蝴蝶斑。这是由于血液中的酸性倾向大于碱性造成的。如果准妈妈涂了口红，吃东西时就难免会带到肚子里，如果准妈妈打上底色，每天化妆，这样不利于皮肤呼吸，因为怀孕时的皮肤特别脆弱，会受到各种病菌袭击，比如说痘疱、色斑、皮炎。怀孕期间素面朝天，洗干净就可以了。

（1）清洁：怀孕期间温和的洗面奶还是可以用的，不过每次的量不要太多。具体步骤是温水洗脸，用小毛巾从下往上，反着皮肤生长的方向洗，然后用少量的洗面奶继续清洁，然后用清水冲洗，再然后用冷水轻轻拍打面部，清洁完毕。

（2）保湿：可以用天然的材料来制成面膜敷脸。如蜂蜜、蛋清、牛奶、果汁、蔬菜汁等。另外，也可以用一些专业的孕妇护肤品。

（3）防晒：防晒护肤品中多含有一些化学物质，因此准妈妈的防晒应尽量以物理防晒为主。如可以使用纯植物粉饼擦脸防晒，同时要注意出门的时段，避开中午12点到下午2点太阳最强烈的时段出门，出门准备太阳镜、遮阳帽、太阳伞等防护品。

～◎ 养生知识问答 ◎～

江苏白女士：我已经怀孕三个月了，我想问问孕期有哪些注意事项？

专家答：怀孕应注意，（1）注意适当的劳动和休息，但不要剧烈运动或挑、抬、推等繁重的体力劳动，防止腹部受撞击；（2）要保证8小时的睡眠和左侧卧位的姿势；（3）衣着要宽大舒适、柔软；（4）预防各种传染病，特别是病毒性传染病；（5）避免接触放射线；（6）有病服药要慎重；（7）不要吸烟饮酒；（8）不要接触有害物质；（9）注意饮食与营养；（10）要经常洗澡，保持清洁卫生；（11）精神要愉快；（12）要节制性生活。

（四）产：幸福升级，美丽满分

在十月怀胎、一朝分娩后，准妈妈终于成功完成了生命中最重要的角色转换，承担起抚养一个小生命的责任。而此时产妇身体的各个方面都在慢慢恢复中，如果不注意，身体恢复不好，可能会留下各种疾患。而对于爱美的年轻妈妈来说，更要注意产后皮肤和身材的恢复。

～◎ 养生阐释 ◎～

产妇分娩后，因为脏腑功能暂时失调，身板虚弱，抵抗力差，需要在月子中苏息保养使之恢复正常。产妇在坐月子时期，不单要承担喂养新生儿的使命，并且还要适应机体各部分的变化，如子宫因胎盘剥离还留有创伤表面，外阴也还有充血、水肿的情况，若稍有疏忽，极易发生感染，导致阴道炎、外阴炎、前庭大腺炎、宫腔炎、子宫内膜炎、输卵管炎等。

要是月子里日常生活失慎，或者受冷，或者感染风寒，或者用冷水洗澡等，使寒邪浑水摸鱼，使血脉凝住，导致头痛、腰腿痛、足跟痛、腹痛及全身酸痛，若不及时调理会给后半辈子留下病根，造成痛苦。要是产妇在月子里做粗活、劳累过分，还容易患子宫脱垂病，此病的治疗极为不容易，正如前人所言"犯时微若细毛，成病重如泰岳"，充分证明了产后苏息和保养的重要性。要是产后苏息和保养得好，产妇身板就能百病不生，并能很快地恢复正常，精力旺盛，身体和精神康健，新生儿也能从中受益。

因为雌体分娩时各类营养素的储蓄都有消耗，产后大量出汗、恶露，也会丧失一部分营养。所以，尽量加快增补营养，恢复产妇气血运行畅通旺盛，对于防治产后病证，帮助产妇早早恢复健康，维持新生儿的生长发育都有十分重要的意义。

养生秘籍

怀孕期由于身体的变化，准妈妈的肌肤状态下降，面色变差，身体也变得浮肿，但是为了宝宝的健康，准妈妈往往不敢进行肌肤的保养。产后如何很快恢复健康和美丽呢？让我们从以下方面入手调理身体，使年轻妈妈既拥有了天使般的宝宝，又能恢复年轻的活力和健美。

第一，饮食调理

（1）鸡蛋芝麻。

原料：鸡蛋2～5个，芝麻适量，精盐少许。

做法：将芝麻淘洗干净，沥干水分，炒香，与精盐混合均匀，碾碎。将鸡蛋用水煮熟后，去壳，蘸芝麻食之，连服3～5日。

芝麻能润肠通便、补肺益气、滋补肝肾、养血增乳等。芝麻与养阴补血、养心安神的鸡蛋制成菜肴，具有养血通乳的作用。适于产后乳汁不足者食用。

（2）花生米粥。

原料：花生米、粳米、冰糖各100克。

做法：将花生米用清水浸泡五六小时，换水洗净；粳米淘洗干净。锅置火上，放入适量清水、粳米，先用旺火烧沸，加入花生米，转用文火煮至粥成，以冰糖调味，即可食用。

花生米含蛋白质高达26％，而且容易被人体吸收利用，花生米含脂肪达40％左右，其中有较多的不饱和脂肪酸。此外，还含有除维生素C以外的多种维生素，以及钙、磷、铁等多种矿物质，具有养血补血、补脾止血、润肺、增乳等功效。

（3）黄花杞子蒸瘦肉。

原料：瘦猪肉200克，黄花菜15克，枸杞子10克，料酒、酱油、香油、淀粉、精盐各适量。

做法：将瘦猪肉洗净，切片。黄花菜用水泡发后，择洗干净，与瘦肉、枸杞子一起剁成蓉。将猪肉、枸杞子、黄花碎蓉放入盆内，加入料酒、酱油、香油、淀粉、精盐搅拌至黏，摊平，入锅内隔水蒸熟即可。

黄花菜含钙、铁、碳水化合物、胡萝卜素、维生素A、维生素C、秋水仙碱、天冬碱。中医认为，黄花菜具有清热除烦、利尿消肿、止血下乳的作用。此菜由黄花菜和滋阴、润燥、补肾、益肝的猪瘦肉蒸制而成，具有补气、补血、催奶的作用。

第二，日常保养

大多数产后新妈妈，肌肤会显得干燥，乳房失去弹性，腹部也没有了原来的线条。建议新妈妈为了往后的生活着想，不可因为忙于育儿，而忽略了自己，也要重视皮肤的保养。新妈妈应多吃含水分高和维生素高的水果，尽量选择性质不寒凉的水果食用，否则容易伤胃。如苹果、橙子、西红柿、荔枝、芒果、榴莲等。如果产妇阳气虚弱严重，建议把水果用热水泡热后食用。

新妈妈应保证均衡、营养的膳食，避免过多摄入碳水化合物和过剩的热量，导致体重增长过多。但有一些新妈妈急于节食瘦身减肥，这样既不利于自身健康，对需要母乳的婴儿的发育也影响很大。因此新产妇应适当吃点肉食，注意荤素搭配，如果完全没有脂肪，皮肤也会显得很粗糙的。

再就是外部调养。每天用保湿洗面奶洗脸，洗完脸后马上把爽肤水扑打在脸上，再涂抹一些保湿类的眼霜和面霜即可。在护肤品和化妆品上的选择是有讲究的。由于婴儿易受化学物质的影响，给婴儿哺乳的女性应慎用香水类产品、含激素、含重金属的美白化妆品和指甲油。使用这类化妆品，在哺乳、亲吻、爱抚小孩时可以间接进入婴儿体内，对婴儿生长发育不利。一些产妇涂抹一些瘦身霜，建议也不要大面积涂抹，以免被婴儿"误食"。

很多新妈妈反映，产后易出现脱发症状，一般来说，脱发是在产后4到6个月之间发生的，主要是因为体内雌激素含量开始减少，头发生长速度减慢造成的。节食、挑食等也会导致脱发，还有产后精神压力和负面情绪等，也都会加重脱发。这时可以按摩头皮，促进头皮的血液循环，增加营养以满足头发营养的需要。专家建议最好不要用吹风机，长期使用吹风机，头发易干燥分叉，对头发有害无益。

还有，每天坚持适度运动如散步，以消耗身体内多余的脂肪。

用温水洗澡，促进皮肤血液循环，但淋浴时水温也不宜过高，可以用微凉于体温的水冲洗腹部，并轻轻按摩腹部皮肤，从而增强皮肤弹性。也可以使用一些正规品牌的妊娠纹霜，涂抹腹部、腰部、手臂、大腿根部等，用2~3个硬币的量打圈按摩，来增加皮肤的紧致和弹性，可以有效地消除妊娠纹。

～～ 养生知识问答 ～～

河北杨女士：我刚生下孩子时，脸上出现许多咖啡色的斑块，还出现了便秘、头晕、精神差、皮肤干涩等情况，容易患感冒、关节冷痛。请问我这是什么病证，怎样医治？

专家答：你这种情况从中医角度看，都是气血阴虚的表现。中医可运用针灸、耳穴、脐疗、中药熏蒸、拔罐、刺络拔罐、刮痧、穴位埋线、中药口服、穴位敷贴等多种方法，纠正内分泌失衡。改善局部皮肤代谢与血液循环，促进皮肤色素吸收。令黄褐斑逐步减淡至消失，且不易反弹。并在疗程结束后还能发挥一定的淡斑作用。以往民间的很多产后禁忌就是针对这一点而形成的，所以新妈妈还是应该科学地看待这些禁忌。不是不能洗澡和洗头，而是要水温适度。要避免身体被冷风吹，避免盆浴。月子里也可以外出，条件是在气温适宜的时候，但不能身体带汗，尽可能地多穿一件外套。也可以刷牙，但要用温水。做家务用水时要尽量使用温水。

参考文献

［1］刘占文.中医养生学[M].北京：人民卫生出版社，2007.

［2］佚名.黄帝内经[M].姚春鹏，译.北京：中华书局，2010.

［3］李德新.中医基础理论[M].北京：人民卫生出版社，2001.

［4］梁繁荣.针灸学[M].北京：中国中医药出版社，2005.

［5］秦璞.日常饮食宜忌全书[M].青岛：青岛出版社，2006.

［6］王焕华.中华食物养生大全[M].广州：广东旅游出版社，2007.

［7］丛书编委会.天天饮食：天天煲靓汤200例[M].长春：吉林科学技术出版社，2004.

［8］戚文芬.蔬菜这样吃最健康[M].北京：中国旅游出版社，2008.

［9］张其成.《黄帝内经》养生大道[M].南宁：广西科学技术出版社，2010.

［10］王文波，周善文.病由心生全集[M].北京：北京科技出版社，2008.

［11］郭翠娟，雨琦.30+女人气血养颜经[M].北京：中国长安出版社，2010.